现代口腔修复学
规范诊疗手册

注 意

　　口腔医学领域的理论知识和临床实践日新月异，因此，口腔疾病的临床诊断、操作技术和用药等方面均不断改进。建议读者核实与口腔疾病诊疗相关的最新指南和相关信息，或者查阅每种医疗器械或药物生产厂家所提供的最新产品信息，以确定使用方法以及相关的适应证和禁忌证。口腔医师应根据对患者的了解和相关经验确立诊断，以此确认对每一位患者的最佳治疗方法，并采取适当的安全预防措施。不论是出版商还是著作者，对于在本出版物使用过程中引起的或与本出版物相关的所有个人损伤和（或）财产损失均不承担任何责任。

出版者

"十三五"国家重点出版物出版规划项目

北大医学口腔临床规范诊疗丛书

现代口腔修复学规范诊疗手册

主　编　周永胜

主　审　冯海兰

编　者　（按姓名汉语拼音排序）

曹　烨　陈　虎　陈　立　樊　聪

冯海兰　葛春玲　葛严军　韩　冬

姜　婷　李　健　刘建彰　刘晓强

刘玉华　刘云松　潘韶霞　孙玉春

谭建国　谭　京　佟　岱　王　磊

王新知　谢秋菲　杨广聚　杨亚东

叶红强　张　豪　张　磊　周建锋

周团锋　周永胜

北京大学医学出版社

XIANDAI KOUQIANG XIUFUXUE GUIFAN
ZHENLIAO SHOUCE

图书在版编目（CIP）数据

现代口腔修复学规范诊疗手册/周永胜主编. —北京：
北京大学医学出版社，2022.10
ISBN 978-7-5659-2676-1

Ⅰ.①现…　Ⅱ.①周…　Ⅲ.①口腔科学—矫形外科学—
手册　Ⅳ.①R783-62

中国版本图书馆CIP数据核字（2022）第120232号

现代口腔修复学规范诊疗手册

主　　编：周永胜
出版发行：北京大学医学出版社
地　　址：（100191）北京市海淀区学院路38号　北京大学医学部院内
电　　话：发行部 010-82802230；图书邮购 010-82802495
网　　址：http://www.pumpress.com.cn
E-mail：booksale@bjmu.edu.cn
印　　刷：北京信彩瑞禾印刷厂
经　　销：新华书店
策划编辑：董采萱
责任编辑：董采萱　责任校对：靳新强　责任印制：李　啸
开　　本：889 mm×1194 mm　1/32　印张：12.125　字数：346千字
版　　次：2022年10月第1版　2022年10月第1次印刷
书　　号：ISBN 978-7-5659-2676-1
定　　价：99.00元

丛书序言

20 年前，北京医科大学口腔医学院（现北京大学口腔医学院）先后编写出版了《现代口腔科诊疗手册》和"口腔临床医师丛书"。这两套书籍因其便于携带、易于查阅、实用性强的手册形式，言简意赅、富有科学性和指导性的编写风格，受到了广大读者的欢迎和喜爱。其间，我收到了很多读者和一些作者的反馈，北京大学医学出版社的领导也多次向我提出，希望北京大学口腔医学院再次启动丛书的修订再版。

时隔 20 年，口腔医学发生了翻天覆地的变化，新理论、新知识、新技术、新材料不断涌现。随着显微根管治疗和现代口腔种植技术的广泛应用，现代牙体牙髓治疗和口腔修复与传统的"补牙"和"镶牙"已经不是一个概念；部分以手工操作为主的技工室已经被全自动化的无人车间所替代。数字化技术的广泛应用显著提高了口腔疾病诊疗的质量和效率。口腔医生需要及时更新自己的知识，不断"充电"，才能跟上口腔医学知识和技术的快速发展，才能满足口腔疾病诊治的需要。我们编写出版的诊疗手册也理所当然地要反映出这些年口腔医学领域的新进展。

基于此，北京大学口腔医学院组织专家修订了丛书，更名为"北大医学口腔临床规范诊疗丛书"，内容扩展为 10 个分册，涵盖口腔临床医学的各个专科，使其更为系统和完整。本着规范与创新相结合的原则，这套丛书既重点叙述经典的诊疗规范，也适当介绍前沿新概念、新知识和新技术的临床应用。在保持简便实用的手册风格的基础上，采用现代图书出版的数字化技术，大大增强了丛书的可读性。通过这一系列的更新和改进，新手册将以崭新的面貌呈现在广大读者面前，也将再次得到大家的欢迎和喜爱。可喜的是，这套丛书还顺利入选

"十三五"国家重点出版物出版规划项目，并得到了国家出版基金的资助。

北京大学口腔医学院（北京大学口腔医院）是国际上规模最大的口腔专科医院，是国家口腔医学中心，也是我国建院历史悠久、综合实力一流的口腔医学院校，长期以来发挥着口腔医学界领头羊的作用。参加本套丛书编写的作者都是活跃在临床一线的口腔医学专家，具有丰富的临床和教学经验。由他们编写而成的诊疗手册具有很强的权威性、指导性和实用性。

衷心祝贺"北大医学口腔临床规范诊疗丛书"出版面世，祝贺北京大学口腔医学院在打造口腔医学诊疗手册传世精品的道路上迈出了雄健的步伐！也诚挚地把这套手册推荐给我们的口腔医学同道。

俞光岩

丛书前言

北京大学口腔医学院编写的《现代口腔科诊疗手册》和"口腔临床医师丛书"小巧实用，便于随身携带查阅，出版以来，深受广大口腔医师欢迎，成为口腔医师的良师益友。为了适应口腔医学的不断发展，提升丛书质量，使丛书能够更好地服务于临床工作，满足不断增长的口腔医师临床工作的需求，我们对丛书进行了更新，并更名为"北大医学口腔临床规范诊疗丛书"。

"北大医学口腔临床规范诊疗丛书"共包含 10 个分册，即《现代口腔颌面外科学规范诊疗手册》《现代口腔修复学规范诊疗手册》《现代口腔正畸学规范诊疗手册》《现代牙体牙髓病学规范诊疗手册》《现代牙周病学规范诊疗手册》《现代儿童口腔医学规范诊疗手册》《现代口腔黏膜病学规范诊疗手册》《现代口腔全科医学规范诊疗手册》《现代口腔颌面医学影像学规范诊断手册》和《现代口腔颌面病理学规范诊断手册》。这套手册内容涵盖了口腔临床的各个专科，成为一套系统、完整的口腔医学诊疗手册。为适应住院医师规范化培训需求，此次修订增加了口腔颌面医学影像学、口腔颌面病理学和口腔全科医学方面内容的三个分册。

近年来，口腔临床医学得到了很大发展。数字化口腔医学技术在临床中普遍应用，口腔医学新知识、新技术和新疗法不断涌现并逐步成熟。这套手册在介绍经典诊疗规范的同时，注意适当介绍前沿新概念、新知识和新技术的临床应用，以保证整套手册内容的先进性。在编写方式上，本版手册尝试采用了现代图书出版的数字化技术，既丰富了内容，也使内容的呈现方式更加多元化，明显提高了本套丛书的可读性与临床实用性。这些新编写方式的采用既给编者们提供了更多展示手册内容的手段，也提出了新的挑战。感谢各位编委在繁忙的工作中适应新的要求，为这套手册的编写所付出的辛勤劳动和智慧。

这套手册是在北京大学口腔医学院前两套手册基础上的传承，感谢前辈们为这套手册的出版所做出的贡献。中华口腔医学会原会长俞光岩教授担任丛书顾问并作序，提出了宝贵的修改意见。这套手册的修订也得到了北京大学医学出版社的大力支持。在此，向所有为丛书编写出版做出努力和贡献的同仁致以崇高的敬意！

由于丛书编写涉及口腔各专科领域，各专科存在交叉重叠情况，编写人员专业特长不同，加之水平有限，书中难免存在不足之处，敬请广大读者给予批评指正！

郭传瑸

前　言

　　为了更好地规范口腔修复临床操作，使每位口腔修复医师或者口腔全科医师拥有一本能够随身携带、便于浏览参考的临床修复手册，北京大学口腔医学院修复科冯海兰教授带领全科教职员工在 2000 年编写出版了一本口腔修复临床诊疗手册。该手册在出版当时即受到了广泛好评。

　　随着现代口腔修复技术的日新月异，口腔修复无论是临床技术还是理论，都有了翻天覆地的变化，亟须出版一本新的口腔修复临床诊疗手册。因此，为了满足现代口腔修复临床工作的需求，更好地在全国范围内推动口腔修复临床技术的不断规范，促进口腔修复新技术的开展，本手册在北京大学医学出版社的支持之下应运而生。

　　本手册十分贴近口腔修复临床实践，首先阐述常见病的诊断方法和治疗，随后重点介绍口腔修复专业各项临床操作技术的规范，包含优缺点、适应证、修复设计、操作流程和技术要点等。为了紧跟口腔修复前沿，本手册还涵盖了微创口腔美学修复、疑难全口义齿综合解决方案、以修复为导向的种植义齿修复技术、数字口腔修复技术等内容。为了突出北大口腔修复专业的创新特色，本手册还重点介绍了由北大口腔修复专业研发的新技术、新疗法，如数字全口义齿、先天缺牙序列修复治疗等诸多内容。因此，本手册具有简明、实用、前沿、创新和方便携带等特色。

　　本手册编委均来自北京大学口腔医学院从事口腔修复专业多年的骨干医师，在口腔修复临床和研究方面具有丰富的经验。本手册适合所有从事口腔修复专业工作的各级临床医师、研究生以及口腔医学实习生使用。我们希望这本临床手册好用、好学，能为读者的口腔修复临床工作提供非常实用的指导。由于我们的水平有限，本手册难免有瑕疵或不足，恳请各位读者不吝赐教，以利于我们今后勘误改进，使之成为一本经典实用的传世"口袋书"。

周永胜

目　录

第一章

口腔修复疾病诊疗指南

第一节　牙体缺损

一、概述

牙体缺损是指由各种原因引起的牙体硬组织不同程度的外形和质地的破坏与异常。

牙体缺损一般情况下可以采用充填的方法进行治疗。当牙体缺损导致患牙抗力、固位力不足时，或者需要改善美观和咬合功能时，常需要采用修复的方法进行治疗。

临床上牙体缺损采用修复方法的常见情况是：

1. 根管治疗后的牙，抗力不足，需要覆盖𬌗面的修复体保护。
2. 牙体缺损过大，充填治疗固位力不足，易脱落。
3. 需要恢复牙体缺损引起的美观和咬合功能丧失。
4. 作为固定义齿的基牙。
5. 斑釉牙、四环素染色牙等牙变色需改善牙齿外观色泽。

牙体组织缺损的大小是选择不同修复方法的主要依据。目前用于牙体缺损治疗的修复体类型主要包括嵌体、高嵌体、贴面、全冠和桩核冠等，其修复特点见表 1-1-1。临床上常用的修复材料有金属、烤瓷熔附金属、全瓷、树脂等。

表 1-1-1　治疗牙体缺损的常用修复体类型及特点

修复类型	主要修复特点
嵌体	嵌入牙冠内
高嵌体	嵌入牙冠内并覆盖𬌗面
贴面	覆盖牙冠唇颊面，部分涉及切端及舌面或𬌗面
全冠	覆盖全部牙冠的轴面及𬌗面
桩核	插入根管内的部分形成桩，在冠部形成起固位作用的核

二、临床表现

牙体缺损临床表现为牙体硬组织的破坏及异常。牙体缺损发生在前牙可直接影响患者的美观、发音，发生在邻面会破坏牙齿正常的邻接关系，造成食物嵌塞，引起局部牙周组织炎症，同时邻牙会倾斜、移位。大范围及严重的牙体缺损会导致咀嚼效率降低，形成不良咀嚼习惯，严重者出现口颌系统的功能紊乱，同时疾病的发生会影响到患者的面容及心理状态。牙体缺损进一步发展会影响牙髓，出现牙髓刺激症状、牙髓炎症、牙髓坏死及根尖周病变。

牙体缺损原因不同，临床表现也有所不同：

1. 龋坏引起不同程度的缺损，严重者形成残冠、残根。

2. 外伤常常造成牙齿不同程度的折裂。

3. 磨损、磨耗会导致牙冠𬌗面降低。

4. 刷牙、过大𬌗力导致牙齿唇、颊面的颈部楔形缺损。

5. 酸蚀症会使牙齿表面形成刀削状的光滑面，如青少年的可乐牙。

6. 发育异常引起的过小牙、锥形牙等。

7. 釉质发育不全、四环素牙、氟斑牙常会导致牙齿颜色异常，同时伴牙冠表面形态不完整。

（1）釉质发育不全使牙冠呈白垩色或褐色斑。

（2）四环素族药物使牙冠呈灰褐色或青灰色。

（3）氟斑牙表面出现白垩色或黄褐色斑块。

三、牙体缺损的修复治疗原则

牙体缺损的修复治疗原则主要包括生物学原则、机械原则和美学原则，这些原则同样适用于其他修复治疗。

（一）生物学原则

生物学原则是指修复体要维护所修复的牙及周围口腔组织的健康，包括牙体硬组织、牙髓、牙周组织等。

1. 维护牙体硬组织健康

（1）尽量选择微创或预备量少的修复体类型，例如用贴面（部分贴面）改善前牙的美观可以更好地保存牙体组织。

（2）提高牙体预备的精确度。

1）预备时按照设计要求预备，根据预备量的要求，采用定位沟或深度指示沟的方式定位后再磨除，以达到准确预备。

2）𬌗面预备不能简单形成平面，而是按照𬌗面的解剖形态，均匀磨除修复材料所要求的合适厚度，以利于轴壁高度的保留。

3）邻面磨除时要防止损伤邻牙，先从颊、舌两面向邻面接触区磨除，以减少邻面接触区的面积，再采用针状车针打开邻面接触区。视野不好或操作不熟练时可以用金属成型片保护。

4）预备过程中除主观检查外，还要采用客观检查的方法如index 方法来评价，以判断预备的准确性。

2. 保护牙髓组织　活髓牙预备通常在局部麻醉下进行，应特别注意以下几点：

（1）牙体制备时喷水降温，使用锋利的车针间断预备，避免车针压力过大，预备速度过快。

（2）牙体制备完成后戴用临时冠保护牙髓。

（3）选用刺激性小的药物消毒预备体。

（4）选用对牙髓刺激小的粘固剂或粘接剂。

3. 保护牙周组织

（1）颈部边缘线短的修复设计会减少修复体对牙周组织的刺激。

（2）龈上或齐龈边缘的设计会减少对牙龈的直接刺激。修复体的边缘尽可能放在龈上，修复体的龈边缘越接近龈沟底，越容易引起牙龈炎症。当龋坏、缺损、充填体、旧修复体边缘位于龈下，以及因临床冠短而需要增加固位力时，需采用龈下边缘。修复体的龈下边缘一般设计为龈下 0.5 mm。龈上边缘和龈下边缘的区别见表 1-1-2。

表 1-1-2　龈上边缘和龈下边缘的区别

	龈上边缘	龈下边缘
牙龈损伤	牙体预备时不易损伤牙龈	备牙时容易损伤牙龈
制取印模	印模制取方便，不用排龈	取印模时需要排龈
对牙周的影响	有利于牙周健康	容易造成牙龈的炎症和牙龈退缩
检查密合度	容易检查边缘的密合度	不易检查边缘的密合度
美观和固位		美观、固位增加

（3）因美观或固位等原因选择龈下边缘时，要满足生物学宽度的要求，不要损伤牙周组织。用车针修整龈下边缘形态时，可通过龈沟内放排龈线的方法推开牙龈，以免车针对其损伤；用排龈器放排龈线时，排龈器的末端要指向牙体组织，而不能伤及龈沟组织。

（4）注意修复体外形的设计要有利于牙周组织的健康，过凸的边缘和形态易使菌斑堆积，而不利于牙龈的健康。

（5）修复体要有正确的邻面接触关系，一般以牙线能够有一定阻力通过为合适。邻面接触区过松会引起食物嵌塞，易对牙周组织造成创伤；过紧会影响牙线放入，无法清洁邻间隙，甚至会对邻牙产生异常作用力，破坏牙列的稳定性。

（6）修复体边缘要密合连续，如出现悬突或台阶，会引起局部牙龈炎症。

修复体边缘密合是修复体成功最重要的保证。修复体边缘应满足以下要求：预备体边缘形态容易制备；边缘易于获得清晰的印模；边缘有明确的终止线形态，便于制作蜡型（边缘的主要形态详见表 1-1-3）。

表 1-1-3 各种边缘设计的优缺点

形态	优点	缺点	适应证
刃状（knife）	保存牙体组织较多	位置难确定	金属冠修复倾斜牙
无角肩台或凹槽（chamfer）	边缘清晰，易制备，磨牙少（0.5 mm）	易形成无基轴	金属全冠、金瓷冠舌侧、氧化锆全冠
有角肩台（shoulder）	足够的边缘强度	磨牙多（1.0 mm）	金瓷冠唇颊面、铸瓷冠
斜面（bevel）	减少无基釉	限于金属材料	金属嵌体的洞边缘

（7）修复体要高度抛光，特别是边缘，防止龈缘菌斑堆积。

4. 修复体有合理、稳定和协调的咬合关系，合适的覆𬌗与覆盖关系。防止受力过大，影响支持组织及口颌系统健康。

（二）机械原则

机械原则要求修复体和所修复的患牙建立良好的固位和抗力；选择机械性能良好的修复材料和粘接性能良好的粘接材料，以防止修复体脱落、破损。

1. 固位 固位是指修复体抵抗轴向脱位的能力。固位形是指修复体固定在患牙上行使功能时不发生移位、脱落的形态设计。修复体通过固位形获得的固位力有约束力、摩擦力和粘接力。预备的牙面轴壁越接近平行，约束力、摩擦力、粘接力越大。设计箱型、针道、轴沟等几何形状可获得约束力；粘接力与修复体密合度、粘接面积成正比，不同种类的粘接剂对固位力产生不同的效果，复合树脂和玻璃离子粘接剂对釉质、牙本质、牙科陶瓷、金属等的粘接已取得了较好的效果，成为口腔临床的常规粘接剂。提升固位力时需要注意的是：

（1）控制预备体相对轴壁的平行度，一般𬌗（切）向聚合度控制在 6° 以内。注意预备时控制车针的角度，角度不当会引起轴壁倾斜导致固位力降低。后牙预备时，可选用切割长度相对短的车针，以使车针更好地直立，从而控制预备体的聚合度。

（2）保证预备体的轴壁高度。𬌗龈向轴壁高度越大，抵抗旋转脱位的固位力越大；后牙全冠修复体一般要求𬌗龈向轴壁高度大于

3 mm，按照解剖形态预备殆面有助于轴壁高度的有效保留。

（3）在轴壁高度相同的情况下，预备体直径越大，修复体脱位力越大，所以磨牙比前磨牙更容易脱位。因此，磨牙预备体轴壁的聚合度应更小。

（4）固位力不足时可增加辅助固位，如预备体高度不足时在轴壁上设计轴沟、使用钉洞等辅助固位形。

2. 抗力 抗力是指预备体与修复体在口腔内行使各种功能时，能够抵抗各种作用力而不发生变形、折断的能力。牙体预备时要去除无基釉和薄壁弱尖，保护和覆盖脆弱的牙体组织，并选择良好的修复材料，以达到足够的强度。具体需要注意的是：

（1）采用提高预备体抗力的修复体设计类型，如覆盖殆面的修复体可以承受殆力，保护下方的牙体组织不发生折裂。

（2）嵌体边缘线设计位于殆面时，边缘线要离开咬合接触点，因为边缘终止线是薄弱区。

（3）边缘是受力时的应力集中区，边缘应有足够的强度，预备体边缘类型要符合修复材料的性能要求。

（4）大面积牙体缺损采用桩核冠修复时，桩核的抗力设计要满足牙本质肩领和牙根应力的设计要求。

（三）美观原则

美观原则是指从修复体设计、预备及材料选择几方面来提高修复体的美学特征，满足患者对美学的需求。同时，要与患者进行充分的沟通，使其理解修复体美学表达的局限性。以下是美学原则的几个基本要素：

1. 修复体的形态设计符合天然牙牙冠的特点和规律，这是基本美学原则。除天然牙的形态特征外，其美学特点还有以下规律：

（1）女性与男性相比，牙齿颜色表现为亮度较高、饱和度较低，色调偏黄。

（2）上中切牙亮度最大，尖牙亮度最小，尖牙的饱和度最高。

（3）同一牙面上，中 1/3 区域是牙齿颜色的主要代表区，颈部 1/3 颜色偏深，切端可能更透明。

（4）牙齿的颜色随年龄增长亮度逐渐降低，饱和度逐渐增加，牙色逐渐变深。

（5）年轻牙冠表面常有明显的水平向表面平行线，以及切龈向的发育沟；随着年龄的增长，牙面发育沟变浅，牙齿解剖学特征逐渐丧失，而着色纹理增加。

2. 修复体的形态设计要与牙龈形态相互协调。要根据牙龈的形态、厚度选择适宜的修复体边缘设计，避免因为修复体材料边缘设计、修复体材料特征破坏位于美学区的修复体的"红白"美学特征，例如：对于薄龈生物型患者，尽量使用全瓷材料，防止牙龈色泽发暗；控制龈下深度，防止破坏生物学宽度导致牙龈红肿等。

3. 通过修复体的设计改善美学缺陷，实现更好的美学效果。

（1）通过轴面的设计和色彩的运用改善过宽牙间隙的视觉效果等。

（2）适当增加表面粗糙度可以减少牙面的亮度、色调、饱和度及半透明性。

4. 选择美学表达好的修复材料和合理的牙体预备量达到美学要求。

（1）铸瓷冠的半透明性要优于烤瓷熔附金属冠。

（2）烤瓷熔附金属冠唇侧边缘的位置应放在龈沟内，避免暴露金属边缘，唇侧预备要有足够的预备量以满足美学需求。

5. 临床医生要通过临床验证和刻意练习提高对色泽判断的准确性，比色时应该注意以下要素：

（1）嘱患者去掉口红等影响比色的异常色泽，以免干扰医生对色彩的判断。

（2）晴天中午的非直射自然光是比较理想的选色光源。

（3）掌握正确的选色方法，熟悉比色板的色彩分布特点。

（4）选色时可利用蓝色来增强人眼对黄色的敏感力。

6. 根据患者的牙齿特点，设计修复体个性化的美学特征。

运用预备前模型、表面特征色的准确记录及照片等多种方法为技师的制作提供明确的美学信息。

四、疗效的影响因素

牙体缺损修复前，需要先完成必要的牙髓治疗、牙周治疗和正畸治疗。修复的主要流程是修复设计、牙体预备、制取印模、暂时冠制作、模型灌注、修复体技工制作、临床试戴、粘固 / 粘接等环节。这些操作环节的实施是否恰当以及临床上是否与患者有充分有效的沟通都会影响修复疗效。

合理的修复设计是修复治疗成功的前提。牙体缺损的修复设计要考虑牙体缺损的病因、缺损大小、缺损牙的位置、咬合关系以及患者的要求，要遵循牙体缺损治疗的生物学原则、机械原则及美学原则。

（刘玉华）

第二节　牙列缺损

一、概述

牙列缺损是指牙列丧失完整性，主要表现为上颌或下颌牙列内不同部位及不同数目的牙齿缺失。牙列缺损不仅影响口腔正常的生理功能，而且会对口颌系统的健康状态造成进一步的损害，甚至影响患者的心理状态，从而降低生活质量。

牙列缺损最常见的病因是龋病和牙周病导致的牙齿缺失。牙和颌骨外伤导致的牙齿折断、脱落也较为常见。颌骨及周围组织肿瘤，颌骨骨髓炎等也会导致牙齿松动、脱落，或因手术切除，造成牙列缺损。此外，牙列缺损的病因还包括疾病、遗传等导致的发育障碍，如外胚叶发育异常、唇腭裂等造成的先天缺牙等。

牙列缺损是口腔常见、多发疾病之一。第四次全国口腔健康流行病学调查结果显示，成年人牙列缺损比例为 84.4%，缺失牙修复率仅占 41.6%。

二、临床表现

牙列缺损的主要临床表现为不同程度的口腔生理功能障碍，对口颌系统健康状态的影响，以及对心理状态的影响。

1. 口腔生理功能障碍　部分天然牙的缺失将影响咀嚼功能。影响程度与缺牙数量、时间和部位有关。若后牙个别牙缺失，可降低部分咀嚼功能；若上颌或下颌的一侧后牙全部缺失，将丧失一侧食物磨碎功能；若前牙缺失，将影响切割食物功能。

前牙缺失对发音功能影响很大，特别是影响齿音、唇齿音、舌齿音的发音，从而影响讲话时的清晰度。

完整的牙列维持着面部的外貌。如前牙缺失，失去对唇部的支持，导致唇部内陷，影响患者的美观。如上下牙列缺损，余留牙都无对𬌗牙接触，使面下 1/3 距离缩短，鼻唇沟加深，面部皱纹增加，面容苍老。

2. 对口颌系统健康状态的影响　牙缺失未及时修复，将会造成邻牙向缺牙区倾斜，缺牙间隙变小，邻牙间的接触点丧失，对𬌗牙伸长，出现咬合干扰和咬合功能紊乱。这不仅会导致食物嵌塞和牙周组织病变的恶化，还会导致咀嚼肌、颞下颌关节（TMJ）功能和结构的异常。因牙列缺损造成的长期偏侧咀嚼，会导致面部发育异常（健侧肌肉肥大，患侧肌肉萎缩）。牙列缺损导致的长期用部分牙齿咀嚼，还会导致牙齿的不均匀磨耗。

3. 对心理健康的影响　由牙列缺损导致的生理功能障碍和口颌系统健康状况异常，会在一定程度上影响患者的心理状态，导致焦虑、抑郁，并在社会交往中丧失自信。

三、治疗原则

牙列缺损的常用修复方式包括固定局部义齿、可摘局部义齿、固定 - 活动联合修复、种植固定义齿和种植覆盖义齿。无论采用何种方式，牙列缺损修复都应遵循的基本原则是恢复因牙列缺损导致的咀嚼、发音和美观功能障碍，同时消除牙列缺损对口颌系统健康状态的影响，并尽可能避免修复治疗损害口腔组织健康。

首先，修复治疗应该建立在一个相对健康、稳定的口腔环境内，这是修复治疗成功的基础。修复治疗前需进行全面的临床检查，充分了解患者的治疗意愿和要求，选择最适合的修复方式，制订详细的治疗计划，并进行完善的修复前准备。

修复治疗应尽可能地恢复牙列缺损导致的咀嚼、发音功能障碍，恢复和改善美观。采用正确的修复设计、材料选择和良好的制作工艺，保证修复体质量和长期稳定的修复效果。

四、疗效的影响因素

牙列缺损修复的疗效包括功能恢复效果和是否对口腔剩余组织造成进一步损害。牙列缺损修复的疗效受以下因素影响：

1. 牙列缺损的程度　包括缺失牙的数目、部位及牙槽嵴组织缺损的程度。缺失牙少、非游离缺失、牙槽嵴丰满者，义齿修复效果好。而缺失牙数目多、游离缺失、牙槽嵴低平或刀状者，修复效果相对较差。

2. 口腔组织健康状况　口腔组织健康状况良好，余留牙牙体牙髓及牙周健康状况好，排列及咬合关系正常，牙槽嵴缺损少，口腔黏膜健康，唾液分泌正常，有利于义齿的支持、固位和稳定。口腔健康状况不佳者，不仅难以获得良好的修复效果，而且难以保持修复效果的稳定。

3. 义齿设计、临床操作与义齿制作　义齿设计遵循设计原则，符合患者自身条件，临床操作正确，义齿制作精良，才能更好地恢复功能，舒适、耐用。同时能够避免对口腔剩余组织造成损害。设计和制作不合理的不良义齿修复是临床常见问题，是导致牙列缺损者口腔健康状况进一步损害的重要原因。

4. 义齿的使用与维护　良好的修复效果还取决于患者掌握正确的义齿使用方法，包括正确摘戴义齿，良好的口腔卫生和义齿清洁习惯，正确选择食物。还必须自觉地定期复诊检查，及时诊治口腔组织和义齿出现的问题，保持口腔健康和义齿修复效果的长期稳定。

5. 医患沟通与信任　在整个诊疗过程中，应与患者进行充分的交流，了解患者的真实愿望与要求，与患者建立充分信任的关系。为患者制定恰当的修复治疗设计，并得到患者对治疗方案、义齿材料选择与设计、预期修复效果与可能出现的问题等充分的理解，使其对治疗结果有充分的信心。在治疗过程中及义齿使用与维护阶段，应获得患者的积极配合。

（杨亚东）

第三节　牙列缺失

一、概述

无牙颌是指由各种原因导致的上颌和（或）下颌牙列全部缺失后的颌骨。导致牙列缺失最常见的两个病因为龋病和牙周病，此外还有外伤、不良修复体和发育异常等，均会导致牙列缺失。

二、临床表现

牙列缺失的临床表现最主要体现为牙槽嵴吸收和软组织改变。

1. 牙槽嵴吸收　牙列缺失后牙槽嵴发生吸收，随着骨质吸收由少到多，牙槽嵴从具有一定的高度和宽度，形态丰满，逐步变为呈刀刃状；当牙槽嵴大量甚至全部吸收时，高度显著降低，则呈低平状，严重者上颌切牙乳突和颧突、下颌的颏孔、下颌隆突和外斜嵴分别与牙槽嵴顶接近或平齐。刀状与低平牙槽嵴常见于下颌，牙槽嵴吸收严重者口腔前庭与口底无明显界限，牙槽嵴甚至低于口底高度。

随着牙槽嵴持续性骨质吸收的进行，因为上下颌牙槽嵴倾斜方向不同，会导致上下颌牙槽嵴前部和后部空间位置关系不协调。上颌牙槽嵴随着吸收呈向上向内、颌弓逐步变小的趋势，前部牙槽嵴顶的位置逐渐后移，后部颌弓宽度越来越窄；下颌牙槽嵴吸收，尽管也是唇颊侧骨板吸收快于舌侧，但吸收严重时，牙槽嵴顶位置变窄且降低，则随颌弓形状呈向下向外的趋势，前部牙槽嵴顶位置逐渐前移，后部颌弓宽度越来越宽。

2. 软组织改变　随着牙列缺失和患者年龄增大，软组织将出现退行性和增龄性改变。比如，咀嚼黏膜上皮变薄，失去角化层，弹性差，黏膜下层疏松，转化为非咀嚼黏膜，而且敏感性增强，易感疼痛，易受损伤。肌肉松弛，肌张力和弹性降低。此外，还可能有味觉功能减退和唾液分泌减少、口干等问题出现。

随着牙槽嵴高度降低，前庭沟及口底深度变浅，口腔内空间增大，舌体失去牙和牙槽嵴的限制而变得肥大。唇颊部组织失去支持而向内凹陷，丰满度差，鼻唇沟加深，面部皱纹增多。面下部 1/3 距离变短，口角下垂，面容苍老。

三、治疗原则

目前，无牙颌修复包括以下修复形式。

1. 全口义齿　全口义齿是牙列缺失的常规修复治疗方法。它是采用人工材料替代缺失的上颌或下颌完整牙列及相关组织的可摘义齿修复体。全口义齿由基托和人工牙两部分组成。全口义齿靠基托与黏膜紧密贴合及边缘封闭产生的吸附力和大气压力产生固位。

2. 种植覆盖全口义齿　通过在无牙颌患者牙槽嵴内植入种植体，种植体上部放置切削杆、套筒冠、杆卡结构或独立的球帽式固位装置等为修复体提供固位、稳定和支持。

3. 种植体支持的全口固定义齿　是由 4 个或 4 个以上的种植体支持的全口固定义齿。种植体数目的多少和植入位置决定了修复体上部结构前后距离的长短。患者不能自行摘戴。

四、疗效的影响因素

无牙颌修复采用不同修复方法有不同的治疗效果。在种植义齿问世之前，传统全口义齿是无牙颌修复的唯一方法。近年，随着种植技术的日趋完善，种植义齿已成为可在临床推广应用的成熟方法。由于种植义齿能够明显增加义齿的固位和稳定，改善患者口腔功能，增进舒适度，减轻义齿压痛，故应对无牙颌修复的患者优先给予介绍，便于患者自行选择。

无牙颌修复疗效受多种因素的影响，主要包括以下方面。

1. 修复方法的选择　大量研究表明，无牙颌牙列缺失采用种植义齿修复的疗效显著优于全口义齿。

2. 主观要求　患者的主观要求和期望值往往决定修复效果。需在治疗开始前进行充分沟通，使患者理解各种修复类型的优缺点，以做出正确选择。

3. 既往牙科治疗史（history of dental treatment）　应了解缺牙原因，缺牙时间的长短，口腔修复治疗史，旧义齿使用时间及效果。缺牙的原因和时间，以及不良义齿修复史均影响牙槽嵴的骨质吸收程度。

4. 身体状况（physical condition）

（1）年龄：年龄越大的患者，或身体健康程度越差的患者，牙槽嵴和黏膜的萎缩程度越严重，组织也越敏感，耐受力差，神经肌肉的协调性和适应性也越差，影响义齿的修复效果，而且适应新义齿的时间也越长。

（2）性别：男性与女性患者对义齿的美观性要求有差别，女性更注重美观。女性耐受力和适应能力均较差。

（3）全身健康情况：骨质疏松易导致牙槽骨过度吸收。口干症患者唾液分泌过少，黏膜干燥，义齿固位差。部分老年患者患有脑血管疾病后遗症、帕金森病和阿尔茨海默病等疾病，自主行为能力降低，口颌系统神经肌肉协调能力较差，在全口义齿的学习和适应方面较困难。自主行为能力完全丧失、口颌系统神经肌肉协调能力极差者，不宜进行全口义齿修复。

5. 性格特征和精神心理状态　患者的性格特征和精神心理状态与其对全口义齿修复效果的满意程度有直接关系。性格开朗、积极乐观、有耐心的患者，通常能够积极配合医生的治疗，对全口义齿易于满意。而性格急躁、敏感、偏执、冷漠或心理状态不稳定的患者，则多不能够积极配合医生的治疗，态度消极，不能主动地学习和适应义齿的使用，对修复效果满意度低。

6. 社会背景　包括患者受教育的程度、职业特点、家庭关系、经济条件等，这些均会影响患者对全口义齿修复治疗过程及预后的认识与理解程度，对修复效果的期望与要求，以及在治疗过程中与医生配合的程度。

7. 口腔颌面部解剖结构和功能

（1）牙槽嵴：牙槽嵴的平整程度及吸收程度，均可能影响治疗效果。

（2）黏膜：黏膜适中则能与义齿基托密切吻合，黏膜过薄则易产生压痛。

（3）系带和肌肉的附着：牙槽嵴丰满，肌肉和系带的附着点离牙槽嵴较远，可扩大义齿基托的伸展，义齿固位作用好。牙槽嵴低平，肌肉和系带的附着点距离牙槽嵴顶较近或平齐，肌肉活动时易造成义齿脱位。

（4）腭穹窿的形状：腭穹窿高拱者全口义齿的固位和稳定效果好。腭穹隆平坦者虽然垂直向支持作用较好，但是组织抵抗侧向力的能力差，义齿不稳定。

（5）上下颌弓的形状和位置关系：上下颌弓的位置关系分为水平关系和垂直关系。水平关系一般有以下 3 种情况。

1）正常关系：上下颌弓的前后位置关系正常，形状和大小大致相同，又称为 Ⅰ 类关系，即中性颌关系。

2）上颌前突（或下颌后缩）关系：上颌弓位于下颌弓的前方和侧方，上颌弓大，下颌弓小，又称为 Ⅱ 类关系，即远中颌关系。

3）下颌前突（或上颌后缩）关系：下颌弓位于上颌弓的前方和侧方，上颌弓小，下颌弓大，又称为 Ⅲ 类关系，即近中颌关系。

上下颌弓的垂直位置关系通常用颌间距离表示，即正中颌位时上下牙槽嵴之间的距离。牙槽嵴吸收严重者颌间距离较大，过大的颌间距离虽然可方便排列人工牙，但因人工牙离牙槽嵴顶较远，容易产生不利的杠杆作用，在咀嚼时易引起翘动，导致义齿不稳定。

而颌间距离过小者，虽然上下颌牙槽嵴丰满，有利于义齿的固位和支持，但由于义齿修复间隙过小，造成人工牙排牙困难，常需磨除人工牙的盖嵴部。

（6）舌的大小和位置：牙列缺失后，舌体会变得肥大。当在义齿修复初期或因人工牙排列位置偏舌侧，使舌运动空间缩小时，患者会感觉不适，而且舌的运动会对义齿产生较大的侧向力和脱位力，使义齿不稳定。

（7）唾液分泌情况：口干症患者唾液分泌量少而黏稠，不利于义齿固位。

（潘韶霞）

第四节　颌面缺损

一、概述

颌面缺损（maxillofacial defect）是指颌面部软硬组织或器官的缺损或缺失，包括颌骨缺损、面部缺损、软腭缺损和舌缺损等，其中颌骨缺损是口腔修复临床常见的颌面缺损类型。口腔颌面修复学是在一般口腔修复基本理论和方法的基础上，结合颌面部缺损特点，研究如何用人工材料修复难以用自体组织和外科手术方法修复的颌面部软硬组织缺损的一门学科。

口腔颌面缺损的病因包括先天性因素和后天性因素两大类。先天性颌面缺损或畸形以唇裂和腭裂最为常见，此外还有先天性耳缺损、鼻缺损以及面裂等。后天性因素包括疾病和外伤等。

颌面缺损分类有多种。根据缺损部位的不同分为颌骨缺损、面部缺损、软腭缺损和舌缺损等，其中以颌骨缺损和面部缺损常见。颌骨缺损又分为上颌骨缺损和下颌骨缺损，上颌骨缺损是颌面缺损中最常见的类型。面部缺损可分为耳缺损、鼻缺损、眼缺损、眶缺损和其他面部组织缺损等。多个颌面部器官或部位同时发生缺损的情况称为联合缺损。根据缺损的原因不同分为先天性缺损、创伤性缺损和外科切除性缺损等。

颌面部是人体暴露于外界的最重要部分，不但构成每个人的容貌特征，而且还担负着极为重要的咀嚼、语言、吸吮、吞咽及呼吸等生理功能。颌面缺损的影响较一般的牙列缺损和牙列缺失大，不仅造成生理功能的缺陷和丧失，还因容貌的损坏给患者造成严重的心理创伤，甚至使其丧失对生活的信心，严重影响患者心理健康，因此需要及时修复治疗。

二、临床表现

（一）上颌骨缺损的临床表现

上颌骨部分缺损或全部缺失（图 1-4-1），可伴有相应牙槽骨和牙齿的缺失。可伴有口鼻腔穿通，从而导致患者发音不清，吞咽功能受影响。口内可见瘢痕组织。缺损侧面颊部可有不同程度的塌陷。

（二）下颌骨缺损的临床表现

下颌骨缺损（图 1-4-2）大部分情况下属于部分缺损，伴有相应牙槽骨和牙齿的缺失。可伴有外科重建术后改变，如口内可见皮瓣。如下颌骨连续性丧失，可表现为下颌向患侧偏斜，咬合紊乱。影像学检查可见下颌骨全部或部分缺失，如已行外科手术重建，可见移植骨影像（图 1-4-3）。

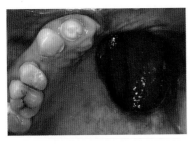

图 1-4-1　上颌骨缺损

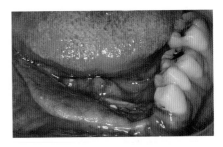

图 1-4-2　下颌骨缺损

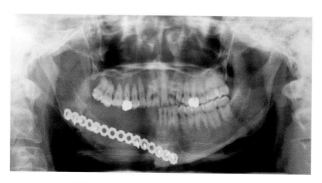

图 1-4-3　下颌骨缺损曲面体层片

（三）面部缺损的临床表现

根据缺损部位的不同，分别表现为耳、鼻、眼、眼眶和其余面部组织的部分或全部缺失，或包含多个器官的联合缺损。

三、治疗原则

（一）颌骨缺损的修复原则

1. 早期修复　颌骨缺损不但使口腔功能受到不同程度的影响，面部产生不同程度的畸形，还会给患者带来极大的痛苦，而且术后会发生瘢痕挛缩，使面部畸形逐渐加重，因此需要尽早修复治疗。外科手术后即刻戴上外科阻塞器或腭护板、下颌导等预成即刻修复体，可保护术区创面，压迫填塞敷料，恢复部分生理功能，减少瘢痕挛缩，减轻面部畸形，同时还有一定的心理安慰作用。

2. 以恢复生理功能为主　颌骨缺损修复尽量以恢复咀嚼、语言、吞咽、吮吸和呼吸等生理功能为主。在恢复生理功能的基础上，再根据具体情况，恢复面部外形。当恢复生理功能和恢复面部外形之间产生矛盾时，应以恢复生理功能为主。

3. 保护余留组织　除不能利用的残根和过度松动的牙只能拔除，骨尖、骨突的必要修整，不能利用反而影响修复的瘢痕组织需要切除等外，应尽量保留余留组织。

4. 有足够的固位和承力　颌骨缺损的赝复体往往大且重，由于修复体的固位与承力条件部分甚至全部丧失，赝复体的翘动和摆动幅度也较大。因此，要尽量利用现有组织获得足够的固位和承力，这是颌骨缺损赝复中的关键步骤之一。

5. 轻巧、使用方便、舒适耐用　颌骨缺损的赝复体一般体积较大，重量也较重，较重的重量对基牙的健康和固位都是不利的。因此在有足够固位和支持的前提下，赝复体要尽可能设计得轻巧，不能过厚，阻塞器部分应尽量做成中空式或开顶式以减轻重量。赝复体还要做到容易摘戴，使用方便，舒适耐用。

（二）面部缺损的修复原则

1. 早期修复　面部缺损的修复主要是恢复缺损区的外形。尽早修复对患者有一定的心理安慰作用。

2. 尽量恢复面部外形　虽然有时面部赝复体也能起到一些恢复功能的作用，但主要目的是恢复外形。除形态自然逼真外，赝复体表面颜色和透明度也应尽量自然。

3. 有足够的固位力　面部赝复体暴露于外界，容易受到碰撞或挤压，因此要有足够的固位力。

4. 轻巧、使用方便、舒适耐用　对于面部赝复体，也应尽量减轻重量，提高患者戴用的舒适度和固位效果，同时应便于摘戴，对组织无刺激，舒适耐用。

四、疗效的影响因素

（一）颌骨缺损修复疗效的影响因素

颌骨缺损修复的疗效受缺损部位和大小，是否有口鼻腔穿通及穿通位置，剩余基牙数量、位置和分布等因素的影响。

（二）面部缺损修复疗效的影响因素

面部缺损修复的疗效受缺损部位和大小，是否与口腔连通，赝复体材料性能等因素的影响。

（周永胜　叶红强）

第五节　颞下颌关节紊乱病

一、概述

颞下颌关节紊乱病（temporomandibular disorders）是指累及咀嚼相关肌肉和（或）颞下颌关节，具有颌面部疼痛、弹响、下颌运动障碍等相关临床症状的一组疾病的总称，并非通常医学意义上的某一个疾病，而是多种发病机制、临床表现、诊断和治疗方法各异的多种疾病的总称。颞下颌关节紊乱病是多因素所致。其发病机制除咬合因素外，尚有由于精神紧张引起咀嚼肌紧张、疲劳、痉挛，导致咀嚼肌和颞下颌关节疼痛、下颌运动异常的精神心理因素学说；外力和颞下颌关节过度运动、负荷造成颞下颌关节劳损，咬合异常造成颞下颌关节内微小创伤，引起颞下颌关节骨关节病的创伤因素学说；以及由于人类进化和人类食物精细化，导致咀嚼功能退化，关节功能区由后向前移动，髁突向前活动的空间加大，关节窝前后径加大、变浅，髁突变小、变细，髁突更易超越关节结节等，出现容易受伤的解剖特征的解剖因素学说。

由于颞下颌关节紊乱病具有多因素致病机制，很难用一种学说解释某一特定患者的发病情况。一般认为发病与潜在致病因素的多少有关。每个因素的作用也可能因人而异。从发病作用来看，这些发病因素可以分成易感因素、促发因素和持续因素 3 种。易感因素是指存在解剖结构、精神心理等方面的因素，使颞下颌关节紊乱病的发病风险增加。促发因素（诱因）是指由于颞下颌关节外伤、持续大张口、短期内的咬合改变、精神紧张、焦虑等因素，诱发颞下颌关节紊乱病的症状和体征的因素。持续因素是指使颞下颌关节紊乱病长期不愈的可能原因，包括情绪因素（抑郁、焦虑、躯体化等精神心理因素）、行为因素（紧咬牙、不良口腔习惯等）、社会因素（继发性获益、规避工作和家庭矛盾、不同诊治医生之间的治疗方法差异、医患矛盾等）以及个体免疫和代谢因素等。当颞下颌关节紊乱病发病后，持续存在的易感因素或促发因素也可以转变为持续因素，造成颞下颌关节紊乱病病程持续。在治疗颞下颌关节紊乱病的过程中，应从发病机制入手，在多个方面对患者进行有针对性的个体治疗。

二、临床表现

颞下颌关节紊乱病的临床表现主要是颞下颌关节及咀嚼肌等颌面部相关组织的疼痛相关症状；与颞下颌关节运动相关的弹响、各种杂音；下颌运动异常，主要表现为开口度及开口型异常；以及其他伴随症状，如各种耳症、各种眼症，以及吞咽困难、语言困难、慢性全身疲劳等。

但是有上述临床症状的疾病不一定是颞下颌关节紊乱病，在临床实践中还要注意鉴别诊断，避免把颞下颌关节相关区域的占位性疾病、全身疾病在颞下颌关节的表现诊断为颞下颌关节紊乱病。在口腔修复临床，更要对磨耗面分离等继发咬合紊乱进行必要的鉴别诊断，避免在颞下颌关节、咀嚼肌不稳定状态下盲目建𬌗及进行不可逆性的咬合调改。要特别注意对咬合关系的评价应从口颌系统的全局出发，有些颞下颌关节的外伤、肿瘤、骨性病变，颞下颌关节盘的位置改变，急性颞下颌关节滑膜炎，咀嚼肌痉挛等疾病也可表现为咬合关系改变。

三、治疗原则

治疗颞下颌关节紊乱病应遵循的原则如下：

1. 个体化原则　颞下颌关节紊乱病的治疗是一个复杂的综合治疗过程。在制订治疗方案时，应对患者自身情况进行具体分析，实行个体化的治疗策略，而不应机械地采用统一模式。在确定治疗方案前，对患者进行躯体疾病和精神心理疾病的全面评估，对于患有慢性疼痛、病程迁延的患者，则更为必要。若就诊时患者存在不良修复体、不正确的正畸治疗所致的𬌗不稳定及严重的精神心理障碍等明确而肯定的致病因素，应首先消除致病因素；而对于就诊时致病因素不够明确的患者，则应首先进行对症治疗，缓解患者病痛，并在治疗中及时、积极寻找和发现致病因素，及时消除。

2. 保存和恢复关节功能至上原则 颞下颌关节紊乱病的治疗应将缓解或消除患者的病痛、保存和恢复关节功能置于首位，一切治疗措施均必须首先考虑到关节功能的恢复及对关节结构的影响，尽量避免出现不可逆性伤害。

3. 程序治疗原则 颞下颌关节紊乱病的治疗一般应遵循程序治疗原则，"逐步升级"。首先使用可逆性的保守治疗，然后使用不可逆性的保守治疗。最初的治疗一般应是可逆性的和无创伤性的。

在设计治疗方案前，必须进行认真的鉴别诊断，排除颞下颌关节紊乱病以外的疾病，并确定疾病具体类型，从而选择最佳的治疗方案。在注重对患者躯体性疾病诊断和治疗的同时，应重视对患者可能存在的精神心理障碍的诊断及治疗。

近年来颞下颌关节的临床和基础研究已经证实，对颞下颌关节紊乱病的治疗已经摆脱对形态和结构所谓"正常和理想"的追求，功能恢复与否已成为最重要依据。在口颌系统功能正常的前提下，维持和保护现有的口颌系统功能成为口腔修复的重要任务。如果口颌系统的功能尚未达到稳定健康的程度，如颞下颌关节紊乱病处于急性期或进展期，应该采用多种手段稳定口颌系统的症状和体征，然后才能进行修复。在修复治疗中应该避免片面追求颞下颌关节中髁突位置的均一性。想当然地认为髁突应该位于关节窝的中央或下颌运动的铰链轴位等，忽视对颞下颌关节、咀嚼肌的功能评价是不可取的，应该更多地从个体颞下颌关节的功能正常出发来确定修复时采取的措施。

咬合因素在颞下颌关节紊乱病的发病中仅起很小部分的作用，随着这个认识逐渐被研究证实并成为学界共识，以咬合重建等不可逆性咬合治疗作为颞下颌关节紊乱病的治疗手段应该被摒弃。在传统修复或𬌗学中所谓"最佳关节位置"的修复手段并不被当代颞下颌关节研究所证实，因此，对于天然牙列或以天然牙为主的牙列，以各种人为手法获得下颌（髁突）位置，并以此为依据来建立所谓的理想殆或判断颞下颌关节紊乱病，这种做法只在历史上对颞下颌关节缺乏足够认识时才应用，并不被现代研究所支持。

四、疗效的影响因素

因颞下颌关节紊乱病病因复杂，在较长时期内国内外均经历了治疗方法比较混乱的历史阶段。以"生物－心理－社会"医学模式为基础的治疗理念取代了以"结构紊乱"理论为基础的单纯生物医学治疗理念，这是对颞下颌关节紊乱病认识和治疗的一个重大进步，是对患者的尊重。关于颞下颌关节紊乱病的治疗，仍需多学科更深入、更广泛地研究和探讨，但各种治疗方法均应以不损害患者利益为前提。

（张豪）

第六节　牙周疾病

一、概述

牙周疾病是指发生在牙齿支持组织的慢性疾病，主要包括牙龈病和牙周炎两大类。前者只发生在牙龈组织，而后者则是累及4种牙周支持组织（牙龈、牙周膜、牙槽骨和牙骨质）的慢性感染性疾病，往往引发牙周支持组织的炎性破坏，继而出现牙齿松动、移位、咀嚼无力，严重者牙齿可自行脱落或者导致牙齿的拔除。牙周病是口腔两大疾病之一，在世界范围内有较高的患病率。在我国其患病率高于龋病，是我国成年人丧失牙齿的首要原因。牙周病的修复治疗是其综合治疗方法之一。牙周病修复治疗的方法有调殆和牙周夹板固定等。其主要治疗目的有以下3点：其一是调整咬合，消除咬合接触时的早接触和殆干扰，减轻牙周支持组织的负担；其二是固定松动牙，重新分配殆力，控制病理性松动和移位，使患牙的牙周组织获得生理性休息，为牙周组织愈合和修复创造条件；其三是改善口腔的咀嚼功能，利于食物消化吸收，改善全身健康。

二、临床表现

牙周病的主要临床表现是牙龈色、形、质发生改变，牙龈出血，牙周袋形成，牙槽骨吸收和高度降低，牙齿松动和移位，牙列中牙齿的邻面接触丧失，严重者牙齿自行脱落或者导致牙齿拔除，咀嚼功能下降。

三、治疗原则

牙周病修复治疗之前必须经过完善的牙周基础治疗，基本控制炎症，防止牙周组织的继续破坏，尽可能保存患牙。对于出现牙周-牙髓联合病变但可以保留的患牙，要进行完善的牙髓治疗。牙周病修复治疗之前还要对余留牙的其他牙体疾病进行完善的牙体治疗。此外，还要通过正畸治疗将错位的患牙复位，再通过修复治疗对复位牙进行固定，以保证复位后的位置和疗效，并改善患者的面部畸形。只有以下情况的患牙可考虑拔除：

1. 松动牙的牙周袋深达单根牙的根尖或涉及多根牙的根分歧以下，经治疗无效。

2. 牙槽骨吸收超过根长的 2/3。

3. 牙齿错位，难以消除𬌗干扰，影响咀嚼功能和颞下颌关节运动，并影响修复效果。

4. 少而孤立的余留牙，难以减轻其牙周组织负荷，难以控制其病理性松动。

牙周病的修复治疗需要根据患者整个牙列的变化情况、𬌗关系异常和咬合创伤区的特征、牙周组织的破坏程度、牙齿的松动度、松动牙的分布、是否伴有牙列缺损等，做出不同的具体设计，才能取得良好的治疗效果。牙周病修复治疗的类型和相应的治疗原则见表 1-6-1。

表 1-6-1　牙周病修复治疗的类型和治疗原则

类型	牙列状况	牙齿松动情况	治疗原则
第一类	完整	全部牙齿不同程度松动，但有保留价值	固定全部牙齿 分散𬌗力，消除𬌗干扰和𬌗创伤 改善和恢复咀嚼功能
第二类	完整	个别牙或一组牙松动	固定松动牙 解除局部𬌗创伤因素，分散𬌗力 发挥健康牙齿的代偿功能
第三类	缺损	余留牙部分或全部松动	修复缺失牙，固定松动牙 修复体和固定装置协同重建𬌗关系 恢复咀嚼功能，保护余牙健康

四、疗效的影响因素

牙周病修复治疗之前，应先控制炎症，治疗牙周袋。

牙周病的临床症状多种多样，必须根据牙周病的修复治疗原则，针对不同情况，做出合理的具体设计，消除𬌗干扰和𬌗创伤，固定松动牙，分散𬌗力，重新建立稳定的𬌗关系，才能取得满意的修复效果。

此外，牙周病修复治疗之后，定期行牙周支持治疗也是保证获得良好修复治疗效果所不可缺少的。

（李健）

第二章
口腔修复常用诊断方法

第一节　病史采集

病史采集可通过口腔修复医师的问诊或问卷来获得，目的是了解患者的主诉、现病史、既往史、家族史等，具体内容见表 2-1-1。

表 2-1-1　病史采集内容

病史采集内容分类	定义或含义	临床具体情况
主诉	患者就诊的主要原因和迫切要求解决的主要问题	主诉通常是要求修复缺损或缺失牙，或者是要求改善因牙齿缺失、缺损、变色、外伤等导致的咀嚼、美观或发音功能障碍等；也有患者要求解决旧修复体戴用后的问题。颞下颌关节紊乱病（TMD）患者的主诉通常是咀嚼肌疼痛，开闭口弹响、疼痛或开口受限等
现病史	主诉疾病开始发病的时间、原因、发展进程以及曾经接受过的检查和治疗	记录导致牙体缺损、牙列缺损或缺失、颌面缺损、TMD 等疾病的原因，持续时间，以及进行过何种修复、修复的次数及修复效果如何
既往史	既往具有的可能影响口腔修复治疗过程或长期成功的健康状况，以及过去曾经患过的疾病等方面的问题	既要询问患者既往的全身健康情况、营养情况和饮食习惯，也要询问既往口腔疾病情况等；由于患者的精神心理状态直接影响修复治疗效果，也应注意询问和采集

续表

病史采集内容分类	定义或含义	临床具体情况
家族史	某种疾病（如先天缺牙）在患者的家族成员（不仅限于祖孙等直系亲属）中发病的情况	有先天缺牙、乳光牙本质、外胚叶发育不全症、颅骨锁骨发育不良等疾病的患者，应对患者家庭成员有关相似疾病做相应调查

在询问既往史时要侧重了解与此次治疗疾病相关的部分，具体包括全身系统性疾病病史和口腔专科疾病病史（表 2-1-2）。

表 2-1-2　　既往史的采集内容

既往史采集内容分类	内容	临床举例
全身系统性疾病病史	影响患者耐受力的全身系统性疾病	某疾病影响患者的自理能力或自我卫生保健时，应暂缓修复治疗
	影响口腔组织支持、固位等能力的疾病或身体状态	骨质疏松症、糖尿病、舍格伦综合征（Sjögren's syndrome）等分别可以影响种植体骨结合、义齿固位等
	过敏体质	排龈液、局部麻醉药物、印模材等
	长期服用治疗慢性病但对口腔修复计划实施有影响的药物史	长期服用阿司匹林类药物对种植手术有影响，服用双膦酸盐可能对颌骨健康有影响
	传染性疾病史	乙肝、丙肝、获得性免疫缺陷综合征（艾滋病）、梅毒等传染病患者或携带者的印模、模型等会导致交叉感染，应采取适当措施保护医务人员及其他患者安全
	某疫情期间的传染性疾病接触史或流行病学史	口腔修复治疗涉及大量喷溅、喷雾的操作，易引起某些通过飞沫、气溶胶传播的传染性疾病的交叉感染；在疫情期间，应特别注意询问和了解患者是否在近期往返过疫区或有无与确诊病例、疑似病例等的接触史。上述措施利于保护医患健康，利于疫情防控

既往史采集内容分类	内容	临床举例
全身系统性疾病病史	心理卫生状况和精神疾病史	心理和精神健康状况可影响各类修复体的修复效果，也影响颞下颌关节紊乱病（TMD）及咬合相关疾病的修复治疗效果
口腔专科病史	口腔修复治疗史	了解既往所采用的修复类型、使用年限以及使用的效果如何，是否存在设计缺陷，避免发生以前的类似错误
	牙体牙髓治疗情况	了解是否具有完善的牙体牙髓治疗史是修复成功的基础
	牙周病史	既往是否有牙周病、曾做何种治疗、治疗效果如何将决定下一步治疗能否进行以及今后的口腔修复效果
	正畸治疗史	前期正畸治疗效果、可能的并发症会影响口腔修复治疗的效果及预后。另外，口腔正畸治疗后一段时间内牙齿的移位或复发可能相对明显，因此，对于有口腔正畸治疗史的患者，要掌握合理的修复时机
	口腔颌面外科治疗情况	对于经过颌骨等颌面结构切除和正颌外科治疗的患者，对于植骨术后的患者，以及对于拔牙、牙槽骨修整术后的患者，应结合外科治疗的有关资料，将外科治疗与口腔修复治疗计划全面整体地加以考虑
	颞下颌关节紊乱病史	TMD 病史会影响修复体的设计和咬合的调整，并影响口腔修复的成败。如果忽视 TMD 病史，有时修复体可能会成为加重 TMD 的原因

　　病史采集非常重要，口腔修复医师应从与患者的交流中获取尽量多的有益信息，以促进口腔修复治疗过程的顺利和获得最佳的治疗效果。

第二节 口腔检查

一般口腔临床检查手段包括视诊、触诊、听诊等。通过这些手段可以获取很多有用的临床资料。下面从口腔外部检查和口腔内部检查两个方面进行叙述。

一、口腔外部检查

口腔外部检查主要涉及颌面部外形检查、颞下颌关节区检查和下颌运动检查等，具体阐述见表 2-2-1。

表 2-2-1 口腔外部检查内容

口腔外部检查内容	方式	临床应用
颌面部外形	面部皮肤颜色、营养状态	
	颌面部左右两侧对称性	
	颌面部各部分比例关系是否协调	有无面部畸形，面下 1/3 的高度是否协调，有无增高或降低现象
	上下唇的外形、上下前牙位置与口唇的关系	
	侧面轮廓等	直面型、凸面型还是凹面型，颅、颌、面、牙各部分的前后位置和大小比例是否正常，有无颌骨前突或后缩等畸形
颞下颌关节区	两侧颞下颌关节的活动度	用手指触摸颞下颌关节区，检查两侧髁突运动度大小和对称性，有无压痛，并注意疼痛发生的部位、性质、触发区等
	两侧颞下颌关节的听诊	主要检查有关节弹响（click），弹响在下颌运动的什么阶段（如开口初、中、末和闭口初、中、末）发生，弹响声音的性质（如摩擦音、破碎音、弹响声）以及有无疼痛等

口腔外部检查内容	方式	临床应用
颞下颌关节区	外耳道前壁触诊	将双手小指放在外耳道前壁，嘱患者做牙尖交错咬合，检查当上下颌牙列紧咬时，两侧髁突冲击强度是否一致
	咀嚼肌的扣诊	检查咬肌、颞肌有无压痛并明确压痛点的部位，同时嘱患者紧咬，检查咀嚼肌收缩的强度和左右两侧对称性，判断有无因咬合干扰而引起的咀嚼肌功能紊乱，必要时尚需对翼内肌、翼外肌、二腹肌、胸锁乳突肌等做进一步检查（图 2-2-1）
下颌运动检查	开口度	大张口时，上下中切牙切缘间的垂直距离约为 3.7 ~ 4.5 cm，可用钢刻度尺或游标卡尺等测量
	开口型的检查	检查下颌自闭口到大张口整个过程中下颌运动的轨迹有无偏斜
	下颌侧向运动检查	当下颌侧向运动时，向两侧的运动范围基本相等
	下颌前伸运动检查	下颌前伸运动时下切牙应能超过上切牙的前方，并呈直线向前运动
	下颌运动轨迹检查	当患者出现开口受限、下颌有偏斜或下颌侧向运动受限等症状时，建议做下颌运动轨迹检查

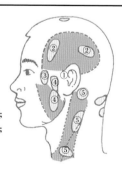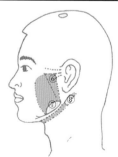

图 2-2-1　颌面部及颈部肌肉扣诊部位示意图

①关节囊；②颞肌；③颞肌腱；④咬肌；⑤胸锁乳突肌；⑥翼外肌；⑦翼内肌；⑧二腹肌后腹。

二、口腔内部检查

口腔内部检查主要涉及口腔卫生情况、缺牙部位的情况、余留牙的情况、口腔黏膜及软组织的情况、颌骨及颌弓关系情况、原有修复体的情况等，具体阐述见表 2-2-2。

表 2-2-2　口腔内部检查内容

口腔内部检查内容	具体内容	临床应用
口腔卫生情况	检查牙周健康，包括旧修复体的卫生清洁情况	检查患者牙菌斑、牙结石的情况，有无牙龈出血、牙周袋、牙周肿胀等情况。如果口内有旧修复体，更应注意其卫生清洁状况如何
缺牙部位的情况	缺牙部位伤口愈合情况	一般于牙齿拔除 3 个月后，牙槽嵴处在相对稳定的阶段时进行修复，此时修复有利于义齿的稳定和贴合。如果拔牙后即刻进行可摘局部义齿或全口义齿修复，即为即刻义齿修复，目的是使患者避免忍受无牙后造成的美观、发音、咀嚼等功能降低。但是无论何种早期修复，在拔牙 3~6 个月后，应择期进行重衬或重新制作
	缺牙的部位、数目和类型	检查患者是牙体缺损，还是牙列缺损或缺失；检查牙齿缺失的部位在上颌还是下颌，在前牙还是后牙；检查是单个牙缺失还是多数牙缺失，是间隔缺失还是游离端缺失等。缺失部位、数目和类型的不同会影响修复设计
	缺牙间隙	检查缺牙区近远中间隙的距离、𬌗龈间隙的距离（或颌间距离的大小）。此距离对于修复体的设计至关重要，它主要决定着修复体的强度、美观等因素
	缺牙部位剩余牙槽嵴情况	缺牙区剩余牙槽嵴的吸收程度影响可摘义齿和种植义齿支持能力的大小；而对于固定义齿，剩余牙槽嵴的形状影响桥体龈端的设计，而桥体龈端的设计则影响牙槽嵴黏膜的健康；检查剩余牙槽嵴还要检查牙槽嵴有无组织缺损，有无骨尖、骨棱、残根存在，并注意有无压痛区

口腔内部检查内容	具体内容	临床应用
余留牙的情况	余牙的部位、数目和形态	影响修复设计和预后
	牙体及牙髓情况	余留牙有无龋洞，充填情况如何，牙髓、根管及根尖周情况
	牙周情况	牙龈有无充血、肿胀、退缩等，检查上皮附着、牙周袋、根分歧及牙齿松动度等
	邻面接触区的情况	有无食物嵌塞、充填式牙尖等
	余留牙的位置	余留牙有无倾斜、过长等情况，𬌗曲线等是否影响修复
	𬌗关系	牙尖交错𬌗的咬合情况和牙齿排列情况，前伸或侧方𬌗有无干扰，息止颌间隙情况等
口腔黏膜及软组织的情况	检查口腔黏膜色泽、厚度、移动性和韧性	黏膜有无炎症、溃疡、瘢痕及角化存在；戴义齿者，有无义齿性口炎、松软牙槽嵴，有无义齿边缘刺激造成的黏膜溃疡等，以及有无舌炎及口角炎等
	检查唇、颊、舌系带的形状及附着点位置	检查系带是否会影响修复体的固位，是否影响义齿基托边缘伸展
	检查舌体的大小、形态、活动度及位置	检查是否影响未来可摘义齿的固位等
	检查唾液的分泌量及黏稠度	注意有无舍格伦综合征的相关表现，是否存在影响义齿固位的情况
颌骨及颌弓关系情况	上下颌骨及颌弓关系是否协调	针对全口义齿修复患者，尤其注意检查上下颌弓大小和对应位置关系、颌间距离大小等；如有牙槽嵴和颌骨缺损，则需注意缺损的部位、范围对口腔功能的影响程度
原有修复体的检查	原有冠及固定义齿的情况	包括修复体有无松动、边缘适合性情况，修复体有无破损、咬合问题，固位体的外形，桥体与牙槽嵴顶的密合情况，以及基牙牙龈、缺牙区剩余牙槽嵴有无炎症等

续表

口腔内部 检查内容	具体内容	临床应用
原有修复 体的检查	原有可摘局部义 齿的情况	检查义齿构件破损情况，义齿下沉情况，义齿 基托是否压迫软组织，黏膜有无溃疡和炎症， 卡环固位力如何，咬合关系是否正确，义齿设 计是否合理等
	原有全口义齿的 情况	检查正中𬌗、正中关系、垂直距离、𬌗平面是 否正确，丰满度、美观是否满意；检查人工牙 的磨耗度，排列位置是否正确，𬌗平衡情况， 义齿固位力、稳定性和边缘伸展情况，牙槽嵴 黏膜健康情况等
	原有种植义齿的 情况	检查种植义齿的骨吸收情况、咬合情况以及种 植体周软组织的健康情况等

总之，检查和了解原修复体存在的缺点，可以为重新修复提供重要参考。若原修复体不合适，在重做前应停戴旧修复体 1 周以上，并对已经存在的义齿性口炎等进行彻底治疗。

第三节　影像学检查

口腔修复科临床常用的影像学检查包括根尖片、曲面体层片、锥形束 CT（CBCT）等，可为口腔修复临床提供重要的参考信息。它们的作用、优缺点概括见表 2-3-1。

表 2-3-1　口腔修复科常用 X 线影像学检查

影像学检 查类型	作用 / 优点	缺点
根尖片	了解牙体解剖情况；发现和检查牙体硬组织 疾病的发生及进展；了解牙髓治疗和根尖周 情况；了解牙周健康情况和治疗情况；了解 有无阻生齿、先天缺牙、埋伏牙，缺牙部位 有无可疑龈下残根等	拍摄范围小，为 重叠二维影像

影像学检查类型	作用／优点	缺点
曲面体层片	利于全面了解颌骨、牙列、牙周支持骨的大致情况；利于快速确定牙槽骨内是否有残根存留，有无未萌出牙，有无第三磨牙阻生	图像变形率大，不能提供精确的定量数据
锥形束 CT（CBCT）	准确对上颌窦、鼻腔、下颌神经管、颞下颌关节、牙、牙槽骨等解剖结构进行三维标记、定位、检查和测量；在种植修复、TMD 诊断、牙齿和牙周病诊断及治疗设计中价值较大；辐射剂量显著低于常规 CT 检查；投照时间短，空间分辨率好，各种测量结果较准确	比根尖片价格贵，比根尖片辐射大
其他颞下颌关节 X 线检查方法	颞下颌关节侧斜位片（许勒位片）可了解髁突、关节窝、关节结节及关节间隙，髁突经咽侧位片可显示髁突前后斜侧位影像，颞下颌关节系列体层摄影、关节造影等能为 TMJ 提供影像信息	不及 CBCT 精确，比造影检查创伤小
头颅定位侧位片	可以用于分析颅、面、颌、牙的形态、位置及其相互间的变化关系，对了解𬌗平面的位置关系有一定的价值	重叠二维影像

（周永胜）

第四节　咬合检查

咬合检查是修复临床操作中的重要内容，具有一定的技术敏感性。只有全面、规范地进行咬合检查，才能获得确切、稳定的修复效果。

一、咬合检查前准备

在正式检查咬合前做好充分的准备并获得患者的配合非常重要。

（一）患者准备

在咬合检查之前，应教会患者常见的主动咬合动作以及配合进行诱导咬合动作。常用主动咬合动作及其应用见表 2-4-1。

表 2-4-1　常用主动咬合动作及其应用

咬合位置	检查目的	患者动作
正中位的轻咬合	观察记录肌接触位时的咬合接触点	轻轻闭口直至上下牙列间第一对牙齿发生咬合接触
正中位重咬合	观察记录牙尖交错殆的咬合接触点	上下颌牙齿用力咬合，可反复多次
前伸运动过程中的咬合	观察记录前伸运动中的咬合接触	从牙尖交错殆开始，下颌做前伸运动到上下切牙切缘相对
侧方运动过程中的咬合	观察记录侧方运动中工作侧及非工作侧的咬合接触	从牙尖交错殆开始，下颌向左或向右做侧方运动到工作侧牙尖相对

（二）用物准备

咬合工具有面弓、殆架、研究模型、咬合纸、咬合蜡片、硅橡胶咬合材料、牙线，辅助工具有检查器、棉卷、干棉球、乙醇棉球。

二、咬合检查内容

（一）常规检查

1. 覆殆和覆盖关系。

2. 殆平面和殆曲线　殆平面是否两侧平行，是否大致与鼻翼耳屏线平行。横殆曲线和纵殆曲线是否正常，是否存在反横殆曲线，纵殆曲线曲度是否过大或者过平。

3. 殆关系

（1）正中殆检查：检查上下牙列咬合接触是否均匀广泛，是否稳定，有无早接触；检查第一磨牙关系；上下颌中线是否一致，与面中线是否一致。

（2）非正中𬌗检查：前伸𬌗和侧方𬌗的类型，引导的牙齿，是否存在𬌗干扰以及干扰的类型。

（3）颌位检查：牙位与肌位是否协调，牙尖交错位是否稳定，牙尖交错位与正中关系位是否协调，后退接触位与牙尖交错位的关系，下颌姿势位时面下 1/3 的高度，以及息止𬌗间隙的大小。

（二）正中关系检查

1. 手法诱导患者上下颌牙齿到达正中关系的方法有单手诱导法和双手诱导法。单手诱导法更容易掌握；双手诱导法准确可靠，但是操作相对复杂。

（1）双手诱导法：调整患者体位到接近平躺，使其双臂与地面平行，嘱患者颏部向上，使患者的头部稳定于医生的前臂和胸部之间。小指轻轻放在下颌角后方，将四指并拢放在下颌骨后半部分，两个拇指相对放置在颏部，呈现"双 C 形"。轻柔加压旋转下颌，使下颌沿着铰链轴转动。注意以手肘为圆心转动而避免腕部转动。当实现下颌自如转动的时候，可以对关节进行加压负荷试验。需记录正中关系时，拇指轻微加压，四指稳定下颌位置，嘱患者缓缓闭口至第一个牙齿在正中关系下接触，观察接触点的位置。

（2）单手诱导法：患者靠在牙椅上倾斜 30°~45°，放松四肢，注视 1 m 以外的物体并且经鼻缓缓呼吸。医生的右手置于患者颏部下方，示指和中指分别位于下颌骨两侧，拇指放在下颌前牙冠部。嘱患者轻微张口（1~2 cm），在示指、中指和拇指的作用下，轻轻倾斜下颌骨，使双侧髁突在没有肌肉作用的情况下接触关节结节后斜面，确定正中关系。然后，在完全放松的状态下，缓缓向上移动下颌骨，直至上牙接触到位于下前牙的拇指指甲，同时将拇指下移，直至上下颌牙齿在正中关系下接触。

2. 去程序化装置 肌肉不能放松时，可以使用去程序化装置使后牙分离。嘱患者咬棉卷数分钟是最简单的去程序化方法，也可以使用 Lucia jig 放松肌肉并辅助确定正中关系（图 2-4-1 和图 2-4-2）。

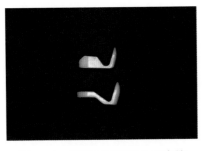

图 2-4-1　适用于不同咬合分类的 Lucia jig

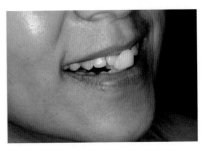

图 2-4-2　使用 Lucia jig 使后牙分离，实现去程序化

三、咬合接触点检查的方法

（一）咬合纸检查

这是目前临床使用最广泛、最简便的咬合检查方法，可以通过观察咬合纸在牙面的着色情况，判断咬合接触的部位和范围。有的咬合纸可以在一定程度上用于判断咬合轻重。

1. 咬合纸

（1）颜色：一般常见的咬合纸颜色有蓝色、红色、黑色、绿色。不同颜色的咬合纸可以用于区分不同状态下的接触点，例如可以用蓝色咬合纸标记牙尖交错𬌗的静态接触点，用红色咬合纸标记功能运动时的动态接触点，利于咬合诊断及调𬌗（图 2-4-3）。

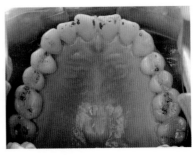

图 2-4-3　不同颜色咬合纸及其形成的咬合印迹
蓝色为正中咬合，红色为前伸咬合。

（2）种类：咬合纸分单面咬合纸和双面咬合纸。单面咬合纸只有一面有颜色，因此只在一侧咬合接触面着色；双面咬合纸双面都有颜色，可在咬合接触的双面都着色，另有双面不同颜色的咬合纸便于使用（图 2-4-4）。

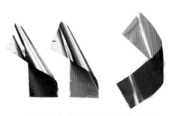

图 2-4-4　单面咬合纸（金属膜材质）及双面
咬合纸（树脂膜材质）

（3）形状：一般为条带状，也有马蹄形、正方形咬合纸可用于全牙列咬合检查（图 2-4-3 至图 2-4-5）。

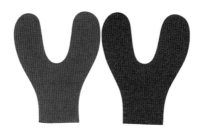

图 2-4-5　马蹄形咬合纸适用于全牙列检查

（4）质地、厚度及着色原理：咬合纸有多种厚度可供选择。厚型咬合纸一般由纤维支架及染色剂组成，厚度 80～200 μm（图 2-4-6）。咬合接触时，染色剂受挤压释放，将相应牙面区域染色而形成咬合印迹，一般染色范围大。薄型咬合纸一般是用金属或者塑料形成薄膜，表面覆盖染色剂，厚度 8～40 μm。咬合接触时，染色剂脱落附着于牙齿接触区域，染色范围小。同一个咬合接触，使用同样咬合力进行检查，不同厚度的咬合纸产生的印迹不同（图 2-4-7）。咬合检查时可以将多种咬合纸联合使用，以获得更精准的咬合检查结果（图 2-4-8）。

2. 咬合纸检查方法 要尽量准确地获得咬合印迹，分析咬合接触信息，需要使用标准的咬合检查方法。

（1）咬合检查前应当解释并让患者练习相应的咬合动作，确认在检查时能够顺畅完成。

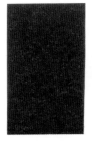

图 2-4-6 同等材质（纤维支架 + 染色剂）不同厚度（左 200 μm，右 100 μm）咬合纸

（2）注意隔湿，防止唾液浸湿咬合纸而影响其着色能力。

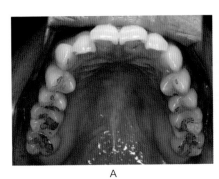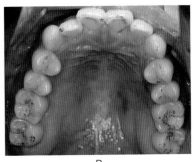

A B

图 2-4-7 同一个咬合接触，使用同样咬合力进行检查时不同厚度的咬合纸产生的印迹

A 为 200 μm 咬合纸印迹，B 为 100 μm 咬合纸印迹。

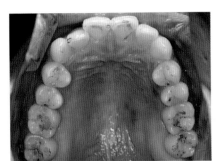

图 2-4-8 多种咬合纸联合使用产生的印迹

蓝色印迹为厚型咬合纸所形成的咬合接触印迹，红色印迹为薄型咬合纸形成的咬合接触印迹，两种叠加使用可以更好地显示咬合接触情况。

（3）用乙醇棉球清洁牙面脱脂，柔风吹干或者干棉球擦拭使牙面干燥，这样便于咬合纸着色。

（4）咬合检查时，最好使用夹持工具如咬合纸夹夹持咬合纸（图 2-4-9）。

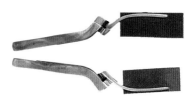

图 2-4-9 咬合纸夹持工具

（5）咬合纸要覆盖全部需检查的牙面，避免遗漏咬合接触点。

（6）在进行下一次咬合纸检查前，要擦去全部遗留的咬合印迹，避免产生混淆，注意干燥牙面。

（7）需要检查双侧咬合印迹时，最好双侧同时放置咬合纸检查。

（二）面弓转移上𬌗架检查

𬌗架可以模拟人体咀嚼器官，面弓可以在颅面部记录和转移个体颌位关系（图 2-4-10）。将研究模型面弓转移上𬌗架检查，可以弥补临床上口内咬合检查的局限性，这样不仅能观察到临床难以观察到的舌尖的咬合接触、𬌗分离情况，更可以在𬌗架上重现个体下颌运动时上下颌牙列之间的𬌗接触情况。

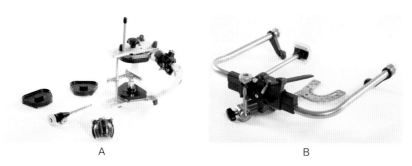

A   B

图 2-4-10 𬌗架（A）与面弓（B）

临床上比较常用的方法是采用经验铰链轴进行面弓转移，一种是取外眦至耳屏中点连线距耳屏 13 mm 处的皮肤表面作为经验铰链轴，另一种是利用外耳道与髁突之间较恒定的解剖位置关系作为经验铰链轴。用面弓转移经验铰链轴点时，先将𬌗叉固定于上颌牙列，再将面弓与𬌗叉相连，并使面弓两端的髁梁对准距耳屏 13 mm

处经验铰链轴点或者将耳塞面弓的髁梁置于外耳道内，然后将面弓前部的指针对准前部参考点，固定所有连接螺丝使其成为一个刚性整体。将整体面弓从受试者面部取下，使髁梁对准𬌗架的髁轴，指针对准相应参考点，三点定位完成颌位关系转移。虽然临床各种品牌𬌗架设计不同，在参考平面设置、经验铰链轴设置上有一定的差别，但是基本都遵循上述原则，在具体使用时可以参考说明书。

（三）数字咬合检测仪

数字咬合检测仪是一种新型的咬合电子检查设备，从 20 世纪 90 年代开始应用较多。它主要由控制器、传感器膜片组成，通过计算机软件实现数据传输分析。目前有 T-Scan 咬合检测仪（Tekscan，美国；图 2-4-11）和 Occlusense 咬合检测仪（Bausch，德国）。T-Scan 数字咬合检测仪传感器膜片有一定厚度（60～70 μm），上面有马蹄形的感应区，其内有导线纵横排列。在𬌗力的作用下，导线受压接触产生电流回路，通过软件分析可以显示咬合接触发生的时间顺序、𬌗分离时间、相对𬌗力、接触面积、𬌗力中心等重要信息，这些信息是无法通过咬合纸检查获知的。但是数字咬合检测仪使用略复杂、传感器膜片较硬，这些缺点决定其不能完全替代咬合纸，需要两者结合使用。

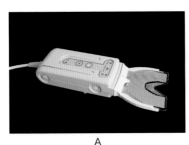
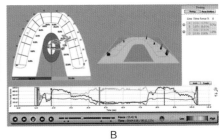

A   B

图 2-4-11 咬合检测仪（A）及输出结果（B）

（曹烨）

第五节　口腔功能检查

口腔有多种功能，如咀嚼、言语、味觉、躯体感觉等，评价方法的技术要求高，部分功能目前尚无有效的检测手段。本节主要介绍咀嚼效率、咀嚼肌肌电图、下颌运动轨迹、𬌗力等口腔功能检查手段的定义、方法及临床意义。

一、咀嚼效率

1. 定义　机体在一定时间里对定量食物嚼细的程度，称为咀嚼效率（masticatory efficiency）。它是衡量咀嚼能力大小的一个重要指标。

2. 测定咀嚼效率方法

（1）筛分称重法：给受试者一定量的食物（通常是花生或杏仁），在规定的时间内咀嚼，不吞咽，然后将全部食物吐到容器内，并漱净口内咀嚼物残渣，水冲过筛，细颗粒的食物随冲洗丢失，大颗粒食物存留，将未过筛的食物烘干、称重。咀嚼效率的计算公式为：

$$咀嚼效率 = \frac{总量 - 余量}{总量} \times 100\%$$

（2）吸光度法：采用光栅分光光度计，以可见光对咀嚼后试物悬浊液进行测定。咀嚼效率高者，试物咀嚼得细，悬浊度高，测得吸光度值大；咀嚼效率低者，吸光度值小。

（3）比色法：将明胶经甲醛硬化处理制备一定体积的试块，这种试块破碎后不发生粘连，对染料具有一定的吸附作用。由于明胶对染料的吸附，染料的浓度降低。明胶被嚼得越细，表面积越大，吸附的色素越多，溶液的浓度越低。通过对溶液浓度前后的测定，可以推断咀嚼效率。

3. 临床意义　咀嚼效率反映咀嚼功能的高低。牙齿的功能接触面积、牙齿支持组织、颞下颌关节、口腔内软组织及全身健康状况等可影响咀嚼效率。咀嚼效率是咀嚼过程中各种因素的综合表现。它可以为口腔某些疾病的诊断、治疗评价提供线索，而且为口腔修复体的效果提供依据。

二、咀嚼肌肌电图

1. 肌电图定义　肌电图是用来研究肌肉和神经生物电活动的方法，能反映出神经肌肉系统的功能状态和一定的形态学变化。肌肉兴奋时产生生物电活动，通过电极导入肌电图机，信号经放大后，在示波器显示的图像称为肌电图（electromyogram，EMG）。

2. 肌电图检查方法　下颌运动是由多块肌肉协调活动的结果，下颌运动肌群（颞肌、咬肌、二腹肌、翼内肌、翼外肌）的活动需要使用多导示波器显示双侧多个肌肉协调活动情况，检查使用的电极分为表面电极与针电极。

（1）电极安放位置：翼外肌和翼内肌采用针电极，颞肌、咬肌、二腹肌前腹采用表面电极，电极安放位置见表 2-5-1。

表 2-5-1　肌电图电极安放位置

肌肉	电极种类	电极位置
颞肌前、中束	表面电极	眼外眦至耳廓上缘最高点连线上，外眦后方 1.8 cm 处，及该点上方 2.0 cm 处两个位置
颞肌后束	表面电极	眼外眦至耳廓上缘最高点连线与耳廓前缘切线交点，及该点沿连线后方 2.0 cm 处两个位置
咬肌	表面电极	鼻翼最低点与耳屏后缘中点连线的后 1/3 与中 1/3 交点向下的垂线上 2.0 cm 及 4.0 cm 两点为咬肌电极位置
二腹肌前腹	表面电极	下颌骨下缘下近中线处。此肌定位较难，受下颌舌骨肌及颏舌骨肌不同程度影响
翼外肌下头	针电极	耳屏前 1.5 cm，下颌乙状切迹上方、颧弓下方，进针方向为前内下，进针深度为 4.0 cm 左右
翼外肌上头	针电极	耳屏前 2.0 cm，乙状切迹最低点上方进针，方向为前内上，遇骨组织后后退少许，进针深度约 3.5 cm
翼内肌	针电极	嘱受试者稍仰头，自下颌角下内方进针，针朝下颌内侧面进入约 2.0 cm

（2）常见的相关检查方法：下颌肌群活动、运动单位电位等检查，可对肌电图的波幅、时限、电位相数等进行测定以及积分和频谱分析，使肌电图的测量更加定量化。

1）下颌基本运动EMG检查：检测内容有下颌姿势位、牙尖交错位咬合，以及开闭口、侧方、前伸和后退运动等。下颌在各种𬌗、颌位运动中，颞肌、咬肌、二腹肌、翼内肌及翼外肌各自发挥着不同的作用，以保持正常的功能活动。翼外肌下头在各种𬌗、颌位运动中，几乎都积极参与，它是维护口颌系统正常功能不可缺少的动力。

2）咀嚼运动EMG检查：咀嚼运动表现为下颌节律性运动，是下颌三个基本运动（开闭、前伸和后退、侧方运动）的综合性运动。参与活动的肌肉有颞肌、咬肌、翼内肌、翼外肌、二腹肌等。在不同咀嚼时相，有不同的肌肉发挥作用。咀嚼时的咀嚼肌活动显著，以1/3秒的时限交替收缩。正常咀嚼肌EMG的放电期与静息期分期明显，规则性和周期性保持时间长，左右两侧同名咀嚼肌电活动协调（图2-5-1）。升颌肌在闭口时上提下颌并且产生穿透和研磨食团

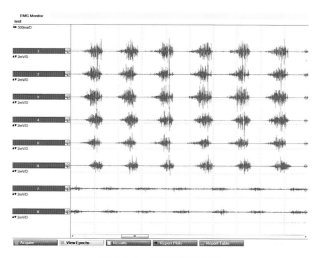

图 2-5-1　咀嚼时肌电图

肌肉节律性收缩与放松，放电期与静息期分期明显。由上至下导联分别显示左侧咬肌、右侧咬肌、左侧颞肌前束、右侧颞肌前束、左侧颞肌后束、右侧颞肌后束、左侧二腹肌前腹和右侧二腹肌前腹的节律性收缩运动。

所需要的力量，颞肌前束、咬肌和翼内肌活动水平在多数个体超过它们最大用力水平的 50%。

3）运动单位电位检查：骨骼肌的运动单位电位常用同心针电极记录，电极垂直于肌纤维进针。为求得运动单位标准指标，在一块肌肉内最少应测 20 个电位。对一块肌肉，通过移动针的方向和深度探查。检查项目有插入电位、自发电活动、小力收缩时电位时限和波幅、多相波百分比、用最大力收缩时电位模式和波幅等。运动单位电位定量检查分析多用于区别神经源性或肌源性疾病，口颌面检查中使用较少。

3. 临床意义　肌肉运动受神经系统支配，肌电图所表现的是该肌肉本身和支配该肌肉下位运动神经元的活动，并且也反映中枢神经系统（上位神经元）对肌肉的协调控制。所以，肌电图不仅能检查和记录整块肌肉或运动单位动作电位的变化，而且对研究和诊断神经、肌肉系统的生理和病理情况都有重要意义。肌电图在口腔研究中应用于咀嚼肌的生理功能检查、义齿修复效果评价等。

三、下颌运动轨迹

目前临床多见的记录下颌运动轨迹（traces of mandibular movements）的仪器分为两大类，超声波技术描记系统（图 2-5-2）和电子面弓式髁突运动轨迹描记系统。根据标记点不同，下颌运动轨迹分为切点运动轨迹和髁点运动轨迹。观测角度为从额状面（冠状面）、矢状面和水平面观察下颌运动。

1. 切点运动轨迹　切点指的是下颌中切牙近中切角间的一点。由于切点处于下颌前端，便于观察和确定标记点。

切点的边缘运动轨迹（border movement）指下颌向各个方向所能做的最大限度运动，代表了颞下颌关节、肌肉、韧带等组织结构在下颌运动方面的功能潜力。边缘运动的正中矢状面图即 Posselt 图形（图 2-5-3）。该图代表了下颌中切牙相对于上颌牙所做的最大垂直向及前后向运动。图中 ICP 为牙尖交错位，为上下颌牙尖最大面积地相互交错咬合位。从牙尖交错位下颌后退，后牙接触，前牙通

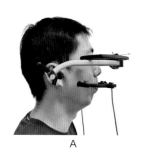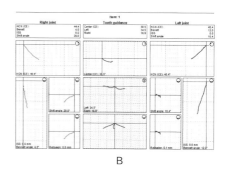

图 2-5-2 超声波下颌运动轨迹描记分析仪（A）及髁点与切点运动轨迹和参数（B）

B 图的左、右侧图分别为左、右侧髁点运动轨迹和参数，中间的图为切点运动轨迹和参数

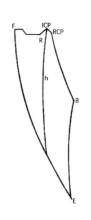

图 2-5-3 下颌边缘运动中切点在矢状面上的投影（Posselt 图形）

RCP，下颌后退接触位；ICP，牙尖交错位；F，最大前伸位；R，下颌姿势位；E，最大开口位；h，习惯性开闭合轨迹；B，正中关系界；RCP→B→E，边缘运动的后缘；RCP→ICP→F，边缘运动的上缘；F→E，边缘运动的前缘。

常分开，切点轨迹向后下，达到后退接触位（RCP），又称正中关系殆。从 RCP 至 B 点之间的一段弧线被认为是髁突处于正中关系位并依铰链轴原地旋转，下颌做小开口运动时的切点轨迹。从 B 点向下，髁突不但转动且出现滑动。E 表示最大开口位，正常情况下开口幅度为 48.0 ± 15.5 mm。从牙尖交错位直向前到下颌最大前伸位 F。该运动取决于牙齿形态，典型的运动是下颌切牙向前下滑动，与上颌切牙舌面接触，下颌切牙运动的角度受切牙覆殆和覆盖影响。前伸的距离正常情况下为 10.5 ± 4.5 mm。从最大开口位闭合到牙尖交错位，其间 R 为下颌姿势位。其中 h 段为习惯开闭合轨迹。边缘运动的不同阶段受不同因素影响。从 RCP 到 B 到 E 是边缘运动的后缘，受关节韧带影响。从 RCP 到 ICP 到 F 是边缘运动的上缘，受牙齿形态影响。

边缘运动的水平剖面呈四边形（图 2-5-4），此四边形后方两边构成哥特式弓。后方顶点是 RCP，即后退接触位，在临床上可用哥特式弓描记法获得下颌 RCP。牙尖交错位 ICP 通常在 RCP 前方 $0.5 \sim 1$ mm。图中 L 和 R 分别是左右两侧侧方边缘运动轨迹的顶点。F 为边缘运动最大前伸位。

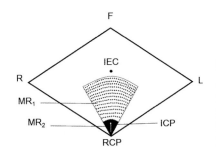

图 2-5-4 下颌边缘运动及咀嚼运动切点轨迹在水平面上的投影

RCP，下颌后退触位；L 和 R，左、右侧方运动最大限度；ICP，牙尖交错位；MR_1 和 MR_2，咀嚼时下颌运动的范围；IEC，切牙对刃位；F，最大前伸位。

边缘运动的额状剖面呈盾状（图 2-5-5）。下颌运动最顶端的限制因素是牙齿，受牙齿解剖形态、咬合类型及牙齿磨耗程度的影响。

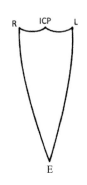

图 2-5-5 下颌边缘运动切点在额状面上的投影

ICP，牙尖交错位；L 和 R，左、右侧方运动最大限度；E，边缘运动的最下缘。

2. 髁点的运动轨迹 对髁点运动轨迹的描述绝大多数来自于机械描记仪测定的结果，建立在铰链轴学说基础上。

（1）髁道在水平面的投影：用针动式描记仪记录髁突运动轨迹

在水平面的投影，图 2-5-6 是左侧髁突在前伸运动、左侧方和右侧方运动时在水平面记录的轨迹。如图所示，下颌处于正中关系位时，针尖停留在 C 点。下颌运动的髁道记录主要反映出颞下颌关节解剖生理特点，要避免牙尖斜面的导引作用（可用口内正中支撑螺栓将上下牙列稍稍分开）。下颌做前伸运动时髁突沿 C—P 直向前方移动，描记针记录下相应运动轨迹 C—P；下颌向右侧方运动时，左侧髁突沿 CN 弧滑行，右侧髁突则在旋转的同时向外侧移动，描记针记录下相应运动轨迹 C—W（参见图 2-5-6 左侧作为工作侧的轨迹 C—W）。C—N 是非工作侧髁突的运动轨迹，称为非工作侧髁道。CN 与矢状面的交角为 Bennett 角（又称侧方髁道斜度）。C—W 是工作侧髁突运动轨迹，称为工作侧髁道。

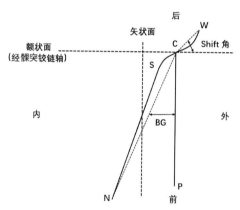

图 2-5-6　髁突运动轨迹水平面观

工作侧髁道（C—W）与非工作侧髁道（C—N）在水平面上的投影。C—P 为前伸髁道（正常时直向前），BG 为 Bennett 角。

侧移：下颌在侧方运动时整体向工作侧滑行的现象称为侧移，又称 Bennett 运动。工作侧髁突并非在 C 原地旋转，而是向 W 点运动。非工作侧髁突从正中关系 C 向 N 滑行时并非沿一条直线，而是在开始时（C—S）有一定程度地向中线方向偏移，这与工作侧髁突向外侧移动的一段（C—W）有对应关系。下颌侧移大部分发生在从正中位（C）至 S 点的一段之中，随后非工作侧描记针从 S 滑向 N。Guichet

根据非工作侧髁突在向前内方运动最初的4mm中侧移发生的比例，将它们分为迅即侧移、早期侧移、散布侧移和渐进侧移四种类型。侧移的幅度是由工作侧髁突关节囊、韧带紧张度决定的，侧移的量一般不超过3mm，多在2mm内。Shift角是指在水平面上工作侧髁突运动轨迹（C—W）与额状面（经髁突铰链轴）的交角，交角在铰链轴的前方为正角，交角在铰链轴的后方为负角（图2-5-6）。

（2）髁点运动轨迹的矢状面观：前伸髁道C—P在矢状面上的投影通常呈向下弯曲的弧，向前下方倾斜（图2-5-7）。前伸髁道与水平基准面的交角称为前伸髁道斜度。非工作侧髁道C—N：当下颌做侧方运动时，非工作侧髁道从前伸髁道的内侧通过，在大多数情况下向前下方倾斜的角度更大。在矢状面投影上看，非工作侧髁道在前伸髁道的下方，两者之间的夹角称为Fisher角。对每个人而言，髁道不是永远不变的，每次咀嚼所通过的髁道均有细微的差异。

3. 临床意义　下颌属于人体运动最频繁的部位，它在运动中完成咀嚼、吞咽、言语、表情等重要功能。分析研究下颌运动的规律有以下意义：①认识下颌运动规律，做到使𬌗的形态与运动协调；②研究下颌运动规律有助于改进𬌗架；③下颌运动可作为判断疗效的依据；④研究下颌运动有助于认识人体运动的控制机制。

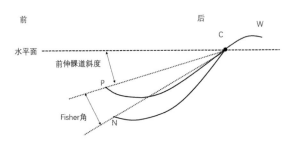

图2-5-7　髁突前伸和侧方运动轨迹的矢状面观、非工作侧髁道和Fisher角
C—P为髁突前伸运动轨迹，C—N为非工作侧髁突运动轨迹（非工作侧髁道），C—W为工作侧髁突运动轨迹。前伸髁道斜度：前伸髁道与水平面的交角。Fisher角：前伸髁道与非工作侧髁道之间的交角。

四、𬌗力

1. 定义　𬌗力（biting force or bite force）是指上下颌牙咬合时，牙周组织所承受之力。在咀嚼时，咀嚼肌收缩力量如果超过牙周组织的耐受能力，则产生痛觉，此时的𬌗力称为最大𬌗力。机体通过神经反射减小肌肉的收缩力量，肌肉仅发挥部分力量，而未用尽全力。

正常人的𬌗力为 22.4 ~ 68.3 kg。𬌗力大小顺序为：第一磨牙＞第二磨牙＞第三磨牙＞第二双尖牙＞第一双尖牙＞尖牙＞中切牙＞侧切牙。一般日常咀嚼食物所需要的咀嚼压力为 3 ~ 30 kg。

2. 𬌗力的影响因素

（1）性别：一般男性𬌗力大于女性。据报道，女性最大𬌗力为35.8 ~ 44.9 kg，男性为 53.6 ~ 64.4 kg。

（2）年龄：最大𬌗力随年龄增加直到青春期。

（3）咀嚼习惯：习惯于坚硬食物的人𬌗力大。

（4）𬌗力线方向：牙齿承受轴向𬌗力较侧向𬌗力大。

（5）张口距离：有实验指出最大𬌗力发生在上下牙距离18 ~ 20 mm 处，颌间距离过大或过小均减小最大𬌗力。

3. 𬌗力测试的方法　目前国内外多使用计算机辅助的咬合检测仪器，例如 T-Scan 系统。该系统由 T-Scan 手柄、传感片和计算机分析系统组成（图 2-5-8）。T-Scan 的传感片厚度为 60 ~ 100 μm，放置

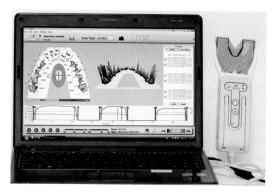

图 2-5-8　计算机辅助咬合检测系统

在上下牙𬌗面和切缘之间。在𬌗力的作用下，导线受压接触产生电流回路，通过计算机分析能够显示各个接触点和发生接触的时间早晚，可以较为确切地查出早接触点、每牙𬌗力百分比，并可显示𬌗力中心，但不能精确测出𬌗力值和接触面积。

4. 临床意义　𬌗力是反映牙颌系统及全身健康状态的一个指标。因此，可通过𬌗力测试，对口颌系统某些疾病的诊断、治疗和正畸效果有所了解。

（谢秋菲　杨广聚）

第三章

口腔修复治疗计划、病历记录及修复前准备

第一节　诊断、预后和口腔修复治疗计划

诊断、预后和口腔修复治疗计划的制订是口腔修复成功治疗的基础，口腔修复医师应高度重视。诊断应全面，治疗计划应与诊断相符合。治疗计划的全面执行和完成是影响预后的根本因素。诊断、预后和口腔修复治疗计划的内容见表3-1-1。

按照上述程序进行诊断、预后判断，并在此基础上进行治疗计划的制订和记录是合理的流程，上述流程对医患双方都是十分必要的。医师完全尽到告知和注意义务，患者完全享有知情权和选择权，通过医患双方上述的精诚合作，才能最大限度地获得满意的治疗效果。

第二节　病历记录

口腔修复病历（clinical records）是对口腔修复相关疾病进行检查、诊断、设计和治疗的重要依据，也是宝贵的口腔修复医学资料。完整的口腔修复病历记录不仅有利于日常口腔修复和其他口腔医疗工作的进行和管理，提高口腔修复门诊医疗质量与安全，而且有利于进行口腔修复临床科研，促进口腔修复学科长期的发展。除此之外，完整的病历资料还可为潜在的医疗纠纷和医疗鉴定提供证据。因此，口腔修复医师应当时刻注意提高病历书写质量。

表 3-1-1　诊断、预后和口腔修复治疗计划的内容

	定义	影响因素
诊断	在病史收集、系统检查以及专业会诊（必要时）的基础上，对患者病情作出的专业判断	病史信息和资料、口腔检查（包括特殊检查）、会诊的准确和全面性都会影响诊断的准确性
预后	对疾病发展可能的一种估计	全身因素影响口腔支持组织的耐受水平以及修复治疗的整体效果，这些因素包括年龄、健康状况、系统性疾病和心理健康因素等
		局部因素是影响预后的直接因素，包括牙体、牙周支持组织、牙槽嵴支持能力大小、口腔咬合状态以及口腔卫生情况等
		非临床因素也影响治疗方案的选择和预后，包括患者的时间、精力、经济承受能力，患者对治疗方案的理解及付出的意愿等
治疗计划	在病史采集、口腔检查、诊断及预后评估基础上提出的，适应患者意愿的、全面的修复治疗程序。它包括修复前的准备、修复需要的条件、修复体类型的选择、修复的预后等。一般依据诊疗的顺序及轻重缓急来制订	患者因素：患者的要求、就诊目的和期望值，患者的配合度
		医师因素：采集病史、口腔检查、合理诊断及预后分析
		医患交流效果：医师的告知和注意义务，患者的知情同意
		治疗材料选择和治疗程序的合理性
		治疗计划记录的完整性和及时调整：医患双方认可的治疗计划应详细记录在病历中，必要时需要根据治疗进程的发展和预后的变化，在征得患者同意后进行调整

一、病历书写格式和要求

口腔修复病历的书写格式和要求见表 3-2-1。

表 3-2-1　病历书写的内容及要求

分项	包含内容	书写要求
一般情况	包括姓名、年龄、民族、籍贯、职业、婚姻状况、住址及电话、门诊号、就诊日期等	全面、准确
主诉	主要症状和持续时间，以及就诊的主要目的和要求	简明扼要
现病史	与主诉有关疾病的发生情况，包括自觉症状、治疗经过及疗效等	全面、准确
既往史	过去的健康情况、曾患疾病、治疗情况等	记录相关情况
家族史	与患者疾病有关的家族情况，必要时进行询问	记录相关情况
口腔检查	按口腔检查方法及内容，根据患者疾病的具体情况依序检查口内、口外情况	全面、准确、重点突出
诊断	根据病史采集情况和口腔检查，综合分析并判断病情	结论合乎客观实际
治疗计划和设计	根据病史采集情况及口腔检查结果，结合患者要求，制订详细的治疗程序和治疗设计，可绘出设计图及用文字等形式表示	与主诉、病史采集、口腔检查、诊断相适应
治疗过程记录	记录医患沟通内容、知情同意和告知内容，记录口腔修复治疗过程的操作及治疗效果、患者的反应，以及下次预计要进行的工作	简明扼要，每次就诊必须写明日期
签名	医师手签名或电子签名（电子病历）	清晰，不潦草

二、病历书写注意事项及管理

（一）病历书写的注意事项

1. 首诊负责制要体现在初诊的病历记录中，复诊病历应与初诊病历延续。

2. 全面准确记录初诊患者的病情，也应记录一些重要检查项目的阴性结果和体征；详细记录重要异常发现、口腔检查结果、影像学资料和研究模型资料。

3. 清晰记录诊断和治疗计划；必要时，针对口腔内其他病理性改变的诊断和治疗计划也要记录。

4. 详细记录修复治疗过程中可能发生的并发症、意外情况和治疗风险。

5. 对治疗计划优缺点、预期疗效、治疗费用等方面的告知内容应该记录，体现知情同意的过程，必要时需患者在知情同意书或者病历上签字确认。

6. 病历具有作为法律证据的作用，书写应全面、认真、无涂改。

（二）病历资料的管理

1. 病历资料具有法律效力，且是重要临床数据，应妥善管理和使用。

2. 应用信息化手段进行管理，保证病历资料有序、分类管理。

三、电子病历的应用与管理

口腔修复电子病历的广泛应用势在必行。它的使用有利于规范病历书写并显著提高病历书写的质量，有利于促进口腔修复医疗质量控制和管理，有利于口腔修复临床研究和教学。口腔修复电子病历的书写内容和要求同常规病历。

第三节　口腔修复前的准备工作

口腔修复前的准备工作是在正式开始修复治疗前的步骤，包括对口腔颌面部组织的病理情况和影响口腔修复效果其他专业临床问题的处理,对获得口腔修复长期成功至关重要。

一、去除影响口腔修复疗效的旧修复体

口腔内不宜保留的旧修复体、影响口腔修复诊疗获得长期成功的旧修复体或者是前期设计和制作不当的修复体均应去除。

二、拔牙治疗

保存牙齿的治疗方案是首选,但出现以下情况时,应考虑拔除牙齿:

1. 牙槽骨吸收达到根长 2/3 以上,牙松动度达Ⅲ度者;
2. 缺损达龈下,无法利用牙冠延长术或正畸牵引等获得所需的生物学宽度;
3. 无法提供足够根长的残根、残冠;
4. 无法进行完善牙体牙髓、牙周治疗的牙齿;
5. 严重干扰口腔修复进行的过萌芽、移位牙、错位牙、倾斜牙、阻生牙等,患者放弃口腔正畸等治疗;
6. 影响到下颌运动和咀嚼功能,对口腔修复无助的牙齿。

三、牙体牙髓科治疗

对于有龋损、牙髓病变或根尖病变但适宜保留的余留牙,以及适宜保留的残根、残冠,均可经过完善的牙体牙髓或根管治疗后加以利用。

四、牙周治疗

在口腔修复治疗前应保证牙周组织的健康,在修复后还应长期维持牙周组织健康。除了常规洁治、系统性牙周治疗外,对于具有保留价值的松动牙,应按照口腔修复治疗原则进行调𬌗甚至是牙周夹板治疗;对于牙槽骨吸收明显的牙齿且出现冠根比不协调的牙齿,可在符合生物学原则的基础上采取适当手段改善冠根比例;对

于有保留价值的病患牙或外伤牙，当其边缘位于龈下较深且生物学宽度不足时，需通过牙冠延长术重新建立生物学宽度；对于露龈笑（gum smile）、牙龈线不协调等需要改善美学效果的病例，在不显著影响牙槽骨支持能力的情况下，可行牙龈美学手术甚至牙冠延长术。

五、口腔黏膜疾患的治疗

口腔黏膜组织病变应先行治疗。当存在义齿性口炎时，应停戴旧义齿并积极进行抗真菌治疗，待炎症消失后才能开始新的修复。

六、缺牙区软硬组织的外科处理

缺牙区存在骨尖、骨突，形成过大组织倒凹，存在增生软组织和松软黏膜组织等，均应进行修复前的外科修整或去除。如果缺牙区牙槽嵴骨量不足，影响种植效果，需施行骨增量手术重建牙槽嵴；如果缺牙区角化龈不足，影响种植效果，有必要施行角化龈移植术等。

七、选磨与调𬌗

针对轻度过萌牙，在不导致牙本质过敏的条件下，可一次调磨或分次调磨过萌牙。当牙齿𬌗面磨耗不均匀时，可适当调磨修整尖锐牙尖或边缘嵴。当牙尖交错𬌗有早接触点或在非正中咬合运动有𬌗干扰时，可进行调𬌗处理；必要时可在𬌗架上进行观察以指导临床调𬌗。调𬌗可在修复前完成，也可在修复前仅进行初步的和必要的调𬌗，然后在修复时结合牙体预备进行调𬌗。

八、修复前的正畸治疗

1. 微小移动的正畸治疗（minor orthodontic tooth movement, MTM）各种原因引起的个别牙或少数牙的牙错位、移位以及过萌牙等，若影响口腔修复治疗，可采用MTM。当外伤、龋损等导致牙根或龋坏根面位于龈下且患牙支持能力足够时，可通过MTM将患牙牵引到适当位置，以暴露断面或根面并维持牙周生物学宽度。当前牙存在间隙影响美观而需要消除间隙时，或当牙列缺损伴有前牙间隙时，可采用 MTM 关闭或集中间隙以创造最佳的修复条件。

2. 当患者错𬌗畸形比较严重且显著影响口腔修复效果时，应当建议患者在口腔修复前进行系统的正畸治疗，使其𬌗曲线、牙齿位置、美学效果、修复空间达到较为理想的条件，再开始进行口腔修复治疗。该方案需要与口腔正畸专业医师共同制定，制定前需结合患者的期望值、治疗要求、经济和时间条件等综合考虑。

（周永胜）

第四章

口腔修复技术操作规范

第一节 牙体缺损固定修复技术操作规范

一、金属嵌体及高嵌体

嵌体（inlay）是一种嵌入牙体内部，用以恢复牙体缺损患牙形态和功能的修复体。根据制作嵌体材料的不同，可以分为金属嵌体、瓷嵌体和树脂嵌体等。制作嵌体的合金有金合金、镍铬合金等。金合金化学性能稳定，铸造收缩小，有良好的延展性和机械性能，是制作后牙嵌体的理想材料。

（一）金属嵌体

1. 金属嵌体的优、缺点见表 4-1-1。

表 4-1-1　金属嵌体的优、缺点

优点	缺点
比充填体更好地恢复咬合和邻面接触	外形线较长，牙体预备量较大
具有比充填材料更好的机械性能	不能为剩余的牙体组织提供保护
有更好的生物学性能	通常不能一次完成，美观不如全瓷、树脂嵌体

2. 适应证

（1）适应证选择

1）能够采用充填法修复的牙体缺损原则上都可以采用嵌体修

复。此外，当充填修复无法满足固位、抗力、美观要求时，或者无法获得理想的咬合及邻面接触关系时，可选用嵌体修复。

2）修复充填治疗失败的患牙。

（2）适应证选择的注意事项

1）避免用于易劈裂的牙［如失髓牙（endodontically-treated tooth）］；牙体缺损过大导致鸠尾过宽（＜1/3）、洞壁过深时也应避免使用，否则嵌体行使功能时容易发生嵌体脱落或牙体折裂（图 4-1-1）。

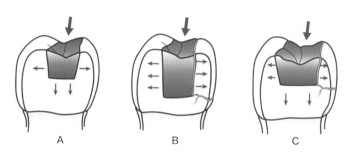

图 4-1-1　洞形过深、过宽易致牙齿劈裂

A. 深度和宽度合适的洞形；B. 过深的洞形；C. 过宽的洞形。

2）美学要求极高的患者不宜选用金属嵌体。

3）若患者有磨牙症、紧咬牙、磨耗重等咬合力过大的情况，应避免使用嵌体修复。

4）缺损深大的活髓牙需避免金属嵌体修复，因为金属容易导热，可导致患牙敏感。

5）若对𬌗牙存在金属修复体，嵌体宜选用相同金属类型。

6）口腔卫生不佳、患龋率高的患者不宜选用嵌体修复。

3. 操作程序与方法　以邻𬌗面嵌体的牙体预备为例，操作程序包括牙体预备、印模制取、嵌体的技工制作、临床试戴粘接等。

（1）牙体预备：牙体预备的顺序、要点及车针选择见表 4-1-2。

表 4-1-2　邻𬌗面嵌体牙体预备顺序、要点及车针选择

预备顺序	预备要点	车针选择
𬌗面洞形	去净腐质，洞深约 2 mm，底平、壁直，𬌗向外展 6°（图 4-1-2）。预防性扩展，使边缘离开咬合接触点 1 mm。制备鸠尾固位形，宽度为颊舌尖宽度的 1/4 ~ 1/3（图 4-1-3）	短锥状钨钢或金刚砂车针
邻面洞形	颊舌轴壁和龈壁应离开邻接区，位于自洁区。两颊舌轴壁可外展 6°，龈壁应底平，与髓壁垂直，近远中宽度至少为 1 mm。就位道与𬌗面洞形一致	平头锥状钨钢或金刚砂车针
洞缘斜面	所有洞缘（含龈壁）制备 45° 的洞缘斜面（图 4-1-4）	火焰状车针
辅助固位形	可在𬌗面洞形的底部放针道，邻面洞形的轴壁与龈阶结合处放轴沟来辅助固位	平头细柱状车针
精修完成	连接各轴线角形成连续光滑的外形	细粒度车针

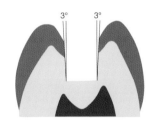

图 4-1-2　洞壁𬌗向外展 6°

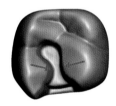

图 4-1-3　鸠尾固位形

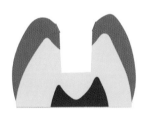

图 4-1-4　洞缘斜面

（2）金属嵌体的技工制作：临床上嵌体的牙体预备完成后，制取印模，然后转入技工室制作阶段。金属嵌体的技工室制作主要包括以下步骤：工作模型和代型制备，蜡型制作，包埋、铸造，最后打磨、抛光完成，转至临床试戴。

（3）临床试戴粘接。金属嵌体试戴时的注意事项如下：

1）嵌体取下时不可用不锈钢锐器钩住边缘强行取下，强行取下会损伤边缘。可用牙线从邻面带下，或用粘蜡、粘棒从𬌗面粘下。

2）嵌体体积小，试戴时需小心操作，操作过程中防止误吞、误吸。

3）首选树脂水门汀粘接，粘接前对嵌体组织面与洞形清洁消毒。粘接时隔离唾液后，将粘接水门汀放在组织面上后迅速将修复体就位于预备洞形内。

试戴和粘接的操作步骤要点见表 4-1-3。

表 4-1-3　金属嵌体试戴粘接步骤及要点

操作步骤	操作要点
清洁检查	清除暂封物，检查嵌体组织面有无金属瘤及附着物
调改就位	可将试戴喷剂喷在组织面上，在预备体上轻轻试戴，用较细的车针逐步磨除标记出的阻碍就位之处，直至完全就位。检查有无翘动、固位如何、边缘是否密合
调𬌗	用咬合纸检查是否有咬合高点或干扰，对应调改
粘接	抛光，再次试戴，检查无误后粘接

（二）金属高嵌体

高嵌体（图 4-1-5）一般由 MOD（近中 - 𬌗面 - 远中）嵌体演变而来，是覆盖部分或全部牙尖的嵌体修复体。临床上高嵌体常覆盖后牙全部𬌗面，可以减少咬合时牙体内部有害拉应力的产生，保护剩余的牙体组织。高嵌体还可以恢复或改变患牙的咬合关系。

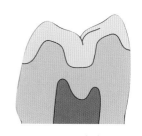

图 4-1-5　高嵌体

1. 优点　高嵌体可使牙壁的受力性质由嵌体时的拉应力改为压应力，从而使牙折的可能性大为减小。

2. 缺点　牙体预备较复杂，边缘线较长。

3. 适应证

（1）适应证选择

1）取代较大面积的充填体。

2）后牙的多面缺损；洞形𬌗面部分宽度较大时用嵌体无法支

持，但有完整的颊舌壁可保留而不需要全冠修复的情况。

3）有牙尖需保护。

4）𬌗重建时，恢复咬合关系。

（2）适应证选择的注意事项：邻面箱形颊舌壁外形线超过轴线角后或缺损过大，使高嵌体固位力下降明显时应使用全冠代替。

4. 操作程序与方法

（1）合金 MOD 高嵌体的牙体预备（图 4-1-6）

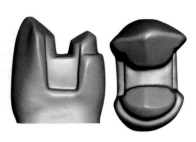

图 4-1-6　高嵌体预备体

1）预备 MOD 嵌体：使用与预备邻𬌗面嵌体相同的方法预备𬌗面以及近远中邻面洞形。

2）磨除牙尖，预备𬌗面：沿面解剖外形均匀磨除，功能尖磨除 1.5 mm，非功能尖磨除 1.0 mm，方法同铸造金属全冠的预备。

3）预备𬌗台：在功能尖的外斜面咬合接触点以下约 1 mm 处预备终止边缘，形态为直角肩台或无角肩台，宽度 1 mm，保证修复体有足够的厚度，防止在行使功能时变形。

4）在所有的边缘上建立光滑连续的外形线，用细的钨钢车针在下颌颊尖、上颌舌尖的𬌗台上形成 45°、0.5 mm 的颊斜面、舌斜面。下颌舌尖预备出 0.5 mm 的反斜面（contrabevel），上颌颊尖预备出 0.2～0.3 mm 的反斜面。由于其预备方向与原牙尖斜面预备方向相反，所以被称为反斜面。

（2）金属高嵌体的技工室制作、临床试戴及粘接流程与嵌体相同。

二、非金属嵌体及高嵌体

非金属嵌体及高嵌体是指使用全瓷或树脂材料等非金属材料制作的嵌体、高嵌体。除采用光固化树脂制作外，非金属嵌体和高嵌体还可以采用预固化的树脂陶瓷复合材料以计算机辅助设计 / 计算机辅助制造（CAD/CAM）方式制作。全瓷材料也常常用于制作非金属嵌体和高嵌体。

（一）优点

非金属嵌体和高嵌体除了具备金属嵌体和高嵌体的优点外，还具有以下优点：

1. 瓷嵌体和树脂嵌体比树脂充填材料具有更好的美学性能和机械性能。

2. 玻璃基陶瓷嵌体，包括热压铸制作及 CAD/CAM 制作的嵌体、高嵌体，除了美学性能良好以外，还具有优良的粘接性能。

3. 树脂、树脂陶瓷复合材料嵌体和高嵌体的弹性模量与牙本质接近，不易造成对殆牙的过度磨耗，并且破损后易修补。

4. 非金属嵌体和高嵌体导热性能差，活髓牙修复后更不容易引起冷热敏感。

（二）缺点

非金属嵌体和高嵌体除了具备金属嵌体和高嵌体的缺点外，还具有以下缺点：

1. 洞形预备时，相对轴壁外展角度更大，因此牙体预备量较金属嵌体更大。

2. 当修复空间不足时，材料厚度不足容易导致折裂、破损。

（三）适应证

同金属嵌体及高嵌体。此外，患者美学要求高时，首选非金属嵌体进行修复。

（四）操作程序与方法

基本同金属嵌体及高嵌体。不同之处如下：

1. 非金属嵌体及高嵌体洞形牙体预备时，相对轴壁的殆向外展角度为 $12° \sim 15°$，大于金属嵌体（图 4-1-7）。

2. 非金属嵌体及高嵌体不能预备洞缘斜面。

3. 全瓷嵌体及高嵌体试戴时可以进一步染色、上釉，使之更美观。

4. 非金属嵌体及高嵌体需用树脂水门汀进行粘接。玻璃基陶瓷嵌体、高嵌体组织面在粘接前需用氢氟酸进行酸蚀，涂硅烷偶联剂，以增加粘接强度。

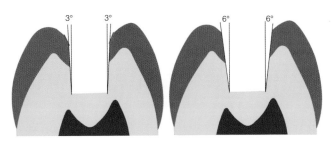

图 4-1-7　金属嵌体（左）与非金属嵌体（右）牙体预备对比

（陈立）

三、部分冠

部分冠是覆盖于部分牙冠的表面，用于恢复牙体缺损患牙的形态和功能的固定修复体。它可以分为前牙 3/4 冠、后牙 3/4 冠、7/8 冠和邻面半冠等，其数值是修复体轴面与牙冠轴面的比值。

（一）优点

1. 比金属全冠美观。
2. 磨牙量少，更符合保存牙体组织的修复原则。
3. 相比全冠而言，与牙龈接触的龈边缘短，对牙龈刺激更小。
4. 试戴时容易检查边缘。
5. 粘接时易就位。
6. 有天然牙面暴露，方便修复后测试牙髓活力。

（二）缺点

1. 美观性不如烤瓷熔附金属全冠、全瓷冠。
2. 牙体预备复杂。
3. 固位和抗力不如全冠类修复体。
4. 边缘线较长，发生继发龋的概率增加。

因上述原因，目前很少使用。

（三）适应证

1. 适应证 包括中等程度的牙体缺损（唇颊面完整），桥体跨度小、殆力轻的固定桥的固位体，牙周夹板的固位体，重建咬合或殆面改形，重建前牙切道。

2. 适应证选择的注意事项 龋病易感人群、口腔卫生保持不佳者不宜采用，临床冠短、冠薄、外形凸者不宜采用，不宜用于跨度大固定义齿的固位体，不宜用于牙体缺损面积大的患牙，美观要求高的患者避免使用。

（四）操作程序与方法

1. 上颌前牙 3/4 冠的牙体预备 牙体预备步骤及要点见表4-1-4。

表 4-1-4 上前牙 3/4 冠的牙体预备步骤及要点

预备步骤	临床操作细节
切端磨除	均匀磨除切端舌侧的牙体组织约 1 mm，形成与牙长轴呈 45° 的斜面。斜面不要超过切端与唇面的线角，以免暴露金属，影响美观
舌面磨除	用水滴状金刚砂车针按舌窝形态均匀磨除 0.5 ~ 1.0 mm。然后用圆头锥形金刚砂车针与唇面切 2/3 平行修整舌隆突，形成舌侧轴壁以提供固位。边缘形成无角肩台
邻面磨除	用圆头锥形金刚砂车针磨除近远中邻面，形成邻面无角肩台边缘。注意不要破坏邻接触点的唇面部分，靠近切缘处与切缘的预备面相连
轴沟预备	用锥形车针预备邻面轴沟，轴沟深约 1.0 mm，与唇面切 2/3 平行，龈端在边缘线 0.5 mm 以上
切端沟预备	用锥形车针在切端磨除面内预备 V 形切端沟，连接近远中轴沟，切端沟的唇侧与舌侧宽度比为 2：1
精修完成	圆钝所有的线角和边缘

2. 上颌后牙 3/4 冠的牙体预备 详细预备步骤及要点见表4-1-5。

表 4-1-5　上颌后牙 3/4 冠的牙体预备步骤及要点

预备步骤	临床操作细节
𬌗面磨除	用柱状金刚砂车针预备深度指示沟，其深度在功能尖为 1.5 mm，在非功能尖为 1.0 mm。应注意非功能尖（即颊尖）舌斜面的指示沟应从𬌗面中央的 1.0 mm 深向颊尖顶逐渐变浅为 0.5 mm。指示沟预备后磨除指示沟之间的剩余牙体组织，并预备功能尖斜面
轴面磨除	用直径 1.0 mm 的圆头柱状金刚砂车针在牙冠舌面的中央及近远中舌轴线角处磨出 3 条定深沟，同时保留颊面完整。定深沟与 3/4 冠的就位道方向（即牙体长轴方向）平行。先磨除定深沟之间的舌面牙体组织，然后预备邻面，注意邻面预备不应超过邻颊线角，特别是在近中方向，以免暴露金属，影响美观。龈端形成 0.5 mm 的无角肩台
轴沟预备	轴沟是部分冠获得固位力的关键。将末端直径约 1.0 mm 的锥形车针置于邻面尽可能靠近颊侧的位置，方向与就位道一致。轴沟深度在龈端为 1.0 mm，长度应大于 4 mm。轴沟形成后，使用细金刚砂车针将颊侧无支持的牙体组织磨除，形成竖斜面。轴沟舌侧壁应与邻面轴壁垂直
𬌗面沟预备	用平头锥形金刚砂车针在颊尖的舌斜面预备 V 形𬌗面沟。V 形沟的舌侧壁可短于颊侧壁。𬌗面沟与切端沟相似，连接两邻面轴沟形成修复体边缘的增力环，增强修复体的机械强度
颊尖反斜面预备	由颊尖顶沿颊尖斜面预备 0.5 mm 宽的 45° 斜面，该方向与原牙尖斜面的预备方向相反，故称为反斜面。其伸展不应超过颊尖外形至颊面，以免暴露金属
精修完成	用细粒度的圆头锥形金刚砂车针修整边缘，圆钝所有的线角

3. 下颌后牙 3/4 冠的牙体预备　详细步骤及要点见表 4-1-6。

表 4-1-6　下颌后牙 3/4 冠的牙体预备步骤及要点

预备步骤	临床操作细节
𬌗面、舌面、邻面预备以及轴沟预备	同上颌后牙 3/4 冠（注意：下颌后牙颊尖为功能尖，舌尖为非功能尖）
颊面预备	在颊尖的颊斜面上预备𬌗面直角肩台或深无角肩台，肩台宽度约 1.0 mm，在𬌗接触区下 1.0 mm
𬌗面肩台预备	𬌗面肩台连接两侧邻面轴沟，与上颌后牙 3/4 冠的𬌗面沟功能相似

4. 7/8 冠的牙体预备　详细预备步骤及要点见表 4-1-7。

表 4-1-7　7/8 冠的牙体预备步骤及要点

预备步骤	临床操作细节
𬌗面、舌面、邻面预备，反斜面预备，以及精修磨光	同后牙 3/4 冠
颊面预备	从远中面向颊侧预备至颊沟处，并形成颊轴沟
轴沟预备	近中轴沟同后牙 3/4 冠，颊侧轴沟预备在颊沟处，宽度及深度同近中轴沟
𬌗面沟预备	连接近中轴沟与颊轴沟，预备方法同后牙 3/4 冠

5. 后牙近中半冠的牙体预备　详细预备步骤及要点见表 4-1-8。

表 4-1-8　后牙近中半冠的牙体预备步骤及要点

预备步骤	临床操作细节
𬌗面预备	根据𬌗接触情况均匀预备 1.0～1.5 mm 的间隙，远中止于𬌗面远中边缘嵴的近中
轴面预备	预备近中、颊侧、舌侧三轴壁，与近中基牙形成共同就位道
轴沟预备	在颊、舌侧预备面的远中靠近边缘处，预备出两个与共同就位道一致的轴沟，形成明确的沟内近中壁，形态与后牙 3/4 冠相同
𬌗面沟预备	连接两侧轴沟，在𬌗面的远中形成𬌗面沟。为防止近中脱位，还可以在𬌗面沟中央的远中窝处预备洞形或鸠尾

6. 部分冠的试戴与粘接　试戴及粘接过程与要求同嵌体。

四、铸造金属全冠

铸造金属全冠是采用失蜡法铸造而成，覆盖牙冠𬌗面及所有轴面的金属全冠修复体。

（一）优点

1. 与嵌体和部分冠等其他类型金属修复体相比，全冠的固位力更佳，作为固位体的固位效果更佳。

2. 铸造金属全冠材料强度高，需要磨除的牙体组织相对较少。

3. 边缘强度高、变形小，边缘密合度高，可高度抛光。

4. 易于调改，不易破损。

（二）缺点

1. 不美观，不能用于前牙。

2. 与部分冠相比，牙体预备量更多，不易检查牙髓状态。

3. 采用龈下边缘时，边缘区域与牙周组织接触多，对牙周组织的潜在影响更大。

（三）适应证

1. 适应证

（1）后牙牙体缺损后余留的牙体组织不能单独承受正常𬌗力，且预备体可以为冠提供固位和抗力者；

（2）后牙固定义齿的固位体；

（3）需要改善牙冠的形态来恢复正常邻接触、𬌗关系的后牙；

（4）可摘局部义齿的基牙需改形或保护者；

（5）严重的牙本质过敏，其他治疗方法无效的后牙；

（6）隐裂的后牙需要预防劈裂者；

（7）种植义齿的上部结构。

2. 适应证选择的注意事项

（1）未完成牙体或牙髓治疗的患牙不宜采用；

（2）对美学要求高的患牙不宜采用；

（3）对金属材料过敏者不宜采用；

（4）牙冠过短，无法为制作修复体提供足够修复空间和固位者不宜采用。

（四）操作程序与方法

1. 牙体预备　详细预备步骤及要点见表4-1-9。

表 4-1-9　铸造金属全冠的牙体预备步骤及要点

预备步骤	临床操作细节
𬌗面预备	先用直径 1.0 mm 的车针沿𬌗面解剖外形分别在功能尖预备略小于 1.5 mm、在非功能尖预备略小于 1.0 mm 的深度指示沟；再均匀磨除指示沟间的牙体组织；最后沿功能尖的外斜面制备与牙体长轴大致成 45° 角、宽约 1.5 mm 的功能尖斜面。预备后注意检查在正中𬌗、侧方𬌗及前伸𬌗时均有足够的预备量
颊舌面预备	用直径约 1.0 mm 的车针在颊舌面的中央及近、远中轴线角处制备 3 条深度指示沟，再均匀磨除指示沟之间的牙体组织，并在不损伤邻牙的情况下尽可能向邻面扩展。颊舌轴向聚合度应为 6° 左右。颈部预备至平齐龈缘处，形成 0.5 mm 的无角肩台
邻面预备	先用细针状金刚砂车针颊舌向通过邻面，磨除邻面倒凹，尽量使车针与邻牙之间保留一层釉质薄片以保护邻牙不受损伤。当细针状的车针预备出足够空间后，再用圆头锥形车针修整邻面，颈部形成宽约 0.5 mm 的无角肩台
固位沟预备	为了增加全冠的固位力，可在邻面中央制备深约 1 mm、𬌗龈高度 > 3 mm 的固位沟，其方向与全冠就位道一致
边缘修整	使用稍大直径的细粒度车针修整预备体边缘，形成宽 0.5 mm、清晰光滑的无角肩台。常用的边缘位置有：平齐龈缘，龈上 0.5 ~ 1.0 mm，以及龈下 0.5 ~ 1.0 mm。当需要制备龈下边缘时，可先排龈，再行边缘修整
精修完成	检查𬌗面预备量、共同就位道、轴向聚合度、边缘线的连续性及均匀性，圆钝所有的线角和边缘

2. 印模制取　同嵌体。

3. 制作临时冠　临时冠可用预成冠重衬或间接法制作，用临时粘接水门汀粘接，凝固后去除多余的水门汀。

4. 试戴与粘接　程序同嵌体。

（刘晓强）

五、烤瓷熔附金属全冠

烤瓷熔附金属全冠又称金属烤瓷联合冠，简称金瓷冠（图4-1-8），由内层的金属基底冠和熔附于其表面的、用以模拟天然牙外形和颜色的饰面瓷层组成。饰瓷的覆盖面可根据修复的不同要求发生变化。

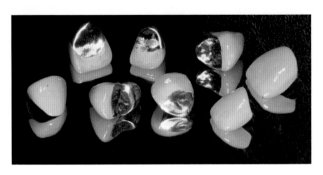

图 4-1-8　烤瓷熔附金属全冠

（一）优点

结合了全瓷的美观及金属的强度，美观效果和强度较佳。其优点包括：

1. 强度较玻璃陶瓷类全瓷冠更高。
2. 当采用金属背板设计时，舌侧备牙量可适当减少。
3. 由于金属内冠的存在，其边缘设计较为灵活。
4. 粘接简单，可使用常规水门汀粘接修复体。
5. 相对全瓷冠更经济。
6. 金瓷结合力较强。
7. 金属基底对基牙的遮色效果好。

（二）缺点

1. 美观表现一般，较全瓷差。
2. 牙龈边缘易发生颜色改变。
3. 强度较铸造金属全冠差。
4. 美学区的牙齿唇、颊面需设计龈下边缘，不易清洁，易引发龈炎。

5. 易造成对殆牙磨损。

6. 生物相容性不如全瓷材料，偶有过敏反应。

7. 金属材料的使用会不同程度地影响甚至干扰磁共振影像学检查结果。

8. 牙体预备量较多，年轻恒牙髓角高时易露髓。

（三）适应证

1. 适应证选择

（1）修复前牙、后牙牙体缺损。

（2）修复需要改形的畸形、发育不良、扭转、错位牙（前提是可提供固位形）。

（3）修复变色牙，如失髓变色牙、重度四环素牙等。

（4）可作为牙列缺损修复的固位体。

（5）可作为牙周夹板的固位体。

（6）可用于修复可摘局部义齿的基牙。

（7）种植修复。

（8）可用于修复附着体的基牙。

（9）可用于咬合重建修复。

2. 适应证选择的注意事项

（1）用更微创的修复方法即可满足美观及功能要求者，应慎用金瓷冠。

（2）对前牙修复美观要求极高者，应慎用金瓷冠。

（3）对金属过敏及头面部常需放疗或行磁共振检查者，应慎用金瓷冠。

（4）对年轻恒牙及髓腔大的活髓牙，应禁用金瓷冠。

（5）对牙冠过小、过短，无法提供固位形及抗力形者，应慎用金瓷冠。

（6）对严重深覆殆、咬合紧而无法获得修复空间者，应慎用金瓷冠。

（7）对有口腔不良习惯者（如夜磨牙），要慎用金瓷冠。

（四）操作程序与方法

1. 牙体预备　具体操作见表 4-1-10 和表 4-1-11，以及图 4-1-9 和图 4-1-10。

表 4-1-10　前牙金瓷冠修复牙体预备

预备顺序	临床操作要点
切端预备	预备形成深度约 2 mm 的切端指示沟，然后依指示沟深度及切缘轮廓均匀磨除一层牙体组织
唇面预备	预备深 0.8 ~ 1.3 mm 的唇面指示沟，要特别注意切 2/3 及龈 1/3 的指示沟方向，应与所在部位的牙面曲度一致。然后依指示沟深度及唇面轮廓均匀磨除 1 ~ 1.5 mm 唇侧牙体组织
邻面预备	用细长金刚砂车针打开邻面接触，预备时应注意进针角度，切勿伤及邻牙；其轴向聚合度应保持在 6° 左右；颈部边缘可先止于龈上，且与龈缘轮廓一致
舌面预备	舌侧可分为两个预备面：舌面窝预备时应依牙体的解剖外形均匀去除，当咬合接触区设计位于瓷上时，应至少预备 1 mm 的间隙，当设计位于金属上时预备量可适当减少；舌轴壁的预备应参考唇侧颈 1/3 预备长轴的方向，尽量与其平行，高 2 mm 左右，颈部边缘应止于龈上
颈缘预备	常规金瓷冠修复时，唇侧边缘应预备成内角圆钝的直角肩台，舌侧边缘应预备成无角肩台。金属颈环边缘设计时，可预备成无角肩台或不预备肩台。当选用肩台瓷边缘设计时，可预备成无角肩台或内角圆钝的直角肩台。通常在前牙唇侧及可能影响美学表现的牙齿上，肩台应设计在龈下 0.5 ~ 1 mm，其他部位可设计龈上或齐龈边缘。建议向龈下预备前，在龈沟内放置一条排龈线将牙龈推开，以扩展视野及保护牙龈。选用适当直径的金刚砂车针将颈缘预备成唇侧 1 mm、舌侧 0.5 ~ 1 mm 宽的肩台
精修完成	最后用细颗粒金刚砂车针精修预备面及颈缘，确保足够的预备量及边缘光滑连续，完成牙体预备

表 4-1-11　后牙金瓷冠修复牙体预备

预备顺序	临床操作要点
𬌗面预备	先预备深度指示沟，然后依𬌗面解剖外形于工作尖去除 2 mm、于非工作尖去除 1.5 ~ 2 mm 的牙体组织。预备完成后于近远中向观，𬌗面应呈 V 形，还应形成相应的牙尖形态、牙尖斜面和牙尖嵴。后牙预备时应注意完成功能尖斜面的预备，即在对应牙功能尖的𬌗 1/3 处预备与水平面成 45° 角的斜面
轴面预备	与前牙要求相同，也要依牙面的曲度来完成
邻面预备	与前牙要求相同。注意聚合度不宜过大，尽量避免损伤牙龈乳头
颈缘预备	与前牙要求相同。在不影响美观的牙齿可设计金属颈环，尽量减少磨除牙体组织。在不影响固位和美观的情况下，尽量使用龈上边缘
精修完成	最后用细颗粒金刚砂车针精修预备面及颈缘，确保足够的预备量及边缘光滑连续，完成牙体预备

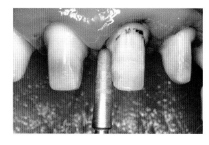

图 4-1-9　前牙金瓷冠牙体预备

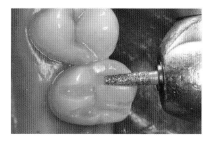

图 4-1-10　后牙金瓷冠牙体预备

2. 排龈　具体操作见表 4-1-12。

表 4-1-12　临床常用的排龈操作

排龈方法	临床操作要点
排龈线排龈	排龈线的粗细有多种，可依据龈沟深浅选择。用排龈器将其轻推压入龈沟内。建议在干燥、无血的环境下，按顺时针或逆时针方向顺序将排龈线压入龈沟内。当龈沟较深时，可采用双层排龈线法排龈。有时也可在排龈线上加用适当排龈液，以润滑排龈线及止血。取印模前，需彻底冲去排龈液
排龈膏排龈	按指定的方法将成品排龈膏安放到注射器上，并挤压到龈沟内，作用 5～10 分钟，使牙龈与预备体肩台分离，然后用三用枪冲洗，完全清除排龈膏，完成排龈
电刀切龈或排龈	当预备边缘被牙龈覆盖时，可用高频电刀切除覆盖于根面的过多牙龈组织。用电刀排龈时，应选择最细的刀头，略深入牙龈下 0.2 mm 左右，环绕预备体边缘一周切除微量沟内上皮，使牙龈与预备体边缘分离，完成排龈

3. 取印模　具体操作见表 4-1-13。

用于固定修复的印模材主要包括水胶体印模材（琼脂类、藻酸盐类）及橡胶类印模材（缩合型硅橡胶、加成型硅橡胶、聚醚硅橡胶等），其中橡胶类主要用于正式印模的制取。

注意：用橡胶类材料制取印模后，不要即刻灌注石膏模型，应按要求在口外放置一定时间，待硅胶从口内倒凹内取出时发生的形变完全复位或排气（指加成型硅胶）结束后再灌制石膏模型。

4. 制作临时修复体　临时修复体见图 4-1-13。

临时冠的作用包括：预防敏感，恢复前牙美观，保持备牙间隙，保护牙龈，恢复功能，预防基牙受损，预防基牙变位，稳定𬌗位关系，预判修复效果及诱导牙龈成形等。

临时冠的制作方法很多，主要分为口内直接法和口外间接法。

表 4-1-13　橡胶类印模的临床制取方法

印模制取法	临床操作要点
单步单相法	选择合适尺寸的印模托盘，并在其上涂用印模粘接剂。将同一流动性能（一般为中等流动性能）的印模材注入选好的印模托盘及注射枪中。先将注射枪中的印模材缓慢连续灌注于预备牙周围（防止气泡形成），再将盛满印模材的托盘用适当的手法放入口中，待印模材凝固后再从口内取出。建议临床使用无孔印模托盘制取压力印模
单步双相法（夹心法）	选用不同流动性能的印模材。先用注射器将流动性能较好的印模材灌注在预备牙周围，同时将流动性能稍差（包括低流动型、油泥型等）的印模材置于托盘，用适当的手法放入口内，待其凝固后再从口内取出
两步双相法	先用低流动性的硅橡胶印模材制取初印，待其凝固后取出，修整其组织面，去除倒凹，留出排溢道；然后再将高流动性的终印材料灌注于预备牙周围（图 4-1-11）及修整后的初印上，将托盘再次放入口内，待印模材凝固后从口内取出（图 4-1-12）

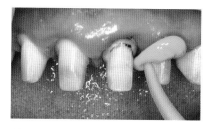

图 4-1-11　将印模材注入预备牙周边

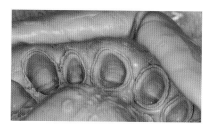

图 4-1-12　完成印模

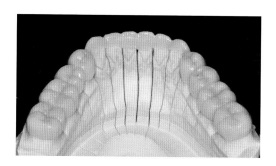

图 4-1-13　临时修复体

（1）口内直接法

1）用预成冠制作临时修复体：当完成牙体预备后，选择一形态、宽度适合的预成冠（图4-1-14），修改边缘使其与预备体边缘基本吻合，然后用快速自凝树脂行口内重衬。在树脂初步凝固成面团样时，将其从基牙上取下，待完全凝固后再调磨其边缘、咬合、外形等，最后抛光完成临时冠制作（图4-1-15）。

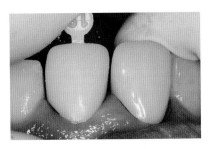

图 4-1-14　挑选预成冠

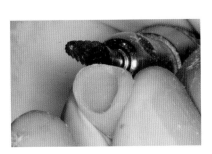

图 4-1-15　重衬后调改临时冠

2）用丙烯酸树脂（bis-acryl resin）制作临时修复体

A. 制作成型阴模：牙体预备前若牙冠完整，可以直接在口内制取印模作为成型阴模。若牙冠不完整，可先取印模，灌制研究模型并在其上恢复缺损，制作诊断蜡型，然后再在其上重复前述程序制作成型阴模。

B. 制作临时修复体：牙体预备完成后，将调好的丙烯酸树脂注射到成型阴模的预备牙对应处（图4-1-16），然后将成型阴模在口内完全戴入。在材料完全硬固前先从口内取出，待完全聚合凝固后，再调磨其边缘、咬合、外形等，最后抛光完成临时冠制作（图4-1-17）。

（2）间接法：即在模型上完成临时冠的制作（多由技师完成

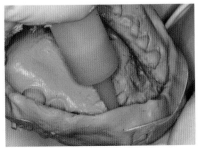

图 4-1-16　将丙烯酸树脂注入成型阴模

制作），然后再在口内试戴调改。

（3）临时冠的粘接：临时冠口内试戴并调改合适后，需用临时粘接水门汀将其粘接在预备体上。最好选择不含丁香油的氧化锌临时粘接水门汀。

5. 比色 口腔修复体在颜色表达上需与邻牙及周边组织相互协调，而修复体则是由技师在

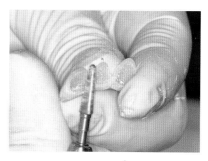

图 4-1-17 调改树脂临时冠

离体环境下制作完成的。为将临床颜色信息传递到义齿加工中心，比色信息可作为联系两者之间的桥梁。

（1）比色工具的应用

1）临床比色时（图 4-1-18）最常应用的工具是比色板，其颜色视觉特性主要包括不同的色调、饱和度和亮度。但其制作时侧重的颜色构成不尽相同，有的以色调为基准制作，有的则以亮度为基准制作，临床比色的流程也不尽相同。

Vita classical 16 色比色板是以色调为基准制作的比色板，比色时的流程为：首先选择色调，然后在已决定的色调组

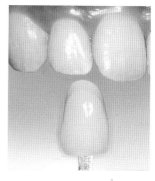

图 4-1-18 比色

中选择与天然牙最接近的饱和度，最后选择亮度。

Vitapan 3D-Master 比色板是以亮度为基准制作的比色板，比色时的流程为：首先选择亮度，然后在已决定的亮度组中选择与天然牙最接近的饱和度（纵向），最后选择色调（横向）。

2）天然牙齿的颜色除了有色调、饱和度和亮度三种视觉特性外，还有其他一些特殊颜色特征，诸如半透明性、乳光效果、荧光效果等；此外，同一牙齿的不同部位其颜色效果也可能不同。因此在比色时，还有必要考虑使用其他专用比色板对某些特殊颜色进行比色，分区比色等。

3）某些测色仪器也可在比色时使用，如色度计比色仪、分光光度计比色仪等，以精确记录局部牙齿颜色。

（2）比色的技巧及临床注意事项：由于比色结果会受很多因素影响，因此在比色过程中还应该考虑如下多重因素。

1）比色时医师的眼睛应与患牙、比色片平行，因视觉角度会影响颜色判断。

2）比色环境以蓝、灰色背景为佳，且光线不要过强。应在不同的光源下比较所选牙色的差异，以避免同色异谱现象。

3）比色前患者应先清洁邻牙，且要求素妆。

4）如难以选到相似的比色片，可选择最接近的低饱和度、高亮度的牙色，以后可通过上色的方法来弥补。

5）由于尖牙的饱和度较高，因此常被选为色调的参照牙。

6）应使用与技师使用的瓷材料相匹配的比色系统比色。

7）比色时应最好有技师参与，且比色环境应与制作环境在同样光源下进行。

8）比色时可将比色片放置在牙齿邻近，并同时进行数码照相，用以记录个性化的牙齿表现。

9）由于对颜色感知的差异和对美观理解的不同，比色时需要征求患者的意见，最终的比色结果应该让患者接受。否则，即使是正确的比色结果，如果患者认为不理想，也是徒劳。

10）在行少数牙齿修复时还应参考邻牙，记录各区段的色彩变化、局部着色特点及邻牙的表面质地等。

6. 制作　略。

7. 试戴和粘接。

（1）首先应确认金瓷冠能否完全就位，可用高点指示剂或薄层咬合纸检查组织面、修复体边缘和邻接点（图4-1-19），磨除干扰点（图4-1-20），以确保修复体边缘与预备的基牙肩台相吻合，且在边缘处无悬突；还要确保与邻牙间有适当的接触关系，以预防食物嵌塞。当单个金瓷冠完全就位后，再同时戴入邻牙修复体，此时应重点检查相邻修复体间的接触是否恰当，以预防最终粘接时修复体无法完全就位。然后再确认及调改金瓷冠修复体的大小、形态、表面质地、排列及咬合等（图 4-1-21），直至符合要求，最后经上釉、抛光、消毒，完成试戴。

（2）金瓷冠可用常规水门汀进行粘接。

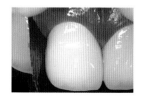 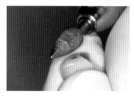 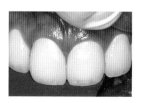

图 4-1-19　检查接触点　　图 4-1-20　调改修复体　　图 4-1-21　咬合检查
　　　　　　　　　　　　　　　接触区

六、全瓷冠

全瓷冠是指覆盖全部牙冠表面，且不含金属内冠的由纯陶瓷类材料制作的全冠修复体（图 4-1-22）。口腔修复全瓷材料可以简单概括为三类：长石质瓷、玻璃陶瓷和氧化物多晶陶瓷。目前用于制作全瓷冠的材料主要有二硅酸锂玻璃陶瓷、氧化锆陶瓷（属氧化物多晶陶

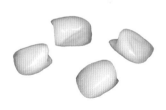

图 4-1-22　全瓷冠

瓷）等。常用的制作方法有热压铸和 CAD/CAM 技术。按照制作结构分类，全瓷冠可以分为两种：由基底瓷内冠和外层饰瓷组成的双层瓷结构，以及无外层饰瓷的单层瓷结构（又称全解剖冠，如全锆冠等）。

（一）优点

1. 半透明度与天然牙近似，美观效果比金瓷冠更理想。
2. 修复后牙龈边缘表现更加自然，可达到仿真效果。
3. 生物相容性更佳，一般无过敏反应，对周边组织无刺激。
4. 不会影响和干扰磁共振成像检查。

5. 若采用氧化锆全解剖冠，备牙量可适当减少。

（二）缺点

1. 长石质瓷、玻璃陶瓷类全瓷冠的强度不如金瓷冠，其遮色能力较金瓷冠差。

2. 双层结构氧化锆全瓷冠的饰瓷容易发生剥脱、折裂。

3. 全锆冠对对𬌗牙的磨耗及磨损情况尚待长期观察。

4. 全瓷冠修复的费用相对较高。

（三）适应证

1. 适应证的选择

（1）对美观要求高时。

（2）对龈缘颜色要求高，为避免产生颈缘灰线时。

（3）为避免影响 MRI 检查而不希望口内有金属者。

（4）为避免金属造成过敏而不希望口内有金属者。

（5）长石质瓷、玻璃陶瓷类材料主要用于前牙美学区，玻璃陶瓷类全瓷冠可制作前牙和前磨牙单冠以及前磨牙以前 3 个单位的固定桥。可用于修复中度以下的牙齿变色、牙体缺损（纤维桩修复后），关闭前牙间隙，修复牙齿畸形、釉质发育不良等有美观要求的牙齿。也可用于制作后牙瓷嵌体、𬌗贴面及全解剖单冠。

（6）氧化物多晶陶瓷（主要指氧化锆）可用于制作前后牙单冠及多单位固定桥（后牙区一般不超过 4 个单位）。可用于修复各类变色牙、牙体缺损及影响美观的牙齿畸形、釉质发育不良等，还常被用于种植修复及全口咬合重建。

2. 适应证选择的注意事项

（1）乳牙、青少年恒牙和尚未发育完全的活髓牙不宜采用全瓷冠。

（2）可用瓷贴面等更微创的方法进行修复的患牙不宜采用全瓷冠。

（3）牙体过小，无法取得足够的固位形与抗力形者不宜采用全瓷冠。

（4）咬合过紧、深覆𬌗、夜磨牙、无法获取足够修复空间者，应慎用全瓷冠，必要时可选用全锆冠。

（5）基牙本身条件不好、远期预后不佳者，应慎用全瓷冠。

（四）操作程序与方法

1. 牙体预备 见图 4-1-23。

长石质瓷、玻璃陶瓷类前牙全瓷冠切端预备量为 1.5 mm，唇舌面及邻面预备量一般为 1.0 mm；后牙殆面预备量一般约 2 mm；肩台预备为内线角圆钝的直角肩台，肩台位置可设置为齐龈或龈上。

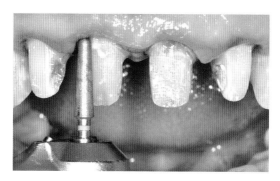

图 4-1-23 全瓷冠牙体预备

因对美学效果的要求，前牙氧化锆冠唇面和切端的预备量不建议减少，舌侧若为全层氧化锆，可适当减少预备量；后牙全氧化锆冠可适当减少预备量，边缘可制备为无角肩台。

其他预备要点和流程请参考金瓷冠修复牙体预备内容。

2. 排龈 详情请参考金瓷冠修复排龈内容。

3. 制作临时修复体 详情请参考金瓷冠修复制作临时修复体内容。

4. 比色 当选用长石质瓷、玻璃陶瓷等且应用外染色法制作全解剖冠时，除常规比色外（需使用与所选瓷材料相匹配的比色系统）（图 4-1-24），还应对预备后的牙面再次比色，预估牙齿基底色对最终修复体颜色的影响。行外染色时需在修复体组织面充填入与预备

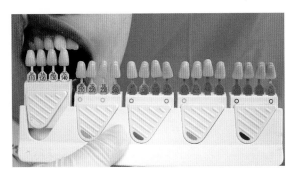

图 4-1-24　铸瓷比色板比色

后基牙颜色相同的树脂，以期模拟最佳临床效果。其他详情请参考金瓷冠修复比色内容。

5. 取印模　详情请参考金瓷冠修复取印模内容。近年在全瓷修复体制作时，数字化口扫描印模技术在临床得以应用，其特点为方便、快捷、精准且可减少在常规取模及模型灌制时出现的误差。

6. 制作　略。

7. 试戴和粘接　见图 4-1-25 至图 4-1-32。

试戴请参考金瓷冠试戴相关内容。

在粘接由长石质瓷、玻璃陶瓷制成的全瓷冠时，应使用双重固化树脂水门汀粘接。粘接前应使用氢氟酸处理瓷冠组织面，以提升修复体与粘接树脂间的物理结合能力；再涂用硅烷偶联剂提升修复体与粘接树脂间的化学结合能力。最后将选定的粘接树脂置入冠内并将全瓷冠戴在基牙上，当确认完全就位后，可先将修复边缘光照2～3秒预固化，待去尽多余溢出粘接树脂后再最后固化。修复体固定后尤其要确保龈沟内粘接树脂和邻面粘接树脂的清除。此外，各牙间接触区应可通过牙线，以利患者自洁。最后还需对全瓷修复体进行调𬌗、抛光处理。在粘接氧化锆等氧化物多晶陶瓷修复体时，可使用树脂粘接或常规水门汀粘接，若使用树脂粘接效果更佳。详情请参考金瓷冠修复粘接相关内容。

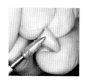

图 4-1-25
全瓷冠试戴
调改边缘

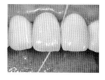

图 4-1-26
全瓷冠试戴检查
接触点

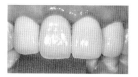

图 4-1-27
全瓷冠试戴检查咬合

图 4-1-28
氢氟酸酸蚀

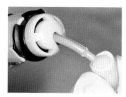

图 4-1-29　用双重固化
粘接树脂

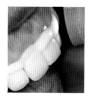

图 4-1-30
光照预固化

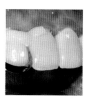

图 4-1-31　去除
多余粘接树脂

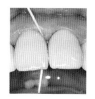

图 4-1-32
牙线去除粘接
树脂

七、瓷贴面

　　传统瓷贴面是指在不磨牙或少磨牙的情况下，应用粘接材料，将薄层瓷修复体固定于患牙唇、颊面，以恢复影响美观的缺损、遮盖变色等缺陷的一种修复方法（图 4-1-33）。目前临床上也把主要覆盖后牙𬌗面、依靠粘接固位的修复体称为𬌗贴面（occlusal veneer），把主要覆盖前牙舌侧、依靠粘接固位的修复体称为舌贴面。贴面通常完整地覆盖了某一牙面，但对于某些小范围局限性缺损，贴面可以仅覆盖部分牙面，此类贴面可被称为部分贴面。

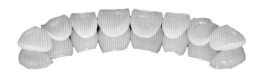

图 4-1-33　瓷贴面修复体

（一）优点

1. 较冠类修复预备牙量少，对牙髓刺激小。

2. 颜色稳定、美观，用树脂粘接后瓷贴面边缘与预备体过渡自然，可避免出现牙颈部灰线。

3. 具有良好的生物相容性，耐磨损，不易着色及附着菌斑，有利于牙龈健康。

4. 经氢氟酸酸蚀、结合应用偶联剂的瓷贴面与树脂粘接牢固，边缘密合性佳，不易脱落。

5. 更有利于保存活髓，尤其在对年轻恒牙、髓腔较大的牙进行修复时。

（二）缺点

1. 一般为间接法制作，需二次就诊（用 CAD-CAM 方式制作的贴面除外）。

2. 由于备牙量较少，创造的空间不足，修复体不能做得太厚，强度有限。

3. 修复体表面的某些形态特征不易被表达。

4. 遮色能力不如瓷冠类修复体。

因此，瓷贴面的临床使用有一定难度。

（三）适应证

1. 适应证的选择

（1）修复变色牙（图 4-1-34）。由四环素、失髓、氟牙症等引起的轻、中度牙齿颜色改变可用瓷贴面修复。其中用瓷贴面修复氟斑牙效果最佳，修复重度变色牙及单颗失髓变色牙有一定难度。

（2）修复轻、中度釉质缺损（图 4-1-35），包括不同程度牙体缺损及颜色异常。

（3）修复前牙牙体缺损（图 4-1-36）。可用瓷贴面修复前牙小于 4 mm，因牙折、龋坏造成的牙体缺损。

（4）修复前牙间隙（图 4-1-37）。需预防出现牙颈部的黑三角，有时还需通过牙冠延长术调改牙冠的长宽比。

（5）修复发育异常的前牙。必要时需结合牙龈手术及正畸，以期达到牙齿及牙龈形态协调。

（6）修复轻度错位牙及移位牙。修复前可制作诊断蜡型，以预测美学效果。此外，还常需对邻牙进行适当调改，以使左右形态对称。

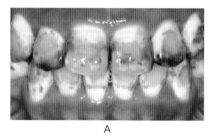
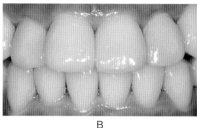

图 4-1-34 变色牙的瓷贴面修复
A. 修复前；B. 修复后。

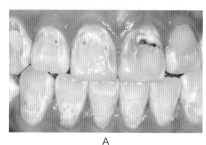
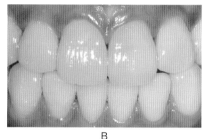

图 4-1-35 釉质缺损的瓷贴面修复
A. 修复前；B. 修复后。

图 4-1-36 牙体缺损的瓷贴面修复
A. 修复前；
B. 修复后。

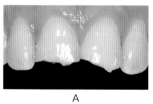
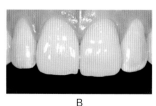

图 4-1-37 畸形牙、前牙间隙的瓷贴面修复
A. 修复前；
B. 修复后。

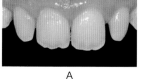
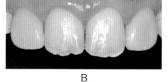

2. 适应证选择的注意事项

（1）深覆𬌗、下牙唇面严重磨损且无间隙者，不宜即刻用瓷贴面修复下前牙，需正畸后再考虑贴面修复。

（2）当釉质缺损大于 50% 时，由于粘接力下降明显，需谨慎使用贴面修复。

（3）若牙列不齐较明显，则需先正畸，之后再考虑贴面修复。

（4）反𬌗牙、对刃牙设计瓷贴面修复时应慎重，需做好咬合调整。

（5）有口腔不良习惯的患者应慎用瓷贴面修复，需做好咬合调整。

（四）操作程序与方法

1. 牙体预备　瓷贴面牙体预备型包括开窗型、对接型和包绕型三种（图 4-1-38）。开窗型牙体预备主要用于牙体完整且无须修改冠长者，多用于上前牙，此时修复体不直接承受咬合力，但切端透明度欠佳（图 4-1-38A）。若需修改切端长度，可选用切端对接型或包绕型预备（图 4-1-38B）。对接型牙体预备常用于下前牙及牙冠切端较薄者。包绕型牙体预备多用于牙冠切端有一定厚度者，如尖牙的修复预备（图 4-1-38C）。

牙体预备的步骤和操作要点见表 4-1-14。

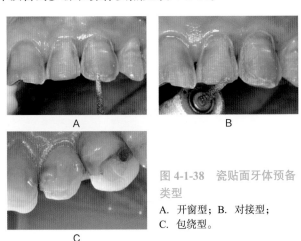

图 4-1-38　瓷贴面牙体预备类型
A. 开窗型；B. 对接型；
C. 包绕型。

表 4-1-14　瓷贴面的牙体预备步骤和操作要点

预备步骤	临床操作要点
唇面预备	应依唇面外形为贴面修复提供均匀的 0.3 ~ 0.8 mm 的修复空间。磨除量应根据所选贴面材料要求、患牙变色程度及牙齿排列程度决定，但应尽量保证预备面位于牙釉质层内
邻面预备	邻面预备的边缘应位于接触点唇侧，呈浅凹或无角肩台外形，其颈部区域应尽量向舌侧扩展。对于无接触点的患牙，瓷贴面可包括整个或部分邻面
切缘预备	开窗型牙体预备：在完整保留舌侧切端牙体组织的前提下，于切缘处预备一浅凹或无角肩台 对接型牙体预备：均匀去除 1 mm 以内的切端牙体组织；若需要接长切端，则无须磨短切端 包绕型牙体预备：切端去除 1 mm 牙体组织，且在其近舌侧边缘预备 0.5 mm 宽和 0.5.mm 深的浅凹或无角肩台，舌侧边缘终止线应避开正中咬合接触点至少 1 mm；若需要接长切端，则不需要磨短切端
龈缘预备	瓷贴面龈端边缘可设计于齐龈或龈上，也有学者建议设计于釉牙骨质界以上。若遇变色较重或有颈区缺损的患牙，可设计龈下 0.5 mm 边缘

2. 排龈　当行龈下边缘预备时，应先在龈沟内放置排龈线（图 4-1-39）。由于常规瓷贴面的牙体预备仅限于唇、颊侧，故排龈操作也只限于唇、颊侧近、远中外展隙之间，在截取排龈线时要注意长度适当，必要时也可采用"双线"排龈方法（详见本节"五、烤瓷熔附金属全冠"排龈的相关内容）。

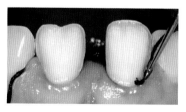

图 4-1-39　排龈

3. 取印模　详见本节"五、烤瓷熔附金属全冠"取印模的相关内容。

4. 制作临时修复体　瓷贴面完成备牙后可使用复合树脂制作临时修复体，详见本节"五、烤瓷熔附金属全冠"临时修复的相关内容。

用口内直接法制作临时贴面前，应先将预备牙面用 37% 的磷酸行点酸蚀 20 秒，再于酸蚀后的基牙局部应用树脂粘接剂（或不用），将临时修复材料置入预先制成的阴模中（图 4-1-40），并将其戴入口内，待临时修复树脂初步凝固后修整边缘及去除邻间隙内的多余树脂，最后调殆、抛光，完成临时修复。

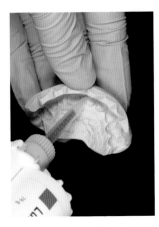

图 4-1-40　将临时修复材料注入阴模中

间接法制作完成的贴面临时修复体（图 4-1-41 至图 4-1-43）可用流动树脂粘接。临床应用时，需先将预备牙表面用 37% 的磷酸行点酸蚀 20 秒，再在局部应用树脂粘接剂（或不用），然后在临时贴面组织面加入少量流动树脂并将其于基牙就位，当去尽多余树脂后，用光敏灯光照固化，最后调殆、抛光，完成临时修复。

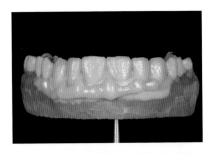

图 4-1-41　在硅胶模型上制作临时贴面

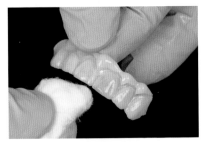

图 4-1-42　取下临时贴面

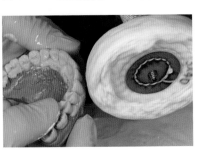

图 4-1-43　调改后抛光临时贴面

5. 比色　详见本节"五、烤瓷熔附金属全冠"临床比色的相关内容。临床应记录患者所选的颜色、透明度、基牙变色情况及患者的需求等。在行少数牙齿修复时还应参考邻牙，记录各区段的色彩变化、局部着色特点及邻牙的表面质地等（图 4-1-44）。必要时可请技师共同参与比色过程。此外，在选用外染法制作瓷贴面时，除常规比色外，还应对预备后的牙面再次比色（图 4-1-45）。行瓷贴面外染色时，需在修复体组织面充填入与牙面颜色相同的树脂，以期达到最佳临床效果。

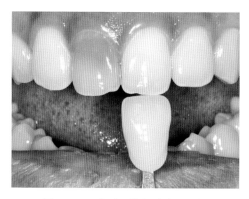 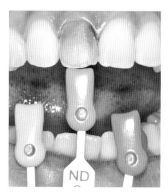

图 4-1-44　瓷贴面修复前常规比色　　　　图 4-1-45　完成牙体预备后比色

6. 制作　略。

7. 试戴和粘接　瓷贴面的粘接分 3 个阶段：口内试戴与外形调改，试粘贴面确定粘接树脂的颜色，以及粘接固定。

（1）瓷贴面的口内试戴与外形调改：首先应确认贴面能否完全就位，可用高点指示剂或薄咬合纸检查组织面及修复体边缘（图 4-1-46），磨除干扰点（图 4-1-47），以保证修复体与预备面相吻合，且在边缘处无悬突。若为关闭前牙间隙而人为制成修复体悬突，则需将悬突与龈接触的部位调改成光滑外突形，且与龈组织轻压接触，以预防食物嵌塞及易于用牙线自洁。在单个贴面完全就位后，再戴入邻牙修复体。此时应重点检查相邻修复体间的接触是否恰当，以预防最终粘接时修复体无法完全就位。最后再确认及调改瓷贴面修复

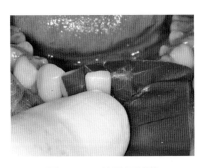

图 4-1-46　瓷贴面试戴

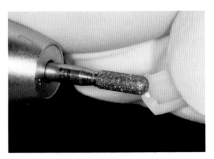

图 4-1-47　瓷贴面调改

体的大小、形态、表面质地、排列及咬合等，直至符合要求。

（2）试粘贴面和确定粘接树脂的颜色：由于瓷贴面的厚度通常只有 0.3～0.8 mm，不同颜色的粘接树脂会对贴面修复后的最终颜色产生影响。瓷贴面粘接前应使用与其颜色匹配的水溶性试色糊剂试戴（图 4-1-48），以预览颜色效果。为获得更加自然的临床表现，在对多颗前牙行贴面修复时，邻近中线的修复体应采用较白的颜色或使用白亮色的粘接树脂，而邻近余留真牙的修复体需选择稍深色的修复体或用透明粘接树脂进行粘接，以预防完成修复后的牙列有明显的颜色阶梯表现。此外，遮色粘接树脂最好不要单独使用，应与其他颜色的粘接树脂调和混匀后再用，以确保贴面粘接后色彩自然。

（3）瓷贴面的最终粘接固定：为提高瓷贴面的粘接强度，长石质瓷、玻璃陶瓷类的瓷贴面修复体需用 5% 氢氟酸酸蚀组织面 1

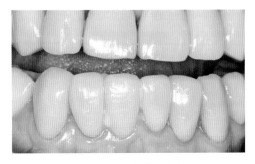

图 4-1-48　瓷贴面试色

分钟（图 4-1-49）。而用氧化铝或氧化锆制成的瓷贴面则不需要此过程（但粘接固位较差，临床应用较少）。瓷贴面的组织面还应涂硅烷偶联剂及树脂粘接剂。对基牙牙面需用 37% 磷酸酸蚀 20 秒至 1 分钟，之后再涂牙面处理剂及树脂粘接剂，最后用试色时选定的粘接树脂将瓷贴面安置于基牙上。在确认完全就位后，可先用毛刷去除多余粘接树脂，再光照固化瓷贴面；也可先将修复边缘光照 2~3 秒预固化（图 4-1-50），待去尽多余粘接树脂后再最后固化。贴面固定后尤其要确保清除龈沟内的粘接树脂。此外，各牙间应可通过牙线，必要时用金刚砂条分开牙接触（图 4-1-51）并用牙线清理（图 4-1-52），以利患者自洁。最后还需对瓷贴面进行调𬒈、抛光处理。

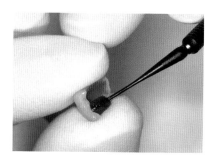

图 4-1-49　氢氟酸酸蚀

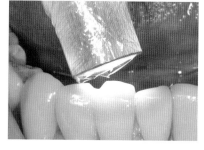

图 4-1-50　光照预固化，去除多余粘接树脂

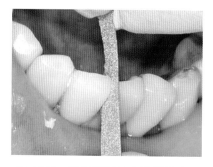

图 4-1-51　用金刚砂条打开邻面接触区

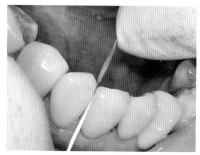

图 4-1-52　用牙线清理

（樊聪）

八、铸造金属桩核

桩核冠是修复残根、残冠的一种修复体。如果患牙破坏到不能采用桩核冠修复，常常意味着无法保留。桩核冠由桩核和冠两个独立的结构组成。桩核的固位通过插入根管内的桩获得，而桩上面的核与根面剩余牙体组织一起形成冠预备体。与传统桩冠相比，桩核冠具有边缘更易密合、更容易更换全冠修复体，以及作为固定义齿的固位体时易于与其他基牙取得共同就位道等优势。铸造金属桩核是经典的桩核修复体，用于制作金属桩核的材料主要有金钯合金和镍铬合金。

（一）优点

1. 金属桩核的材料性能可靠、强度高，可修复较大牙体缺损。

2. 可以个性化制作，与根管密合度高，可改变核的角度。

3. 制作方法成熟，价格相对经济。

4. 后牙就位道不一致的多根管可以采用分裂桩的方法制作桩核。

（二）缺点

1. 由于金属桩核制作方式与成品的预成桩不同，就诊次数相对更多。

2. 采用高透光的全瓷材料做外冠时可能会影响美学修复效果。

3. 金属材料弹性模量较高，对磁共振成像有不同程度的影响。

4. 拆桩修理时难度较大，容易导致侧穿、根折。

（三）适应证

1. 患牙的残余牙体组织抗力、固位力不能满足牙冠需求，需要用桩核增强抗力或固位力。

2. 患牙牙根需要经过完善的根管治疗。

3. 患牙牙龈上方冠部剩余的牙体组织高度即牙本质肩领大于1.5 mm，可以获得足够抗力。

4. 患牙角度异常，需通过桩核修复体改变牙冠倾斜角度。

5. 牙体组织严重缺损的患牙，断面或根面达龈下，但是可通过正畸牵引或冠延长术获得适宜的牙本质肩领高度，并可满足生物学宽度要求。

（四）操作程序与方法

操作程序与方法见图 4-1-53。

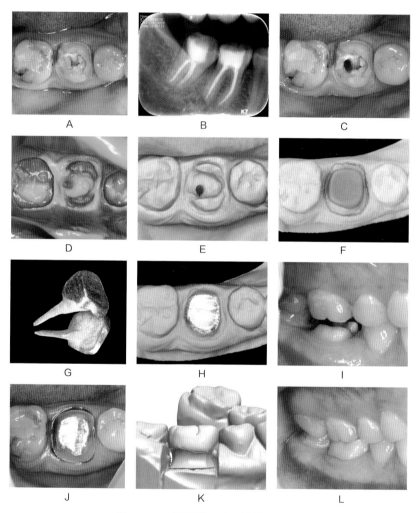

图 4-1-53　下颌第一磨牙桩核冠修复

A. 下颌第一磨牙大面积缺损完成根充后；B. 下颌第一磨牙根充后 X 线片；C. 预备远中根管；D. 桩核印模；E. 工作模型；F. 桩核蜡型；G. 铸造桩核修复体；H. 模型上试戴铸造桩核修复体；I. 第二次就诊去除暂封物的桩核预备体；J. 桩核修复体试戴后口内粘固就位；K. 制作全冠修复体；L. 完成的桩核冠修复体。

1. 操作前的必要检查

（1）临床检查：应用桩核修复体修复时，其龈上方冠部剩余的牙体组织高度要形成大于 1.5 mm 的牙本质肩领，使冠的边缘在牙体组织上形成"箍"效应。根面建立牙本质肩领是桩核修复成功的前提。牙本质肩领是指根面 1.5～2 mm 高的环状牙本质结构，完整牙本质肩领的建立可以有效改善患牙的应力分布，防止根折等并发症。不能形成牙本质肩领或者牙本质肩领不全，将对桩核冠的功能产生不利影响。

如果牙本质肩领不足，需判断能否通过正畸牵引或冠延长术重建牙本质肩领，否则可能要拔除。同时要检查咬合状态，判断修复空间和粭力的大小。

（2）X 线检查：在 X 线片显示根管治疗完善（即三维根充严密、根充达根尖）、根尖没有病变的条件下进行修复，必要时通过拍 CBCT 进一步明确根管治疗的效果。只要存在根管治疗的不确定性，就不能盲目进行桩核修复。

（3）掌握好修复时机：一般需要在根管治疗后观察 1～2 周，影像学显示根充完善，确认没有任何自发痛、叩痛等临床症状，原有的瘘管已经愈合，才可以进行桩核冠的修复。根据治疗前患牙的牙髓状况，需要观察的时间长短不同：牙髓正常或有牙髓炎但未累及根尖者，建议观察 3～7 天；原有根尖周炎者，建议观察 2 周；根尖周病变范围大者，建议治疗后观察 3～6 个月，等待病变缩小并呈愈合倾向时才可以进行修复。

2. 牙体预备

（1）根面预备：去除薄壁（厚度＜1 mm）、充填物、龋坏组织，尽可能保留根面牙体组织并形成牙本质肩领结构。

（2）根管的预备：根据 X 线片显示的根管形态、长度、直径以及根尖周和牙槽骨等情况来确定桩的长度、直径、形态等设计。

桩长度的理想设计要求（图 4-1-54）：桩长（B）大于／等于冠长（A）；桩长（B）应达到根长（D）的 2/3～3/4；桩的末段（C）保留根尖封闭区 3～5 mm；骨内桩长度应大于牙槽骨内根长的 1/2；

桩的横截面外形一般与根管相似，直径不超过根直径的 1/3；桩的纵向形态一般为锥形。

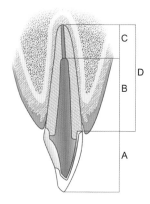

图 4-1-54 桩长度的预备要求
A. 冠长；B. 桩长；C. 根尖封闭区；D. 根长。

根管预备的步骤是：

1）测量 X 线片根管的长度，然后根据桩的设计确定预备长度，注意保留 3～5 mm 的根尖封闭区是设计桩长度的前提。

2）根据 X 线片显示的根管直径选用相应型号的 Pesso Reamer 车针（图 4-1-55）。1～3 号 Pesso Reamer 车针是常用的型号，型号越大直径越大。Pesso Reamer 车针具有自断型针柄设计，车针顶部有圆钝引导头，根管预备时可以防止侧穿，力量过大时会从针柄上部折断。使用时，通常采用从小到大逐级预备的方式，这可以有效防止根管壁的侧穿；而对于过于粗大的根管，为避免根尖区充填物被完全带出，有时可以采用从大到小的方法。

（3）按照根管的方向，选用慢速弯机头使车针以较低的速度逐渐进入根管

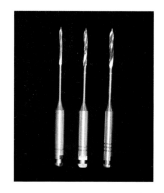

图 4-1-55 Pesso Reamer 车针

内，通过提拉动作将切碎的牙胶逐渐带出（图 4-1-56），直至预定的工作长度。初学者应在车针上标记预备长度，以免预备过深，破坏根尖封闭区。

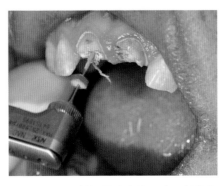

图 4-1-56　以较低的速度将牙胶逐渐带出

（4）预备时利用车针的侧壁去除根管壁的倒凹，将根管壁修整平滑，用小球钻修整根管口。

（5）精修完成：根管预备完成后，再次修整冠部剩余牙体组织，去除薄壁、无基釉和倒凹。

3. 印模制取　桩核的印模需要使用聚醚类或硅橡胶类印模材。操作方法如下：

（1）用乙醇等消毒剂将根管内清洁干净后吹干。

（2）选用聚醚类或硅橡胶类印模材。操作时用螺旋充填器将印模输送枪挤出的印模材导入根管，然后立即插入金属加强钉（可用曲别针自制）或塑料加强钉（购买成品），随即将堆满印模材的托盘放入口内就位。

（3）待印模材完全凝固后顺根管方向取下，检查印模是否有气泡。

（4）确认无误后，用暂封材料封闭根管口。

4. 试戴与粘固　试戴时去除根管口的暂封物，将桩轻轻插入根管内完全就位。如不能完全就位，逐渐找出障碍点，方法如下：

（1）将桩喷涂高点指示剂后放入根管内，桩表面指示剂缺失处为障碍点。

（2）逐步磨除桩上障碍点，调至根面与桩核完全密合，使之完全就位。

桩核完全就位后用粘接剂粘固，方法是先用螺旋充填器将调拌好的水门汀导入根管，随后插入桩核，让水门汀顺利溢出。待水门汀凝固后，去除多余的水门汀。

桩核粘固完成后进行全冠牙体预备，预备后常规取印模、灌注工作模型，全冠由技工制作，临床试戴完成后粘接。

5. 问题与处理　铸造金属桩核修复后会发生松动、脱落，主要原因包括桩核长度短、咬合侧向力大、粘接时口内液体控制不当等。

修复体一旦松动，应尽早取下。如为固位力不足所致，要重新预备，重新制作；如发现咬合运动时侧向力过大，要予以调整；也可以更换更好的粘接材料。

铸造金属桩核修复后如果根尖出现病变，通常需要拆除修复体后才能完成再治疗的过程。特别需要注意的是，桩核修复体拆除的风险极大，失败率高，应充分认知。当不需要重新根管治疗时，尽量保留原有桩核，重新进行冠修复。对于根尖周炎患者，条件允许时可以选择根尖手术等方法治疗。拆除前牙铸造金属桩核可以借助掏桩器，这是一种专用的器械，其原理是借助反作用力，方法是：首先将桩核磨改至能使掏桩器完全就位于根面，将根面磨平使掏桩器能稳定置于其上；然后将掏桩器与核上预先制作的与之匹配的固位槽连接牢固，旋紧上部螺丝以夹紧金属核，之后缓慢转动尾部螺丝，逐渐把桩拔出。

（刘玉华）

九、纤维桩核

纤维桩以预成成品桩的形式出现。纤维桩由平行排列的纤维束以及将其形成整体的树脂材料共同组成，其弹性模量与牙本质接近。有足够的纤维含量是保证纤维桩具有机械强度的重要基础，其纤维含量一般应大于 60%。

目前常用的纤维桩有玻璃纤维桩（图 4-1-57）和石英纤维桩（图 4-1-58）。玻璃纤维桩的主要成分是非晶体二氧化硅和其他化合物的混合物，呈白色；石英纤维桩的主要成分是结晶态的纯二氧化硅，呈透明色。

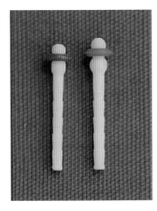 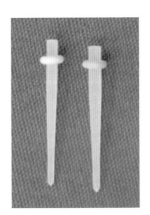

图 4-1-57　玻璃纤维桩　　　图 4-1-58　石英纤维桩

纤维桩核以粘接固位方式为主，临床用的树脂粘接剂多采用光固化和自固化的双重固化方式。根管内应用树脂粘接剂时其性能应具备充分的自固化功能，因为根管内部难有充分的光传导。

（一）优点

1. 纤维桩颜色与牙一致，呈白色或半透明色，能够满足前牙全瓷冠半透明性的美学性能要求。

2. 纤维桩是预成桩，它的即刻应用方式减少了患者的就诊次数。

3. 纤维桩与牙本质弹性模量更接近，修复后的牙根应力分布更加均衡。

4. 纤维桩与根管直接粘接的方式使其不必完全去除根上及根管内的组织倒凹，客观上保存了更多牙体组织。

（二）缺点

1. 纤维桩核以粘接固位方式为主，根管粘接技术操作敏感性高，易造成粘接操作失误或粘接失败。

2. 纤维桩与树脂核之间是粘接界面，易发生破碎，应用时应避免𬌗力过大。

3. 预成纤维桩加树脂核的修复方式不能改变核的角度。

（三）适应证

有研究表明纤维桩核修复后的应力集中在牙颈部，当剩余牙体组织相对较多、牙本质肩领高度大于 2 mm 时，纤维桩核修复的临床成功率更高，否则易引起树脂核的界面断裂，或纤维桩脱粘接。

纤维桩核的易碎性使其不适用于𬌗力大、咬合紧的临床情况。

（四）操作程序与方法

1. 操作前的必要检查 同铸造金属桩核。

2. 牙体预备 同铸造金属桩核，可以采用与纤维桩配套的车针（图 4-1-59）。

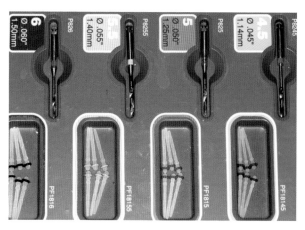

图 4-1-59 纤维桩及配套车针

3. 纤维桩的选择

（1）选择与根管直径相匹配的纤维桩（图 4-1-60A）。

（2）优先选择与根形态一致的锥形桩。

（3）选择有表面形态设计的纤维桩利于增加粘接强度。

（4）透光性较好的纤维桩利于光线沿纤维桩向根管内部传导，利于桩在根内的粘固。

（5）一些增加 X 线阻射成分的玻璃纤维桩和石英纤维桩有助于桩核修复完成后的放射检查、诊断。

4. 试戴与粘固

（1）将合适直径的纤维桩在根内试戴后，调整桩长度，截除过长部分。

（2）将树脂粘接剂注入根管内并将试戴好的桩插入根内（图4-1-60 A），然后初步形成树脂核形态（图4-1-60 B）。

（3）用光固化灯充分固化。粘接操作过程应注意以下两点：

1）选择直接粘固纤维桩并能形成树脂核的一类树脂会使操作更加简便；操作时采用专用工具并严格遵守操作说明，注意处理剂和偶联剂的使用细节，处理不当时桩不能完全就位。

2）选择能直接将粘接剂输入根管内的树脂粘接系统，注意不能用螺旋充填器将树脂粘接剂导入根管，它会加快树脂凝固，导致桩不能完全就位。

（4）修整树脂核形态，完成牙体预备（图4-1-60 C）。

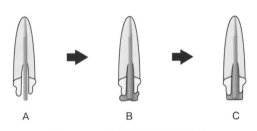

图 4-1-60 纤维桩树脂核的形成

A. 选择合适的纤维桩插入根管内；B. 初步形成树脂核形态；C. 牙体预备。

5. 问题与处理 纤维桩树脂核修复后，临床可能会发生桩脱落、核界面破坏，主要原因可能是粘接时操作不当、咬合力过大等。

拆除纤维桩核修复体存在很大的根管侧穿风险。在拆除前，口腔修复医师应让患者充分了解其风险。拆除时可以采用专用车针将其磨除。如在显微镜的视野下操作，能增加成功率，相对更安全。

（刘玉华）

十、一体化 CAD/CAM 纤维桩核或氧化锆桩核

一体化 CAD/CAM 纤维桩核或氧化锆桩核是指采用预成的、按一定方向排列的 50% 体积比的连续长纤维增强树脂块（纤维包括玻璃纤维和石英纤维）（图 4-1-61）或氧化锆瓷块（图 4-1-62），通过 CAD/CAM 技术，切削出具有高度适合性的桩核一体修复体。主要用于代替金属桩核进行大面积牙体缺损的修复和前牙美学修复。

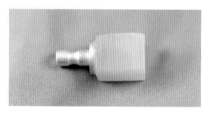
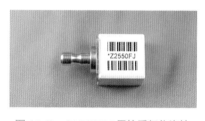

图 4-1-61 CAD/CAM 用纤维增强树脂块　　图 4-1-62 CAD/CAM 用软质氧化瓷块

（一）优点

1. 连续长纤维增强树脂弹性模量与牙本质接近，氧化锆全瓷材料有良好的机械强度。

2. 氧化锆全瓷材料有良好的生物相容性。

3. 连续长纤维增强树脂有良好的透光性及折光性，氧化锆全瓷材料颜色可以调整，两者有利于前牙美学修复。

4. 通过 CAD/CAM 设计制作有良好的适合性。

5. 连续长纤维增强树脂与树脂粘接剂有良好的粘接效果。

6. 连续长纤维增强树脂材料及氧化锆材料不影响磁共振等检查。

7. 一体化纤维桩核及氧化锆桩核可以在一定范围内改变前牙的

唇倾度。

8. 当咬合较紧时可采用，其核的强度较预成纤维桩+树脂核高。

9. 一体化纤维桩核在喇叭口状根管及根管壁薄弱的修复中优势明显，一体化氧化锆桩核在较细根管患牙修复中有明显优势。

（二）缺点

1. 连续长纤维增强树脂中纤维有明确的方向性。

2. 氧化锆全瓷材料弹性模量较高。

3. 目前不能进行多根管的分裂桩核修复。

（三）适应证

1. 牙体缺损前牙和前磨牙经过完善的根管治疗。

2. 前牙变色需要美学修复。

3. 前牙改形，需要改变唇舌向倾斜度。

4. 咬合紧，采用预成纤维桩+树脂核不能保证核的强度时。

5. 喇叭状根管口，缺乏完整牙本质肩领，根管壁薄弱者，适于采用一体化纤维桩核修复。

6. 较细根管适于采用一体化氧化锆桩核修复。

（四）操作程序与方法

1. 牙体预备　去除冠部薄壁弱尖和龋坏部分，冠部初预备，尽可能形成至少 1.0 mm 高的牙本质肩领。沿根管形态行根管预备至 2 号或 3 号扩孔钻，注意根管口稍敞开，保留根尖处 3.0～5.0 mm 的根尖封闭区，用棉捻或超声清洁预备好桩道（图 4-1-63 至图 4-1-66）。

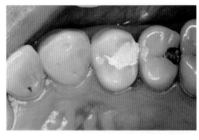
图 4-1-63　24 远中𬌗面大面积牙体缺损

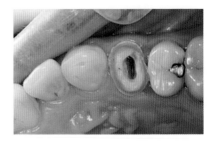
图 4-1-64　24 一体化 CAD/CAM 纤维桩核桩道预备完成

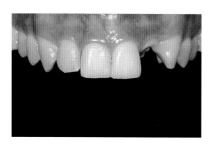

图 4-1-65 22 大面积牙体缺损

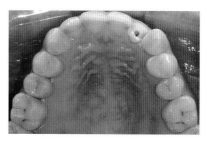

图 4-1-66 22 一体化 CAD/CAM 氧化锆桩核桩道预备完成

2. 印模制取 采用硅橡胶或聚醚橡胶印模材制取印模。将高流动型硅橡胶或聚醚橡胶印模材用螺旋充填器缓慢导入到桩道内，反复轻轻提拉，保证根管内壁完全浸润，加入根管印模加强钉，再用低流动型或油泥型硅橡胶或聚醚橡胶印模材制取印模（图 4-1-67 和图 4-1-68）。临床上也可以采用直接法，即用金属钉加嵌体蜡于口内直接制作出最终的桩核形态，最后直接扫描蜡型。

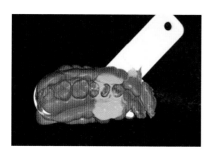

图 4-1-67 采用硅橡胶制取的桩核印模

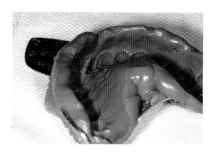

图 4-1-68 采用聚醚橡胶制取的桩核印模

3. 数字模型获取 可以采用直接印模扫描，获取三维印模数据，采用逆向工程原理获得三维数字模型（图 4-1-69）；还可以在应用超硬石膏灌注模型后，采用高精度扫描仪扫描模型获得三维数字模型（图 4-1-70）。

4. 桩核数字模型的建立 应用 CAD 软件设计出桩形态，与数据库中匹配的核模型对接，形成最终的一体化桩核设计（图 4-1-71）；

也可以启用冠修复程序，采用回切的原理直接生成一体化桩核数字模型（图 4-1-72）。如果用直接法制作蜡型，可以直接扫描蜡型获得一体化桩核的数字模型。

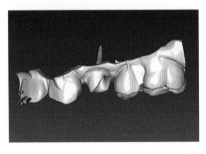

图 4-1-69　扫描印模后逆向获得桩核数字模型

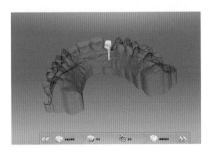

图 4-1-70　扫描模型后的一体化 CAD/CAM 氧化锆桩核数字模型

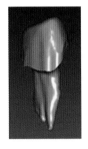

图 4-1-71　CAD 完成后的一体化纤维桩核

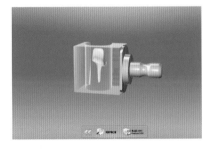

图 4-1-72　CAD 完成后的一体化氧化锆桩核

5. 桩核切削完成　连续长纤维增强树脂块（图 4-1-73）按要求置入数控铣床中固定，保证纤维方向与桩的方向一致，完成 CAM 过程（图 4-1-74）。制作一体化氧化锆桩核时，选取相应的软质氧化锆瓷块，按要求置入数控铣床中固定，CAM 过程完成后获得初坯（图 4-1-75），在结晶炉中烧结完成最终的一体化氧化锆桩核（图 4-1-76）。

6. 临床试戴　制作完成后的一体化 CAD/CAM 纤维桩核或氧化锆桩核临床试戴，采用薄咬合纸检查桩核是否适合，修整，最终达到完全被动就位。

7. 桩核粘接　清洁根管内壁及桩核表面，75% 乙醇消毒桩核表面，吹干，采用高强度可自固化或双固化的树脂类粘接剂粘接，完全固化后，清除多余的粘接剂，进行全冠修复的牙体预备（图 4-1-77和图 4-1-78）。

8. 常规完成上部的全冠或固定修复（图 4-1-79 和图 4-1-80）。

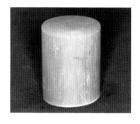

图 4-1-73　具有方向性的连续长纤维增强树脂块

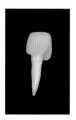

图 4-1-74 CAM 完成的一体化纤维桩核

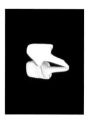

图 4-1-75 CAM 完成后的一体化氧化锆桩核初坯

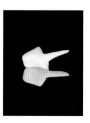

图 4-1-76 高温结晶完成后的一体化氧化锆桩核

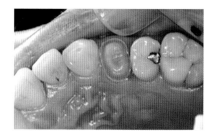

图 4-1-77　24 一体化 CAD/CAM 纤维桩核粘固后全冠修复牙体预备完成

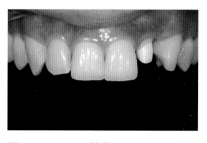

图 4-1-78　22 一体化 CAD/CAM 氧化锆桩核粘固后全冠修复牙体预备完成

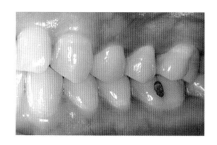

图 4-1-79　24 最终金属烤瓷冠修复完成

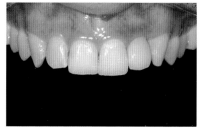

图 4-1-80　22 最终全瓷冠修复完成

（王新知　周团锋）

第二节　牙列缺损固定桥修复技术操作规范

牙列缺损是口腔常见的一种缺损畸形，表现为牙列中的一部分牙齿缺失。修复牙列缺损的义齿根据固位方式的不同分为固定义齿、可摘局部义齿和种植义齿三种。固定义齿是固定局部义齿的简称，也称为固定桥，在种植义齿广泛应用之前，是修复牙列缺损的一种较为理想的修复方式。这主要是由于其具有美观、舒适和咀嚼功能良好等优点，易于为患者所接受。在广义上讲，粘接固位固定义齿（俗称粘接桥）也属于固定义齿范畴，随着粘接技术的进步，粘接桥的远期成功率也在不断提高。关于粘接桥修复技术的操作规范也在本节进行讲解。

一、牙列缺损的固定修复设计

设计是制作的前提，是修复成功的基础，固定义齿的制作要有良好的设计。

（一）基牙的选择

基牙是固定义齿修复的基础。它的主要作用是支持固定义齿，并将𬌗力全部传导至牙周支持组织，以恢复缺失牙的功能。理想的基牙必须能够为固定义齿提供良好的固位，其牙冠硬组织有足够的抗力，其牙周组织有足够的支持能力，以及基牙间可以形成共同的就位道。

1. 影响基牙选择的因素

（1）牙冠条件：基牙的牙冠应有足够的长度，体积大，形态及组织结构正常，可以为固定义齿提供良好的固位，并可抵抗所受的咀嚼力而不折断。但是临床上对某些有牙体缺损的患牙，可以根据患牙的具体情况决定是否可以选作基牙。

1）龋病牙：浅龋的牙齿可以作为基牙。大面积龋坏的牙经完善的根管治疗后，根据剩余牙冠硬组织的量，进行固位钉银汞合金充填或桩核修复后，也可考虑用作固定义齿的基牙。

2）磨耗牙：重度磨耗牙牙冠高度降低且近髓，在选作基牙时必须充分考虑能否取得足够的固位，以及能否保持牙髓的健康，否则不宜作为基牙。

3）形态异常的牙：若牙根长、体积大且牙冠可以提供良好的固位，可以选作基牙，同时改善其外形。

（2）牙根条件：理想基牙的牙根应长且大。单根牙有不规则的牙根外形或根尖1/3弯曲者要比锥形牙根的支持作用好。多根的后牙，根分叉宽者比融合根的支持作用好。

（3）牙周膜面积：牙周膜在咀嚼器官行使功能的活动中起着至关重要的作用，它有营养、感觉以及承受、传导和分散殆力的功能。临床上常用牙周膜面积的大小来衡量牙齿是否为良好的基牙，以及确定基牙的数目。

（4）冠根比：牙齿的冠根比是指由殆（切）面至牙槽嵴顶的牙冠长度与骨内牙根长度之比。一般认为基牙理想的冠根比为1∶2，但是天然牙齿很少能达到这一理想比例，1∶1.5是现实和适宜的比值。很多学者把冠根比为1∶1作为选择基牙的最低限度。

（5）牙槽骨高度：理想基牙的牙槽骨应没有任何病理性吸收。正常牙槽骨高度在釉牙骨质界下1mm。牙槽骨吸收造成牙周膜面积的丧失，而且形成不良的冠根比。通常把牙槽骨吸收达根长的1/3作为基牙选择的最低限度。但是，生物力学的研究表明：固定桥修复能明显降低牙槽骨吸收的基牙牙周组织内的应力水平。因此，可以适当放宽对基牙牙槽骨高度的限制。对于牙槽骨吸收的牙齿，还可以通过增添基牙来分散殆力。

（6）牙体长轴的倾斜度：倾斜的牙齿在受殆力作用时其牙周组织内产生的应力集中，再者倾斜牙齿作为基牙难以形成共同的就位道。一般认为基牙倾斜度不应超过30°，但近年来的研究表明固定桥修复可以明显改善倾斜基牙牙周组织内的应力集中现象，而且对于倾斜牙齿，可以通过以下方法取得共同的就位道：采用改良的固位体（如近中半冠），在倾斜基牙一侧使用活动连接体，或者在倾斜基牙上使用套筒冠。当然，如果患者的条件允许，可以在修复前先行正畸矫正。

2. 基牙数目的确定

（1）Ante 法则：Ante 在 1926 年提出了固定义齿基牙的牙周膜面积等于或大于缺失牙牙周膜面积这一法则。Ante 法则一直是确定固定义齿基牙数目所遵循的基本原则。

（2）𬌗力比值原则：Nelson 根据各牙的𬌗力、牙冠和牙根形态以及牙周组织等因素的综合考虑，制定出各牙𬌗力的相关比值，并认为基牙𬌗力比值总和的两倍应等于或大于各桥基牙及缺失牙𬌗力比值的总和。

但需要注意的是，固定义齿基牙在咀嚼运动中所承担的𬌗力是否会引起牙周组织的创伤性损害还与患者的咀嚼习惯、基牙的形态和位置、牙周组织的健康情况、𬌗关系以及牙周组织对𬌗力的反应等因素有关，单纯地按照基牙与缺失牙的牙周膜面积、𬌗力比值来确定基牙的数目是不够全面的。

3. 如何增加基牙　当利用缺牙间隙两侧邻牙作为基牙，其牙周支持力不足时，就应当增加基牙的数目。增加基牙时应在比较薄弱的基牙一侧添加基牙，但所增加基牙的牙周膜面积应不小于所保护的基牙的真实牙周膜面积。

（二）固位体设计

固位体是固定桥中连接基牙与桥体的部分。常用作固位体的修复体有铸造金属全冠、金属烤瓷冠、全瓷冠以及桩核冠等。这些修复体在用作固定桥时，除了要达到牙体缺损修复的要求外，还须满足更强的固位以及共同就位道等要求。固定义齿固位体的设计应注意以下问题：

1. 尽量增强固位力，可增加辅助固位装置。

2. 固位体固位力的大小应与𬌗力大小、桥体长度和桥体的弧度相适应。

3. 双端固定桥两侧固位体的固位力应基本相等。

4. 各固位体之间形成共同的就位道。

5. 若基牙有缺损或畸形，固位体应一并修复。

6. 大面积缺损的死髓牙，经完善的牙髓治疗后也可选作基牙，但在设计固位体时，应先考虑是否行桩核修复，再在核上制作全冠固位体。

7. 对于倾斜基牙，可先行正畸矫正或改变固位体的设计，如在近中倾斜的第二磨牙上设计近中半冠，保留远中面不磨除，还可设计套筒冠固位体。

8. 粘接桥固位体的设计详见本节后文粘接桥部分。

（三）桥体设计

桥体是固定义齿恢复缺失牙形态和功能的主要部分。桥体并不是机械地复制缺失牙的形态。它不但要正确恢复缺失牙的形态和功能，而且要达到对周围口腔组织的生理保健要求。桥体还要求有良好的机械强度。

1. 缺牙间隙的构成 缺牙间隙是桥体将占据的三维空间，包括龈面、殆面和轴面。缺牙间隙的特点决定了桥体的设计：

（1）剩余牙槽嵴的形态影响桥体龈面的设计。

（2）对殆牙殆面的形态影响桥体殆面的设计。

（3）牙齿生理凸度和外观等因素影响桥体轴面的设计。

2. 桥体龈面的设计

（1）桥体龈面的要求：桥体龈面根据其与牙槽嵴的关系分为接触式桥体和悬空式桥体。接触式桥体要求龈面光滑圆凸，与牙槽嵴黏膜紧密接触而无压力，接触面积尽可能小。悬空式桥体要求龈面与牙槽嵴黏膜至少离开 3 mm。桥体殆龈厚度至少为 3 mm。

（2）桥体龈面的类型、特征、优缺点和适用范围见表 4-2-1。

表 4-2-1　桥体龈面不同类型设计的形态特征、优缺点和应用范围

龈面类型	形态特征	优缺点	应用范围	示意图
鞍式桥体	桥体龈面似马鞍状，骑跨在牙槽嵴顶上，与牙槽嵴唇颊及舌腭面相接触。接触面积大，龈面呈凹形	不利于龈面的清洁，易引起黏膜炎症反应	以往曾有使用，现在临床上应避免采用	

续表

龈面类型	形态特征	优缺点	应用范围	示意图
改良鞍式桥体	类似于鞍式桥体，骑跨在牙槽嵴顶上，只是在舌侧减小了桥体龈面与牙槽嵴黏膜的接触面积	不利于龈面的清洁，易引起黏膜炎症反应	以往曾有使用，现在临床上应避免采用	
盖嵴式桥体	仅桥体唇颊面与牙槽嵴的唇颊面呈线式接触，接触面积小	与牙槽嵴间形成楔形间隙，易存食物及舌感不适	前牙区	
改良盖嵴式桥体	桥体唇颊侧类似于盖嵴式，向舌侧增加与牙槽嵴的接触，接触面呈 T 形，不越过牙槽嵴顶	桥体与牙龈接触面积小，外形美观，且弥补了盖嵴式桥体的不足	在临床上广泛使用，主要应用于前牙，后牙也可以采用	
圆锥形桥体	龈端为凸形，且只与剩余牙槽嵴中点有一点接触	桥体与牙龈接触面积小，便于清洁，但是外观不佳	后牙区	
卵圆形桥体	龈端呈凸形，且位于牙槽嵴表面的凹陷之内	外观极佳，能够模仿穿龈而出的牙齿形态，但是需要通过临时桥对牙槽嵴塑形，修复周期长，复诊次数多	前牙区	
悬空式桥体（也称卫生桥）	是非接触式桥体，桥体离开牙槽嵴至少 3 mm	便于清洁，但是不美观，感觉不舒适	后牙区，常用于牙槽嵴吸收过多的情况	

（3）桥体龈面所用材料

1）上釉的陶瓷：光滑，易于清洁附于其上的菌斑，且生物相容性好。

2）高度抛光的金属：易于清洁菌斑。

3）树脂：性能较差，难以高度抛光。自凝树脂由于聚合不全、残留单体、多孔等缺点，易引起桥体下黏膜糜烂发炎。

（4）不良牙槽嵴的处理：固定义齿应在拔牙后 3 个月左右进行修复，以待牙槽嵴形态稳定。良好的牙槽嵴应丰满度适合，形态圆凸，表面黏膜光滑。对不良的牙槽嵴情况应在修复前进行改正。

1）牙槽嵴过度吸收：可先行牙槽嵴加高术等，也可以考虑使用悬空式桥体，但是不美观，感觉不舒适。牙槽嵴严重吸收者最好行可摘义齿修复。

2）牙槽嵴黏膜不规则增生：常见于戴用不贴合的可摘义齿以后，应先行外科手术切除增生的黏膜组织。

2. 桥体𬌗面的设计

（1）必须正确恢复缺失牙𬌗面外形及𬌗关系，应参考邻牙𬌗面的磨耗程度，以及与对𬌗牙的咬合关系，避免形成过高、过陡的牙尖，减少基牙所受的非轴向力。

（2）当基牙条件不理想而桥体又长时，要适当减小桥体所受力。采取的措施有：

1）减小桥体的颊舌径宽度，可减去牙尖的外斜面，但桥体𬌗面仍要形成所修复牙齿的自然形态，只是在大小上有所减小。桥体减径的出发点是要减小固定桥所受偏心力矩及侧向力的作用，而不应仅仅为了减小𬌗面面积。

2）加大桥体与固位体之间的舌外展隙，加深颊、舌沟和加添副沟。

3）适当减小桥体𬌗面的牙尖斜度，减小固定桥所受侧向力。

3. 桥体轴面的设计

（1）正确恢复桥体唇颊及舌腭侧的外形凸度，避免过凸或凸度不足。

（2）符合美观要求

1）牙冠的切龈长度与邻牙及同名牙协调。在牙槽嵴吸收较多时，可以使前牙桥体稍向舌侧，或在靠近牙槽嵴的部位模拟牙根的形态。如牙槽嵴吸收过多，则宜用可摘义齿修复。

2）桥体的近远中宽度不足时，可以适当磨改邻牙的邻面，或将桥体稍加扭转等。当缺牙间隙近远中过宽时，可以适当加宽邻牙，或增加桥体唇面凸度，使两邻唇线角之间的宽度保持正常。在双尖牙可以使其近中部分保持正常的外形。

3）桥体的颜色应与邻牙及肤色协调。

（四）连接体设计

连接体是连接桥体和固位体的部分。因连接方式不同而分为固定连接体和活动连接体。设计连接体时应注意以下几点要求：

1. 连接体有良好的机械强度　连接体是固定桥结构的薄弱点，是应力集中的地方，要尽可能增加其截面的外径，尤其是𬌗龈径。连接体在外展隙处应呈 U 形，使应力均匀分布。

2. 连接体的卫生要求　连接体应形成正常的邻间隙，便于清洁菌斑。

3. 连接体的美观要求　连接体形成邻间隙的大小要考虑美观，与邻牙协调。前牙烤瓷熔附金属固定桥的连接体偏舌侧，为瓷提供足够的空间。

4. 在下列情况下可选用活动连接体：

（1）倾斜基牙，难以形成共同就位道时。

（2）长桥，尤其是前后牙联合长桥，为保护中间基牙，可在中间基牙的远中设计活动连接体，活动连接体的栓道应放在中间基牙的远中邻面。

5. 粘接桥连接体的设计　详见本节后文粘接桥部分。

二、固定桥（固定义齿）

（一）优点

1. 戴用舒适，没有明显的异物感。

2. 使用方便，患者不需要自行摘戴。

3. 咀嚼功能良好。

4. 如果使用烤瓷或全瓷材料，颜色美观，接近天然牙。

（二）缺点

1. 需要对基牙进行牙体预备，损伤健康牙体组织，有时还会对基牙的牙髓健康产生影响。

2. 固定义齿修复后，局部口腔卫生维护变得困难，基牙靠近缺隙一侧以及桥体龈面容易聚集菌斑，维护不当容易造成牙龈炎症。

3. 固定义齿修复后，两侧基牙负担加重，如果长期使用不当，容易造成基牙支持组织破坏，甚至是基牙松动、脱落。

（三）适应证

固定义齿适应证的选择应从以下几个方面考虑。

1. 缺牙的数目 固定义齿一般适宜于修复 1~2 个缺失牙齿。缺牙数目多则桥体过长，增加了基牙的负担。但有些特殊情况可以例外，如 $\overline{21|12}$ 缺失，尖牙条件良好，𬌗力又不大时，$\overline{3|3}$ 可以作为基牙进行双端固定桥修复。

常见缺牙情况固定桥的设计：

（1）一个牙缺失的固定桥设计：一个牙缺失，一般情况下都可用缺隙两侧的邻牙作为基牙，设计三单位双端固定桥修复。但也有例外，如上 3 缺失，必须用上颌 1、2、4 作为基牙设计四单位固定桥修复。

（2）两个牙连续缺失的固定桥设计可以参考表 4-2-2。

表 4-2-2 两个牙连续缺失时的常用设计

缺失牙	固定桥基牙选择
$\underline{21|}$	$\underline{3|1}$
$\underline{1|1}$	$\underline{2|2}$
$\underline{54|}$	$\underline{63|}$
$|\overline{45}$	$|\overline{36}$

（3）两个以上牙齿缺失或多个牙间隔缺失的固定桥设计：这些复杂情况在以往做固定桥修复时，需要仔细评估基牙的条件，有时还要结合使用活动连接体，修复流程复杂，对医师和技师要求很高，且远期成功率较低。在种植修复广泛应用之后，这些复杂情况应首选种植修复的方案。

2. 缺牙的部位　牙列的任何部位缺牙，只要缺牙数目不多，基牙条件符合要求，都可以选用固定义齿修复。但后牙游离端缺失一般不宜采用单端固定桥修复。

3. 基牙的条件　缺牙间隙两侧有无良好的基牙是决定固定义齿是否适用的重要因素。评价一个牙齿是否为良好的基牙要从其牙冠、牙根、牙髓、牙周以及排列位置几个方面考虑。理想基牙其牙冠高度适宜、形态正常、牙根长且大，牙髓无病变，有足够的牙周潜力，并且牙齿排列位置基本正常。

4. 咬合关系　缺牙区咬合关系应基本正常。若对𬌗牙过长，应先调𬌗形成正常的𬌗曲线。

5. 缺牙区牙槽嵴的吸收情况　固定义齿修复的时机应在拔牙后3个月左右，牙槽嵴形态稳定之后。缺牙区牙槽嵴不宜吸收过多，特别是在前牙区，否则桥体设计难以达到美观要求。

6. 年龄　患者的年龄并无严格限制，一般成年患者都可以接受固定义齿修复，但年龄过小、牙齿髓腔大者，牙体预备时易损伤牙髓。年龄过大者，牙周组织多有萎缩，牙周支持能力降低。

其他影响固定义齿适应证选择的因素还包括全身状况、口腔卫生、余留牙情况等。

（四）操作程序与方法

1. 操作流程　下面以烤瓷熔附金属固定桥为例，简述固定桥的操作过程（图4-2-1），以及操作中应注意的问题。

2. 基牙的预备　固定桥基牙预备的方法与牙体缺损修复体的牙体预备基本相同，但预备固定桥基牙时应注意以下几点。

（1）各基牙间要形成共同的就位道：牙体预备前应先在研究模型上进行观测，确定共同就位道的方向（图4-2-2）。

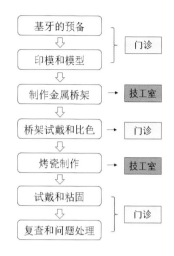

图 4-2-1 固定桥的操作流程（以烤瓷熔附金属固定桥为例）

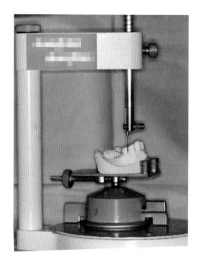

图 4-2-2 模型观测确定共同就位道

（2）增强固位体的固位力，必要时可增加辅助固位装置，如固位沟、针道等。

（3）如果基牙缺损严重、固位形差，必要时需要先行根管治疗，然后行桩核修复，之后再行固定桥修复（图 4-2-3），以获得长期的固位。

（4）牙体预备完成后要戴用暂时修复体，暂时修复体要达到以下基本要求：

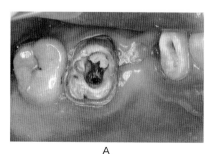

A

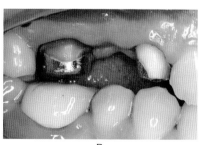

B

图 4-2-3 固定桥修复前，基牙先行桩核修复
A. 基牙缺损大；B. 基牙贵金属桩核修复后。

1）保护基牙牙髓组织的健康，隔离外界刺激。

2）保护基牙牙龈组织的健康，恢复基牙正常的外形凸度，修复体边缘要密合。

3）与对𬌗牙建立正常的𬌗接触关系，防止基牙或对𬌗牙过长及移位。

4）修复体有良好的机械强度和固位力。

5）满足美观要求。

6）恢复一定的咀嚼功能。

3. 印模和模型　基牙牙体预备完成后，在制取印模前，先使用排龈线排龈，以减少龈沟液、血液等渗出物，清晰、直观地暴露预备体的边缘（图 4-2-4）。将浸有肾上腺素或为硫酸铝钾的棉线压入龈沟内，放置 5～10 分钟，取出排龈线，迅速制取印模（图 4-2-5）。然后灌注人造石工作模型（图 4-2-6）。临床上常用插固位钉的方法制取基牙预备体的活动代型。模型硬固后锯下活动代型，进行代型的修整。

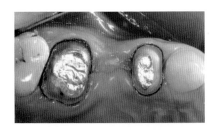 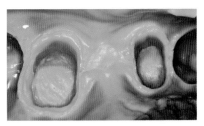

图 4-2-4　固定桥基牙排龈　　　　图 4-2-5　固定桥硅橡胶印模

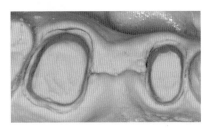

图 4-2-6　固定桥工作模型

4. 制作金属桥架　代型修整完成后，制作金属桥架的蜡型（图4-2-7）。然后包埋、铸造形成金属桥架（图4-2-8）。在金属桥架的制作中应注意以下几点：

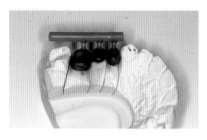

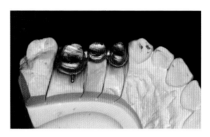

图 4-2-7　固定桥金属桥架蜡型　　　　图 4-2-8　铸造形成金属桥架

（1）蜡型制作应先恢复修复体正常的解剖外形，然后切除烤瓷面所要占据部分的蜡，形成金属桥架的蜡型。这样可以为瓷提供均匀、充足的厚度空间，保证适合的瓷金交界面位置及形态的设计和连接体的设计。

（2）与对殆牙的殆接触区，根据具体情况，可以放在瓷上，殆面与舌面瓷金界面应离开殆接触点 1.5 ~ 2.0 mm。邻面的瓷金界面应远离邻面接触点。瓷金界面的外形应呈直角，内线角要圆钝。

（3）尽量增加连接体的殆龈向高度，一般至少为 2.5 mm。但连接体的龈端应离开固位体边缘 1.5 ~ 2.0 mm，以便留出足够的邻间隙。前牙固定桥的连接体可偏于舌侧，避免暴露金属。

（4）桥体金属底层的龈面应留出 1.0 mm 的间隙，以备烤瓷直接与牙槽嵴黏膜接触。

5. 试戴金属桥架及比色　金属桥架经初步磨光后在患者口内试戴（图4-2-9），检查是否能顺利就位，有无翘动，固位是否良好，边缘是否密合。固位体的内冠应符合金瓷冠内冠的基本要求，桥体及连接体应达到设计要求。如金属桥架试戴有问题，应从临床及技工制作两方面寻找出现问题的原因，根据具体情况，或临床调改，或重新制作金属桥架。金属桥架试戴合适后要进行比色（请参考本章第一节"五、烤瓷熔附金属全冠"相关内容），即为修复体确定最适宜的颜色，并据此选择相应的瓷粉型号。修复体瓷面的颜色应与邻牙及肤色等协调。

6. 烤瓷制作　烤瓷前先预备金属桥架，包括表面磨光、颈部金属领及瓷金界面的修整，以及表面喷砂和超声清洗。金属内冠颈部金属领至少宽 0.3 mm。表面磨光时不应使用含有机物结合剂的磨具，磨光应顺同一方向，压力要小。金属桥架预备后按所用瓷粉的要求进行不透明层、体瓷和釉瓷的烧结，完成固定桥的制作（图 4-2-10）。

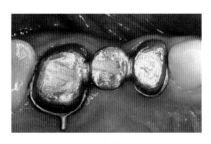

图 4-2-9　试戴金属桥架

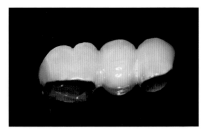

图 4-2-10　制作完成的烤瓷桥

7. 固定桥的试戴和粘固　固定桥制作完成后，要在患者口内进行试戴。固定桥试戴时主要进行以下几个方面的检查。

（1）固定桥就位：如果固定桥的设计合理，基牙预备正确，金属桥架试戴合适，则固定桥的就位不会出现困难。影响就位的原因有固位体的内表面、固位体边缘、邻面接触区或桥体龈端有阻碍就位的障碍点，固定桥出现弯曲变形等。

（2）固位体的边缘：固定桥完全就位后，用探针尖端检查固位体的边缘是否密合，是否有悬突或边缘宽度不足。

（3）接触点：固定桥与邻牙接触点的部位、大小和松紧度应与自然牙列相同。用牙线检查接触点的松紧度，如果牙线不能顺利通过接触区，且患者无不适感，则表明接触点松紧度合适。接触点过紧，患者可感到基牙或邻牙疼痛不适，需要用咬合纸确定部位进行调磨；接触点过松，则牙线可以自由通过，需要通过加瓷等方法改正。

（4）咬合：用咬合纸检查正中𬌗及非正中𬌗时的咬合情况，去除早接触，使固定桥与对𬌗牙之间建立均匀、稳定的𬌗接触关系（图4-2-11）。

（5）外观：修改固定桥的外形，用上色等方法调改烤瓷面的颜色。

（6）桥体龈面与牙槽嵴的接触关系：桥体龈面应与牙槽嵴黏膜紧密接触而无压力。接触过紧可表现为牙槽嵴黏膜发白，接触过松则出现间隙，这些都要加以改正。

经过以上检查，如有不符合要求之处，在粘固前及时修正。固定桥试戴合适后，进行最后的上釉、抛光，然后使用粘固剂将其粘固于基牙上（图4-2-12）。最常用的粘固剂是磷酸锌水门汀，为了保护基牙牙髓的健康，还可使用玻璃离子粘固剂。粘固剂凝固后，要清除多余的粘固剂，特别是残留在龈沟内的粘固剂。有时可先用暂时粘固剂，如氧化锌丁香油糊剂暂时粘固，试戴3～7天，若无不良反应，改用永久粘固剂粘固。

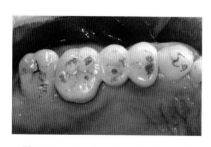
图4-2-11　固定桥试戴时检查咬合

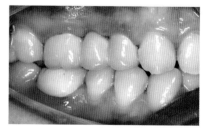
图4-2-12　固定桥粘固于基牙上

8. 固定义齿的复查和问题处理　固定义齿修复后，应该定期复查。从原则上讲，一个设计制作良好的固定义齿戴用后中短期内不会出现问题。如果出现问题，应按照表4-2-3中的思路考虑。

表 4-2-3　固定义齿修复后可能出现的问题和处理方法

症状	特点	原因分析	临床处理
基牙疼痛	冷热刺激痛	常因牙体预备导致的牙髓充血所致	观察，若不能缓解，需拆除固定义齿行牙髓治疗
	咬合时疼痛	咬合干扰、早接触	调整干扰点、早接触点
牙龈红肿	靠近固位体边缘的牙龈缘红肿	残留水门汀边缘不密合	清理残留水门汀边缘不密合者，需要拆除重做
食物嵌塞	固位体与邻牙之间或桥体之下食物嵌塞	邻接触点、外展隙或桥体龈端处理不当	症状严重者，需要拆除重做
固定桥松动（或脱落）	固定桥粘固之后出现松动（或脱落）	固位体固位不良，水门汀溶解，基牙折断，固位体破损	一般需要拆除重做
固定桥损坏	固定桥磨穿、崩瓷、折断、变形等	固定桥制作不当或咬合力异常	重新制作固定桥；针对咬合力异常，如夜磨牙等，要给予相应治疗

　　固定义齿基牙选择得当，牙体、牙髓、牙周等治疗准备充分，则基牙不应出现问题。手术操作正确，粘固剂选择得当，治疗过程中有良好的暂时修复体保护，则牙髓不会受到超过其耐受能力的刺激。义齿设计制作良好，则边缘密合，轴面形态良好，邻牙接触良好，咬合接触良好，就不会出现龈炎、食物嵌塞、咬合创伤，也不会出现修复体的穿孔、破裂。固定义齿修复不同于可摘局部义齿修复，一旦出现上述不应出现的问题，往往只能拆除重做。暂时性水门汀提供了这种方便，可以将固定修复体粘固于预备体上数日或更长时间，使术者有时间观察固定义齿戴用后的效果，然后再决定是否需要修改。如果不需要调整，再换用永久性粘固剂，完成最终粘固。

（刘云松）

三、金属粘接桥

在缺牙修复中，既能减少健康基牙的磨除又能进行固定修复一直是修复学临床追求的目标。在 21 世纪初的现代，种植修复是成功实现这一目标的代表性方法，但是对于因各种原因而不能进行种植修复的病例，利用粘接固位的固定义齿修复也是实现这一目标的有效手段。粘接固定义齿（俗称粘接桥），英文名称为 resin-bonded fixed partial dentures（RBFPDs），是利用树脂粘接材料将固定义齿的桥体通过翼板粘接到邻牙上，从而修复个别牙缺失的方法。粘接义齿的最关键技术即为粘接，粘接义齿失败的主要原因也是脱粘接。

粘接固定义齿分为金属粘接固定义齿（包括贵金属材料和非贵金属材料）以及非金属粘接固定义齿（包括玻璃纤维增强树脂材料和全瓷材料）。

金属粘接固定义齿是将缺牙区桥体通过一体铸造的金属翼板粘接到邻牙上的固定修复方式（图 4-2-13）。

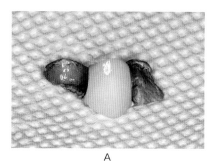
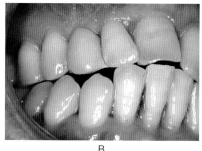

A B

图 4-2-13　右上尖牙缺失用金属翼板粘接桥修复

A. 双侧翼板固位金属粘接固定义齿；B. 金属粘接固定义齿修复缺失的尖牙。

（一）优点

金属粘接固定义齿的强度大、变形小，其中以非贵金属者强度更大。相对于非金属粘接固定义齿，金属粘接固定义齿在连接体体积较小时也不易折断。

1. 金属固位翼板比较薄，边缘可呈刃状，粘接后较少改变天然牙舌腭侧外形而无须进行过多的基牙预备和终止线肩台预备，磨牙量少而患者的异物感小。

2. 金属粘接固定义齿连接体下方可充分缓冲，避免压迫牙龈乳头，利于牙周清洁。

3. 单端固位粘接桥的长期存活率高于双端固位粘接桥，由于金属翼板和桥体基底冠具有较高的强度，金属粘接桥可设计成单端固位的形式。

4. 由于贵金属的铸造精度高，粘接义齿翼板和基底冠上可以形成细小而精确的外突结构，与基牙紧密嵌合，可以增加设计一些精细的机械辅助固位结构如固位针道等，增加义齿的长期存活率。

5. 可以用于前磨牙区等跨度小、𬌗力小的单个后牙缺失的修复（图 4-2-14）。

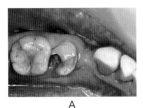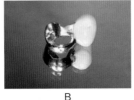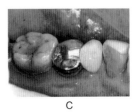

图 4-2-14　贵金属单端固位粘接固定义齿修复下颌第一前磨牙缺失

A. 左下第一前磨牙缺失，第二前磨牙远中邻𬌗面有窝洞，设计第二前磨牙为基牙的金属烤瓷单端固位粘接固定义齿；B. 翼板远端为远中嵌体结合 D 形中央沟辅助固位；
C. 粘接固位后的义齿。

（二）缺点

1. 对金属过敏的人无法使用金属粘接固定义齿。

2. 如果做头颈部磁共振检查，则多单位金属粘接固定义齿可能带来检查区的伪影，从而影响检查的结果。

3. 金属翼板的位置和大小不同，如用于美学区则有可能显露金属，金属烤瓷桥体的美观性也低于非金属桥体，从而使其整体的美学表现逊于非金属粘接固定义齿。

4. 缺牙间隙异常或有散在间隙时金属易显露而影响美观效果。

5. 金属的弹性模量小于树脂类，咬合力过大或有明显的侧向咬合接触时粘接义齿容易脱落。

金属和非金属粘接桥的优缺点比较如表 4-2-4 所示。

表 4-2-4　不同类型粘接桥的优缺点比较

粘接桥分类	强度	体积	翼板厚度	基牙预备	粘接力	缺点	美学	单端固定
金属粘接桥								
贵金属	强	较小	较薄	预备辅助固位	良好	较贵，有金属	良好	可
非贵金属	很强	较小	较薄	预备辅助固位	良好	有金属	良好	可
非金属粘接桥								
玻璃陶瓷	强	较小	较厚	很少	好	较贵	很好	可
玻璃纤维增强复合树脂	较强	较大	厚	很少	好	强度稍差，厚	好	否

（三）适应证

1. 适应证的选择

（1）前磨牙区等跨度小、𬌗力小的单个后牙缺失的固定修复。

（2）下前牙单个牙缺失的固定修复。

2. 适应证选择的注意事项

（1）需要患者对粘接固定义齿的优缺点充分理解，并且能够接受可能发生的修复后长期并发症如义齿脱粘接等问题。一旦义齿脱粘接，需要尽快重新粘接；反复脱粘接时，需要更改义齿设计。

（2）对于无法定期复诊或不方便复诊的情况，不建议进行粘接固定义齿修复。

（3）由于健康牙釉质的粘接强度明显高于牙本质和牙骨质，所以粘接固定义齿的粘接力主要依靠树脂粘接材料和牙釉质的粘接。作为粘接固定义齿的固位基牙，其粘接面必须具有完整的健康牙釉质。

（4）基牙应具有 3 mm 以上可放置翼板的临床牙冠高度，便于获得充分的粘接面积。在不影响咬合的情况下尽量扩大翼板面积，增大粘接强度。如果设计单端固定义齿，则选择粘接面积大、咬合接触轻、邻面形态较平整的基牙。单端金属粘接固定义齿仅用于修复咬合力小的前牙，用牙周膜面积大的牙作为基牙，比如中切牙带侧切牙桥体、尖牙带侧切牙桥体、第一前磨牙带尖牙桥体。桥体跨度不能大于正常宽度。

（5）粘接固定义齿上的咬合为重咬时轻接触，侧方𬌗时无咬合接触，尤其是牙尖斜面上的接触。深覆𬌗或者无法获取不引起咬合干扰的翼板空间时，不适宜进行粘接固定义齿修复，需要先行正畸或其他综合治疗改善咬合状态。

（6）对金属过敏者禁用金属粘接固定义齿，对美学效果要求高者或者需要经常进行头颈部磁共振检查者建议行非金属粘接固定义齿修复。

（7）义齿脱粘接的原因有粘接剂强度不足及缺少足够的机械固位力。因此，为了提高粘接固定义齿的长期存活率，除了选择使用粘接力强的树脂粘接系统外，还需要增加辅助固位和设计成两单位单端固定形式。

（四）操作程序与方法

操作程序分成以下几个步骤，需要依次进行：

1. 确认适应证和基牙。
2. 确认修复体类型和设计。
3. 患者知情同意。
4. 金属粘接固定义齿的基牙预备。基牙预备要求如表4-2-5所示。

表 4-2-5 金属粘接固定义齿的基牙预备要求

部位	基牙预备	注意事项
邻面	去除殆龈向缺隙侧倒凹，降低外形高点线到龈上 1 mm 处，避免修复后形成大的龈间隙。颊舌向预备不超过邻接触点的颊侧	保持在牙釉质厚度内。避免翼板前缘金属暴露
舌侧	沿舌侧外形去除倒凹，形成比较平坦的粘接面。预备超过牙冠周长 1/2，降低外形高点线到龈上 1 mm 处。在龈方终止线处不预备肩台或形成 0.5 mm 宽的内钝角肩台，使翼板下缘终止在龈上 1 mm 处，和牙体组织自然延续，不形成悬突。在粘接面近远中预备机械辅助固位形，如直径 1 mm 的钉道或轴沟两个，要求其互相平行并和义齿就位道一致	保持在牙釉质厚度内。尽量扩大翼板粘接面积
殆面	预备宽 1.5 mm、深 1.5 mm 中央沟，如图 4-2-15 所示。如有邻殆面窝洞，在洞底预备机械辅助固位形如钉洞	不影响咬合

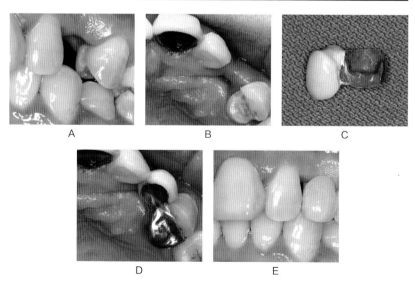

A   B   C

D   E

图 4-2-15 左上颌尖牙缺失，单端固位贵金属烤瓷粘接固定义齿修复

A. 设计第一前磨牙为基牙；B. 舌侧翼板联合中央沟辅助固位；C. 贵金属单端固位粘接桥，金属进入中央沟并恢复殆面形态；D. 粘接固定义齿粘固后的咬合面观；
E. 粘接固定义齿唇面观。

金属粘接固定义齿的机械辅助固位形可以是以下一种或多种形式的复合。

（1）在基牙近远中邻面各预备一个和义齿就位道平行的邻面固位沟，直径 1 mm，深度 1 mm，尽量长但下方终止于龈上 1 mm 处，使金属翼板形成相应突起与其紧密嵌合，增强辅助固位；金属翼板连接固位沟包绕基牙超过 180°（图 4-2-16）。

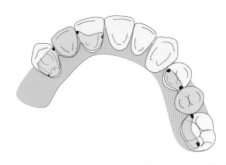

图 4-2-16　基牙邻面钉道或轴沟的预备及翼板的外形

（2）D 形环绕翼板：在后牙咬合面中央预备纵向沟状固位形，深度 1 mm，宽度 1.5 ~ 2 mm，使咬合面金属翼板进入中央沟和舌侧金属翼板形成完整的围绕结构，抵抗侧向脱位力（图 4-2-17）。

（3）基牙缺隙侧如有龋坏或充填体，去除龋坏组织和旧充填体后形成 GV Black Ⅱ类箱状洞形，再在底面形成 1 mm × 1 mm 的钉道，利用嵌体和浅钉结构增加机械固位（图 4-2-18）。

5. 制取印模和工作模型　基牙预备后用精细磨光钻光滑基牙

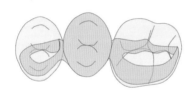

图 4-2-17　D 形环绕翼板

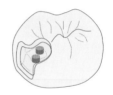

图 4-2-18　Ⅱ类箱状洞底钉道

表面，用硅橡胶或聚醚印模材制取印模后，用超硬石膏灌制工作模型。比色后用咬合记录硅橡胶记录颌位关系。

6. 义齿加工制作 在工作模型上雕刻金属翼板和桥体基底冠的蜡型，用失蜡法包埋铸造后打磨处理，用金属熔附烤瓷堆塑烧结形成桥体形态。

7. 义齿试戴 在临床试戴粘接固定义齿，调整并确认义齿完全就位到设计的终止线位置后具有良好的邻接触，细牙线或邻接触检查金属片能通过但有较大阻力，阻力过小则说明邻接触松弛。翼板下方与牙体组织密合、无悬突，在龈缘 1 mm 上方，桥体龈端和下方黏膜组织紧密接触并形成对黏膜的轻微压迫（黏膜发白但可在 10 分钟后恢复原来颜色），不压迫牙龈乳头，桥体的外形凸度以及颜色和形态与邻牙协调。翼板和桥体切端不形成咬合高点，紧咬牙时形成咬合轻接触，下颌侧方运动时不形成咬合干扰，以天然牙为引导早期脱离咬合接触。

8. 义齿完成抛光、上釉 义齿试戴结束后进行金属表面的抛光及瓷表面的上釉处理。

9. 义齿粘固 选择双固化型粘接树脂水门汀，按照牙釉质表面"酸蚀－水洗－粘接"的步骤进行粘固。粘固过程如表 4-2-6 所示。

表 4-2-6 金属粘接固定义齿粘固过程

处理步骤	处理方法
金属粘接面处理	粗化处理：非贵金属喷砂，贵金属热处理 涂抹金属处理剂：贵金属表面使用硫黄类处理剂（图 4-2-19），商品如 Metal Primer、Alloy Primer；非贵金属表面可不涂抹处理剂或涂抹含有磷酸酯类功能单体 MDP（10- 甲基丙烯酰氧癸基二羟基磷酸酯）类的处理剂
口内隔湿	推荐使用橡皮障进行粘接区域隔湿（图 4-2-20），暴露基牙和桥体位置后固定，在每颗基牙的龈间隙内放置隔离线如橡胶条、聚四氟乙烯薄膜等。如不使用橡皮障，则邻牙和对𬌗牙用聚四氟乙烯覆盖，在每颗基牙和邻牙间放置隔离线如橡胶条、聚四氟乙烯薄膜等保护龈乳头。基牙颊舌侧放置足够长度的隔湿棉卷并及时更换

处理步骤	处理方法
基牙粘接面牙釉质酸蚀	用37%磷酸凝胶涂抹牙釉质表面，30~60秒后彻底加压水冲30秒以上，吹干粘接表面后牙釉质显露白垩色表面
基牙粘接面牙釉质粘接处理	按照使用说明书要求，在牙釉质粘接面分别涂抹双固化树脂粘接水门汀套装里的表面处理剂和粘接剂或者单瓶粘接剂
放置树脂水门汀	按照使用说明书要求混合双固化树脂水门汀成糊剂，分别放置到义齿粘接面和基牙的舌侧及邻面，注意不遗留空白表面，避免气泡和污染物混入
义齿就位	仔细将修复体按压就位，用小毛刷去除修复体周围多余树脂
初步光照	用可视光在粘接面上方2 mm处光照5秒达到初步固化
初步清理多余的水门汀	用牙线通过桥体和非基牙之间的邻接触面。从桥体和基牙之间的龈间隙内取出隔离线，充分清理多余粘接材料
涂抹防氧化剂	在粘接树脂与空气接触面涂抹防氧化剂，阻断树脂粘接材料与氧气的接触，避免未聚合层遗留
可视光照射	每个面用可视光各照射20秒（自固化型粘接剂无须光照，等待固化时间）
清洁表面	彻底清洁修复体和基牙表面
调整咬合	调整咬合，抛光，完成粘接
维护和复诊	定期检查粘接固定义齿的松动度、牙周健康状况等

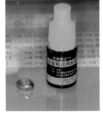

图 4-2-19
常见的金属表面
处理剂

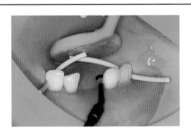

图 4-2-20 粘接区域隔湿
粘接区域用橡皮障隔湿，龈间隙
用橡皮条固定和保护。

如果使用自固化树脂粘接水门汀如超级粘接剂（Superbond C&B），则操作步骤的区别如下：基牙粘接面牙釉质用粘接系统自带橘色酸蚀剂涂抹 15 秒，水洗吹干。按照 4：1 的比例混合树脂单体和引发剂，用混合液湿润基牙表面后，在液体中加入一定比例的透明聚合树脂粉剂，调拌成糊状后加到修复体粘接面。修复体就位粘接于基牙上，固定 4 分钟，去除多余树脂。若翼板边缘和基牙间有微间隙，则补加粘接剂后用流体树脂封闭间隙。清洁，调整咬合，磨光，嘱患者勿咬硬物。一般需要 1 周后复诊，再次清理有可能遗留的水门汀后进一步抛光处理。

（姜婷）

四、非金属粘接桥

目前，非金属粘接桥（即非金属粘接固定义齿）常用二硅酸锂增强玻璃陶瓷或玻璃纤维增强复合树脂两种材料分别形成一体化的翼板和桥体形态（图 4-2-21）。二硅酸锂增强玻璃陶瓷的制作有失蜡法热压铸造和 CAD/CAM 切削后烧结两种方式，其中 CAD/CAM 切削后烧结的二硅酸锂增强玻璃陶瓷抗折强度明显大于热压铸造制作者，推荐使用。虽然也有医师考虑用强度高的氧化锆全瓷粘接桥，但是由于氧化锆的树脂粘接强度依然不能获得预期肯定的效果，因此暂不推荐设计使用氧化锆全瓷粘接义齿。

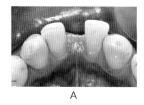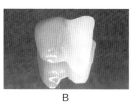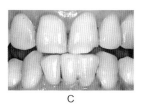

图 4-2-21　下颌前牙区全瓷单端粘接固定义齿修复

A. 下颌中切牙缺失，左下侧切牙作为固位基牙进行了微创预备，消除邻面倒凹，舌侧形成平坦的粘接面，预备面终止于龈上 1 mm 处，形成小的圆钝角肩台；B. CAD/CAM 切削后烧结的二硅酸锂增强玻璃陶瓷单端粘接固定义齿，翼板在侧切牙舌侧充分伸展，翼板和桥体的连接体厚度超过 1 mm，高度超过 4 mm；C. 用双固化树脂水门汀粘固后，前伸对刃位时粘接桥桥体的咬合为轻接触。

（一）优点

1. 生物相容性优良，无味、无毒、无刺激，无脱色。

2. 非金属粘接固定义齿具有牙色半透明的特点，没有金属材料的底色，色调稳定性高，适用于美学区的修复。

3. 因为不使用金属，也适用于对金属过敏者或者需要做磁共振检查者。

4. 对于缺牙区间隙异常、有散在间隙，或者临床牙冠过长、牙齿扭转等情况，由于不必担心翼板暴露，适应证较广。

5. 基牙预备不做辅助机械固位形，更加微创。

6. 树脂和玻璃陶瓷都具有更为优良的树脂粘接性能，可预期更长时间的粘接存活率。

7. 玻璃纤维增强复合树脂粘接固定义齿可同时作为松动牙固定的夹板使用。

8. 玻璃纤维增强复合树脂粘接固定义齿脱落后可重新粘接，义齿破损后可直接在口内修补。基牙有牙体缺损时，可以在树脂粘固义齿的同时对基牙进行树脂充填修复。

9. 舒适卫生、无刺激，玻璃陶瓷义齿表面光洁度高、耐磨耗，表面长期稳定性好。

10. 玻璃纤维增强复合树脂粘接固定义齿价格经济，制作简便。

（二）缺点

1. 非金属材料尤其是玻璃陶瓷质脆易折裂，在制作和试戴以及粘固操作时需要特别仔细。

2. 翼板较厚。为了保证翼板的强度，要求厚度至少为 1 mm，在咬合力较大的位置甚至要达到 2 mm。

3. 连接体强度比金属粘接固定义齿差，连接体的折断失败率略高于金属粘接固定义齿。需要增加连接体厚度和高度，连接体厚度大于 1 mm，高度大于 4 mm，或需要措施增加强度。

4. 玻璃纤维增强复合树脂粘接固定义齿表面光洁度较全瓷粘接固定义齿和金属粘接固定义齿差，容易发生牙菌斑的堆积，对牙周清洁的要求更高。

（三）适应证

非金属粘接固定义齿的适应证包括：上下颌前牙区单个牙缺失的固定修复。但是，适应证选择时必须遵循以下注意事项：

1. 遵循前文金属粘接桥所述的相关注意事项。

2. 二硅酸锂增强玻璃陶瓷粘接固定义齿一般设计为单端固位的方式，而玻璃纤维增强复合树脂粘接固定义齿一般设计为双端固位的方式。

3. 连接体要保证厚度在 1 mm 以上，高度在 4 mm 以上，在不影响舒适感的前提下尽量增加连接体的体积，从而增强连接体的抗折能力。

（四）操作程序与方法

操作程序与方法基本类似于前述的金属粘接桥，但是有几个步骤具有非金属粘接桥的特点，需要依次进行。

1. 非金属粘接固定义齿的基牙预备

（1）在牙釉质厚度内去除基牙缺隙侧邻面的殆龈向倒凹，降低外形高点线到龈上 1 mm 处。

（2）在牙釉质厚度内去除基牙舌侧倒凹，降低外形高点线到龈上 1 mm 处，形成比较平坦的粘接面。在龈方终止线处预备 0.5 mm 宽的内钝角肩台，使翼板下缘终止在龈上 1 mm 处（图 4-2-22），翼板稍突起于牙体组织外形，但不能形成明显的悬突。在不影响咬合的情况下尽量扩大翼板粘接面积。前牙的邻舌面不预备机械辅助固位形。

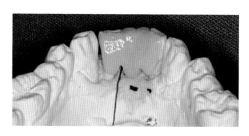

图 4-2-22　用玻璃纤维增强复合树脂粘接义齿制作双端固位粘接义齿的舌面观
为了增加粘接面积，翼板覆盖整个舌面，邻面到邻接触点舌方，下缘位于龈上 1 mm 处，在龈间隙处不压迫龈乳头并能保持牙周清洁。

（3）如果基牙是前磨牙，需要设计成 D 形包绕式翼板。在前磨牙𬌗面中央预备纵向固位沟，深 1 mm，宽 1.5~2 mm。可以保留舌尖高度（图 4-2-23），也可使舌尖高度降低 1 mm，使𬌗面翼板和舌侧翼板连为一体（图 4-2-24）。如果基牙有邻面龋，可以去龋后形成无倒凹的小箱状洞形，翼板上形成嵌体状辅助固位形，可以加强对侧向咬合力的抵抗。

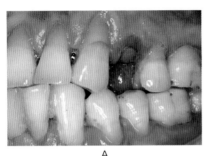
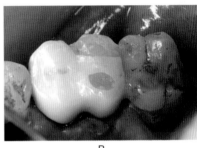

A   B

图 4-2-23　D 形固位的全瓷单端固位粘接固定义齿

A. 第一前磨牙缺失；B. 第二前磨牙𬌗面预备中央沟，进入中央沟的固位体与舌侧全瓷翼板连接形成 D 形固位的全瓷粘接义齿。

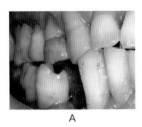
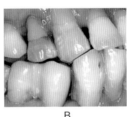
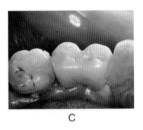

A   B   C

图 4-2-24　基牙为第二前磨牙时的玻璃陶瓷单端粘接固定义齿修复

A. 第一前磨牙缺失，第二前磨牙作为单端固位粘接固定义齿的基牙，预备成舌面平坦及𬌗面有中央固位沟的形态；B. 粘接固定义齿粘固后颊侧面观；C. 粘接固定义齿粘固后舌面观，舌侧翼板和中央沟固位体连为一体，覆盖舌尖。

2. 制取印模和工作模型　基牙预备后用精细磨光钻光滑基牙表面，用硅橡胶或聚醚印模材制取印模后用超硬石膏灌制工作模型。比色后用咬合记录硅橡胶记录颌位关系。

3. 义齿加工制作

（1）二硅酸锂增强玻璃陶瓷粘接固定义齿的制作可使用雕刻蜡型后失蜡法包埋并热压铸造的方式，或者口内或模型扫描后在数字化模型上设计修复体形态并用机器切削后烧结的 CAD/CAM 制造方式。

（2）玻璃纤维增强复合树脂则主要将玻璃纤维束作为支架，以硬树脂作为饰面形成牙齿外形。玻璃纤维束的结构和粘接义齿用产品的遮光包装见图 4-2-25。玻璃纤维的抗拉强度高，可使树脂刚性增强，明显提高树脂的抗疲劳性能和抗拉能力，增加树脂粘接义齿的强度。玻璃纤维与树脂之间是化学粘接，可通过硅烷偶联剂（silane coupling agent）获得更良好的粘接。玻璃纤维束可以单方向排列成多束状或交叉成网状。网状结构可明显增强义齿的抗折强度。制作方法是剪取所需长度的玻璃纤维束，在工作模型上按压形成翼板和桥体支架，初步光固化后在其上堆积硬树脂，然后真空强光照射固化后成形。玻璃纤维增强复合树脂粘接固定义齿的具体制作过程见图 4-2-26。

4. 义齿试戴　在临床试戴粘接固定义齿，调整并确认义齿完全就位到设计的终止线位置后具有良好的邻接触，翼板下方密合、无悬突，桥体龈端与下方黏膜组织紧密接触并形成对黏膜的轻微压迫（黏膜发白但可在 10 分钟后恢复原来颜色），不压迫牙龈乳头，桥体的外形凸度、颜色和形态与邻牙协调，翼板和桥体不形成咬合高

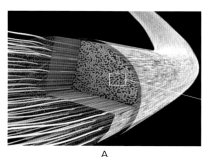
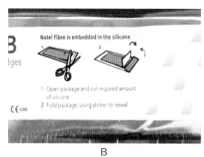

A　　　　　　　　　　　　　B

图 4-2-25　玻璃纤维束的结构和粘接义齿用产品的遮光包装

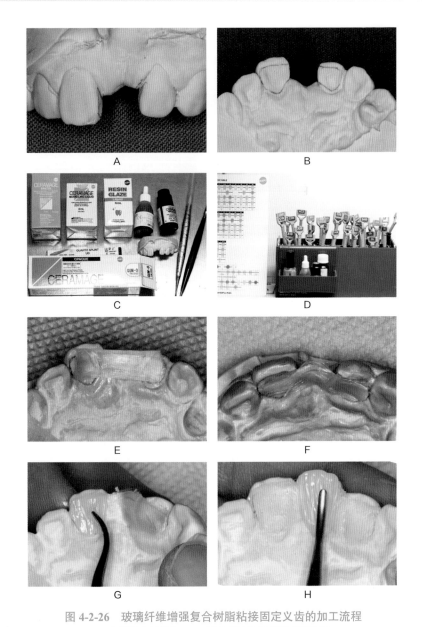

图 4-2-26　玻璃纤维增强复合树脂粘接固定义齿的加工流程
A. 上颌单个牙缺失；B. 画出邻面和舌侧粘接面位置；
C 和 D. 准备粘接固定义齿用玻璃纤维和间接法制作用硬质复合树脂；
E. 按照长度截取纤维束；F. 将纤维束弯曲并贴合于缺牙区和舌侧粘接面，光固化成形；
G 和 H. 在固化的纤维束内侧衬垫少许复合树脂，在外侧分层覆盖复合树脂。

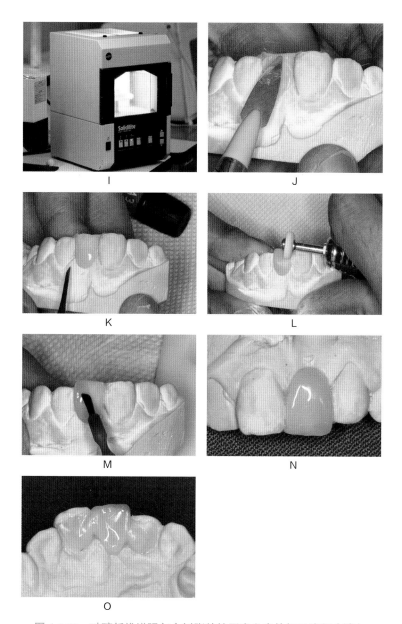

图 4-2-26　玻璃纤维增强复合树脂粘接固定义齿的加工流程（续）

I. 将模型放入真空光固化机进行固化；J. 再用分层堆积法分别堆积牙颈部、牙体部、牙釉质层复合树脂，分层光固化；K. 完成唇面桥体形态；L. 打磨成形；M. 用上光剂涂抹表层；N 和 O. 完成的玻璃纤维增强复合树脂粘接固定义齿的唇舌面观。

点，紧咬牙时形成咬合轻接触，下颌侧方运动时不形成咬合干扰，以天然牙为引导早期脱离咬合接触。

5. 义齿完成抛光、上釉和粘固过程基本等同于金属粘接固定义齿，但是修复体表面处理方式有其特殊性。

（1）热压铸造二硅酸锂增强玻璃陶瓷的粘接面用 10% 氢氟酸酸蚀 60 秒，CAD/CAM 切削后烧结的二硅酸锂增强玻璃陶瓷的粘接面用 10% 氢氟酸酸蚀 20 秒（图 4-2-27），用水彻底冲洗到加有中和剂的容器中，吹干，涂抹硅烷偶联剂 60 秒，用吹风机加热活化涂抹后的偶联剂，放置混合好的双重固化或者化学固化树脂水门汀，将修复体完全就位，按压光照，粘固修复体。

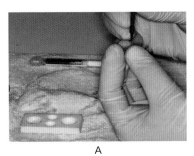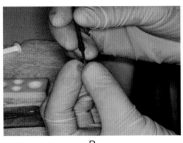

A   B

图 4-2-27　玻璃陶瓷修复体粘接面的酸蚀和粘接处理

A. 在 CAD/CAM 玻璃陶瓷粘接义齿的粘接面上涂抹 10% 氢氟酸凝胶（黄色），酸蚀 20 秒后，用水冲洗到加有中和剂的容器中，中和其酸性后丢弃。B. 全瓷粘接面涂抹硅烷偶联剂（无色）60 秒，吹风机加热 20 秒，吹干待用。

（2）玻璃纤维增强复合树脂粘接固定义齿的粘接面喷砂（25 μm 氧化铝颗粒）粗化，涂抹硅烷偶联剂 60 秒，用吹风机加热活化偶联剂后放置混合好的双重固化或者化学固化树脂水门汀，将修复体完全就位，粘固修复体。

玻璃纤维增强复合树脂粘接固定义齿的口内粘接过程如图 4-2-28 所示。粘接完成后调磨咬合高点，抛光，完成粘固。嘱患者勿咬硬物，1 周后复诊，进行牙周洁治，保持牙周健康。

6. 临床操作时的特别注意事项

（1）保证翼板龈端舌侧边缘位于龈上 1 mm 处，避免对牙周组

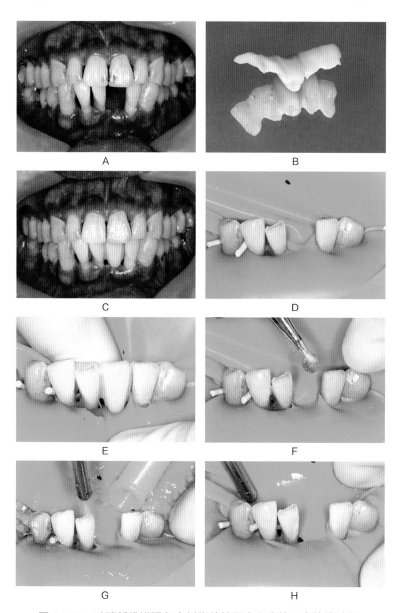

图 4-2-28　玻璃纤维增强复合树脂粘接固定义齿的口内粘接过程

A. 下颌前牙缺失唇面观，邻牙有牙槽骨吸收，Ⅰ度松动。B. 制作玻璃纤维增强复合树脂粘接固定义齿。C. 试戴，粘接前先喷砂（25μm 氧化铝颗粒），后用乙醇消毒干燥，涂抹硅烷偶联剂待用。D. 用橡皮障隔湿，将橡胶条压入龈间隙。E. 再次试戴粘接桥，保证在橡皮障上能完全就位。F. 牙釉质粘接面用 37% 磷酸凝胶酸蚀 60 秒，或者用化学固化树脂水门汀（超级粘接剂）自带酸蚀凝胶酸蚀 15 秒。G. 水洗。H. 吹干。

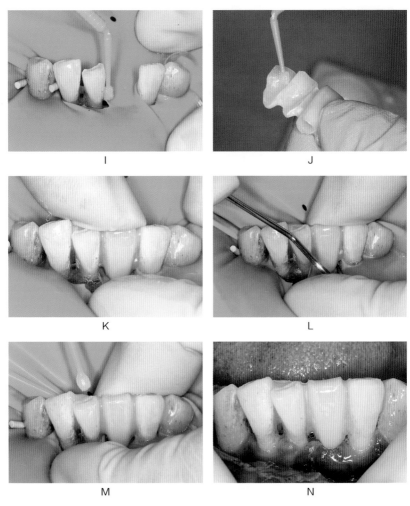

图 4-2-28　玻璃纤维增强复合树脂粘接固定义齿的口内粘接过程（续）

I. 牙釉质表面涂抹粘接剂，吹匀，重复两遍。如果使用化学固化树脂水门汀超级粘接剂，则用单体涂抹打湿粘接面。J. 在粘接固定义齿的粘接面涂抹调拌好的双固化粘接树脂水门汀糊剂或者化学固化树脂水门汀糊剂（牙色或透明色调）。K. 将修复体放置到口内，按压到位，保持位置后光固化处理或者等待初步固化（化学固化水门汀超级粘接剂需要 2~4 分钟）。L. 去除多余的树脂水门汀。M. 检查修复体边缘是否有缝隙或水门汀欠缺，如果有则用流动树脂封闭，用可视光聚合 20 秒。N. 仔细去除剩余水门汀。

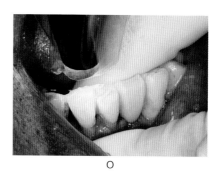

图 4-2-28 玻璃纤维增强复合树脂粘接固定义齿的口内粘接过程（续）
O. 如果使用光固化树脂水门汀，则最后每个面加强照射 20 秒，直到水门汀完全固化。

O

织的刺激，在此前提下尽量加大翼板面积和粘接面积。

（2）在不压迫龈乳头的前提下保证连接体高度大于 4 mm。

（3）为了提高连接体强度，在不影响舒适感的前提下使厚度加大到 1 mm 以上，在树脂粘接固定义齿内可加金属丝（推荐用金丝）增加强度。

（4）为提高粘接效果，玻璃纤维可进行表面硅烷化处理或利用流动树脂进行预浸润。

（5）使用弹性模量大的树脂粘接系统可降低脱落率。

（6）粘接过程需要有严格的隔湿措施，推荐使用橡皮障。

（7）注意去除多余流动树脂，维持牙齿生理形态。

（8）粘接固化后进行彻底的牙周洁治，对患者进行完善的口腔卫生指导，建议定期复诊，及时处理发生的问题。

（姜婷）

第三节　牙列缺损可摘局部义齿修复技术操作规范

一、可摘局部义齿适应证选择

简单来说，可摘局部义齿适用于各种牙列缺损。尤其适用于缺牙数目多，缺隙过长或游离缺失，以及组织缺损较大，或余留牙牙周健康情况较差的牙列缺损患者；或因健康状况、经济条件等原因不能接受种植义齿、固定义齿修复的牙列缺损患者。

可摘局部义齿也可作为固定、种植修复前的过渡性或诊断性修复，或拔牙后的即刻临时修复。可摘局部义齿还包括生长发育期缺牙儿童的可摘缺隙保持器，固定松动牙的可摘牙周夹板，以及满足特殊美观要求的美观（化妆）义齿等。

与固定义齿和种植义齿修复方式相比，可摘局部义齿由于其对牙列缺损剩余组织的健康状况、修复治疗的临床操作以及义齿制作技术的要求较低，并且成本相对较少，使其更易于在临床开展。但是，从功能恢复效果和舒适性等方面考虑，可摘局部义齿不是最佳选择。采用可摘局部义齿修复的前提条件是不能对口腔剩余组织造成进一步的损害。因此，对于无正常行为能力，生活不能自理，不便摘戴、保管和清洁义齿者，有误吞义齿危险者，有猖獗龋（猛性龋）、口腔软硬组织外伤、炎症或肿瘤性疾病未治愈者，以及对义齿材料过敏（无其他材料替代）者，均不适合采用可摘局部义齿修复。

二、可摘局部义齿的种类

（一）铸造支架式义齿

为金属支架式结构，支架的主体（大连接体）与基牙上的固位体（通过小连接体连接）为整体铸造，再利用固位结构与缺隙处的人工牙和树脂基托相连接。铸造支架式义齿的优点是强度高，不容易发生变形或折断，有利于咬合力的传导和分散，减少组织覆盖，有利于舒适和自洁，而且坚固耐用。长期使用的正式可摘局部义齿通常采用铸造支架式义齿。

（二）胶连式义齿

采用塑料基托将基牙上的固位体（弯制卡环、铸造支托）与缺隙处的人工牙鞍基连接成整体。缺点是义齿强度差，体积大，覆盖组织多，舒适性差。优点是制作简单，便于修改和添加。通常用于即刻、过渡性义齿修复，以及可摘缺隙保持器和化妆义齿等。

（三）特殊类型义齿

特殊类型可摘局部义齿的种类和应用见表 4-3-1。

表 4-3-1　特殊类型可摘局部义齿的种类与应用

种类	特点及应用
种植覆盖义齿	在游离端或长缺隙的牙槽嵴处，利用种植体及其上的附着体，可以显著改善游离端义齿的支持、固位和稳定，获得与牙支持式义齿同样的修复效果
弹性义齿	属于胶连式义齿，基托采用有弹性、高强度的聚酰胺材料，包绕基牙，利用其弹性，代替金属卡环，起固位作用。缺点是不利于自洁，易致基牙龋坏和牙周问题，不建议采用
𬌗垫式义齿	牙列重度磨耗至咬合垂直距离显著减少者，在固定咬合重建前，通常采用胶连式𬌗垫式义齿，增加咬合垂直距离，进行诊断性的过渡修复。利用𬌗垫式义齿，调整垂直距离和水平颌位关系。对于无条件固定咬合重建的患者，也可采用铸造支架式𬌗垫式义齿长期修复
双牙列义齿	常用于上颌前部发育不良、前牙反𬌗的唇腭裂患者，人工牙排在余留前牙唇侧，恢复前牙美观和上唇丰满度。可采用胶连式或铸造支架式义齿
可摘间隙保持器	用于缺牙儿童保持缺牙间隙，以利于恒牙萌出，并适当恢复缺失牙功能。一般采用胶连式义齿，利于根据生长发育进行调改
可摘牙周夹板	为铸造支架式结构，利用义齿上的邻间钩、连续卡环，稳定松动牙，分散咬合力，可同时修复缺失牙

三、可摘局部义齿设计

可摘局部义齿的设计要遵循从支持到固位再到稳定的顺序，以保证义齿设计更加合理和周全。可摘局部义齿设计流程见图 4-3-1。可摘局部义齿设计内容及分类设计要点和措施见表 4-3-2 和表 4-3-3。

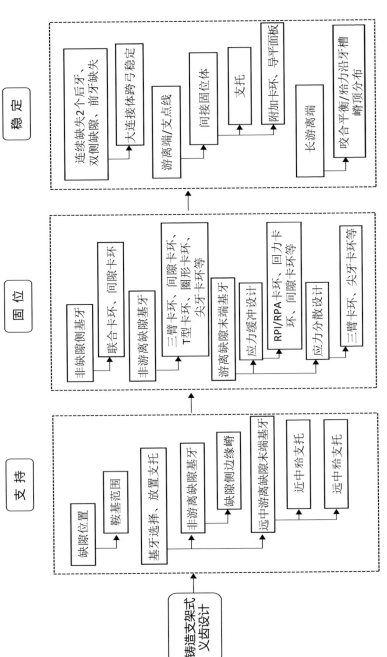

图 4-3-1 可摘局部义齿设计流程

表 4-3-2　可摘局部义齿设计内容

	支托放置	基托伸展范围
支持	后牙：近缺隙侧和边缘嵴，非游离缺隙／游离缺隙（广泛应力分散设计）；远缺隙侧和边缘嵴，游离缺隙（应力缓冲设计不明显） 尖牙：舌隆突上／近中切嵴（下颌尖牙舌边缘嵴不明显） 上切牙：近缺隙侧舌边缘嵴／舌隆突	颊舌向：以前庭沟及口底为界 近远中向：1. 非游离缺隙近远中邻牙之间　2. 远中游离缺失：上颌为翼上颌切迹，上颌结节颊侧近中，下颌为磨牙后垫1/2，近中颊角区

		后牙	尖牙	切牙
固位	非游离缺失	三臂卡环，圈形卡环，间隙卡环，T型卡环	三臂卡环（舌隆突支托代替对抗臂）尖牙卡环（舌隆突不明显的下颌尖牙）	单臂卡环（黏膜支持义齿）
	游离缺失	广泛应力分散：三臂卡环，附加卡环／支托，导平面板夹板固定 应力缓冲（中断）：RPI/RPA卡环，回力卡环，间隙卡环		—

			间接固位	大连接体
稳定	双侧联合设计	单侧非游离缺失 2 个牙以上，缺隙前后有基牙	· 非缺隙侧设计间隙卡环 / 联合卡环	上颌：中部宽腭杆 下颌：舌杆、舌板
		单侧非游离缺失 2 个牙以上，缺隙前方无基牙	· 非缺隙侧设计 2 个卡环 · 有亚类缺隙者，设计前后基牙卡环	上颌：前后宽腭杆联合、全腭板 下颌：舌杆、舌板
		单侧游离缺失 2 个牙以上，缺隙前方有基牙	· 非缺隙侧设计 2 个卡环（有亚类缺隙者，设计前后基牙卡环） · 非缺隙侧设计 1 个卡环 + 间接固位 · 多基牙导平面板夹板固定（广泛应力分散）	上颌：变异腭板 下颌：舌杆、舌板
		单侧游离缺失多个牙，缺隙前方无基牙	· 对侧 2～3 个固位卡环，或多基牙卡臂尖分别进入颊舌侧倒凹，固位卡臂尖位于基牙舌侧导平面板对抗	上颌：变异腭板、全腭板 下颌：舌杆、舌板
		少数前牙缺失	· 两侧后牙设计间隙卡环 / 联合卡环 · 采用间隙卡环时，固位卡臂尖位于颊侧近中	上颌：前部宽腭杆 下颌：舌杆、舌板
		四类前部长缺隙	· 末端基牙近中增加附加卡环 · 孤立远中基牙设计圈形卡环或卡臂尖向近中的三臂卡环	上颌：前腭板 + 后部宽腭杆、全腭板 下颌：舌杆、舌板
	单侧设计	单个后牙缺失或 2 个后牙间隔缺失：活动桥		

表 4-3-3　可摘局部义齿分类设计要点和措施

Kennedy分类	支持类型	设计要点	措施
第一类	混合支持式	1. 尽量控制游离端基牙的翘动、旋转和摆动 2. 减小基牙扭力 3. 保护牙槽嵴健康	1. 只缺失第二磨牙时，可利用第二前磨牙和第一磨牙作为基牙，设计活动桥修复。同侧上下颌第二磨牙同时缺失者，可不必修复 2. 一侧连续缺失2个以上后牙者，需与牙弓对侧相连 3. 在主要基牙上设计仿位、支持、稳定作用良好的卡环 4. 设计近中舌支托或采用有应力中断式卡环，以消除末端基牙上的扭力。如RPI卡环、RPA卡环、回力卡环等 5. 增加间接固位体、附加卡环，多个基牙上邻面导平面板的夹板固定，扩大连接体连接，使咬合力分散到多个天然牙及更广泛的作用 6. 用大连接体连接，起到平衡和传递、分散咬合力的作用 7. 取模选择性压力印模、减数，补偿游离端基的下沉 8. 人工牙减径、减数、减大游离牙和牙槽嵴的负荷 9. 降低人工后牙牙尖斜度、减小侧向力。缺失牙多者，人工牙应有平衡牙合
第二类	黏膜支持式	尽量减少支持组织承受的咬合力，减慢牙槽嵴吸收的速度	1. 人工牙减数、减径、降低牙尖高度，加深食物排溢沟 2. 在不妨碍功能活动的情况下，尽量扩大基托面积，分散咬合力 3. 基托组织面衬软，以缓冲咬合力，减轻或消除黏膜压痛和创伤 4. 避免义齿在余留牙处形成支点，避免基牙受到扭力
	混合支持式	同第一类混合支持式	1. 同Kennedy分类第一类 2. 游离端只缺失1个第二磨牙时，可设计活动桥 3. 游离端端侧缺失2个以上者，必须双侧设计。在游离端端末端基牙上放置卡环，用大连接体连接到牙弓的对侧

续表

Kennedy 分类	支持类型	设计要点	措施
第二类	混合支持式	同第一类混合支持式	（1）对侧无亚类缺隙：在对侧牙弓上选2个基牙放置卡环，形成面式卡环线；或选择1个基牙放置卡环，成颊（斜）线式卡环线，再放置卡环固位体，获得义齿的稳定和固位 （2）对侧有亚类缺隙：在亚类缺隙前后的基牙上放置卡环
第三类	牙支持式	1. 义齿的给力由基牙负担 2. 达到均衡固位与跨弓稳定	1. 在缺隙前后基牙的近缺隙侧边缘处放置殆支托 2. 单个后牙缺失或两个间隔缺失，可设计活动桥 3. 一侧缺失2个以上牙齿，除在邻近基牙上设计直接固位体外，还需在牙弓对侧设计间接固位体，使用卡环的数量一般不超过4个 4. 若牙弓两侧均有缺牙，可用大连接体将各固位体间交互对抗 5. 缺隙前后和牙弓两侧各固位体间交互对抗
	牙支持式（缺失牙少）	1. 缺隙邻牙提供支持 2. 不影响美观	1. 在缺隙相邻的余留前牙舌侧隆突或舌隆突放置支托，或腭侧基托边缘止于前牙舌隆突上 2. 在第一前磨牙以后的余留牙上设计联合卡环或间隙卡环。采用间隙卡环时，固位卡臂尖最好进入基牙颊面近中倒凹
第四类	混合支持式（缺失牙多）	同第一类混合支持式	1. 在前方基牙上设计远中殆支托，以及 RPI 卡环或间隙卡环，以减小扭力 2. 在远中余留牙上增加间接固位体，多个基牙邻面用导平面板的夹板固定，扩大游离基，使咬合力分散到多个天然牙及更广泛的牙槽嵴上 3. 当前牙为孤立牙时，应将殆支托置于远中，固位卡臂尖进入近中倒凹，既可抵抗前方翘动和旋转脱位，还可减小基牙受到的扭力 4. 取功能性印模，以平衡、稳定义齿 5. 前牙为深覆殆时，腭侧应设计金属基托

四、操作程序与方法

（一）初诊

在开始任何实质性治疗措施之前，必须进行充分的医患交流和仔细、全面的临床检查。应充分、准确地了解患者的健康状况和修复要求，确定正确的诊断和适当的治疗方案。同时，应让患者了解其健康和疾病状况，需要采取的治疗措施，以及可能的修复效果。

1. 病史采集　需要了解患者的主诉及口腔疾病治疗史，特别是缺牙的原因和时间，修复治疗史和修复效果，以及对修复治疗的要求。回顾以往治疗记录，包括拔牙、龋齿和牙周病状况及治疗的病历记录。同时，必须了解全身健康状况及疾病治疗史。

2. 临床检查　见表 4-3-4。

3. 修复前准备　是指针对在检查和诊断过程中发现的牙列缺损患者存在的健康问题，恢复清洁的口腔环境，去除病因，终止或延缓病变进程，恢复剩余组织的健康状态与功能，为即将进行的可摘局部义齿修复治疗创造必要的条件（详见表 4-3-5）。

表 4-3-4 修复前临床检查内容

方式	内容	诊断
	1. 缺牙间隙 • 缺牙部位和数目，缺隙的近中和殆龈向距离 • 拔牙创愈合情况，牙槽嵴形状和丰满度，有无骨尖、骨嵴、倒凹，有无压痛 • 牙槽黏膜的厚度和移动性	拔牙创未愈合 需手术去除的骨突 需手术切除的松软牙槽嵴
	2. 余留牙 • 余留牙牙体、牙髓和牙周状况 • 排列和咬合关系	龋病、隐裂、磨耗、楔状缺损、釉质发育不全、牙冠解剖形态异常，牙髓或根尖周病，牙松动，咬合创伤，错殆畸形
	3. 修复体 • 形态、结构是否合理 • 咬合、固位、稳定性能是否良好 • 又齿对邻近的软硬组织有无不良刺激和损伤	龈炎、继发龋、牙周炎、溃疡、义齿性口炎 需拆除和重新修复的修复体
	4. 口腔黏膜、唾液分泌	炎症、增生、口干症
	5. 下颌运动及关节 • 开口型和开口度 • 有无关节弹响 • 有无颞下颌关节和咀嚼肌扪痛	疼痛、功能障碍

方式栏左侧：口腔检查　1. 视诊　2. 触诊　3. 叩诊　4. 松动度检查　5. 牙髓温度测试　6. 咬合检查

续表

方式	内容	诊断
X线检查 1. 根尖片 2. 咬合翼片 3. 曲面体层片 4. CBCT	1. 余留牙龋损部位、范围 2. 牙根数目，长度，形态 3. 牙槽骨吸收程度，是否有根分歧病变 4. 根周感染的部位、范围，根管充填是否完善，是否存在根折及其他病变 5. 缺隙牙槽骨愈合情况，是否有埋伏牙或潜没牙根	可治疗或需重新治疗的牙 需拔除的牙 牙槽骨吸收超过1/2的牙齿不宜做基牙
模型检查 1. 直观检查	1. 余留牙有利和组织的形态 2. 余留牙的咬合关系	
2. 上𬌗架分析	1. 准确检查咬合关系存在的问题，确定咬合关系调整的方法 2. 制作诊断蜡型，确定咬合关系改善的程度	
3. 模型观测	1. 确定可摘局部义齿的就位道和义齿的初步设计 2. 确定通过基牙修复或调磨来改善基牙轴面形态，获得有利的固位倒凹，去除不利性的干扰性倒凹	余留牙咬合关系调整部位 余留牙形态调改部位及范围 余留牙牙体缺损修复形态要求
4. 其他作用	1. 用于医患交流，直观地向患者解释目前存在的问题和危害，以及需要采取的治疗措施 2. 用于制作个别托盘 3. 作为原始记录。诊断模型观测后，义齿初步设计和就位道方向均可记录在其上。义齿修改或冠修复等。工作模型观测时确定最终义齿就位道时，须参照诊断模型观测时确定的就位道	

表 4-3-5 可摘局部义齿修复前准备内容

项目		具体内容
外科治疗	拔牙	病变无法治愈和修复，影响最终义齿修复的余留牙可考虑拔除 1. 松动Ⅲ度，牙槽骨吸收 2/3 以上的牙 2. 根分叉，根尖周病变过大，预后不佳者 3. 牙冠缺损至龈下过深，无法通过牙周手术或正畸方法改善者 4. 形态、位置异常，影响美观和修复治疗，又无法通过正畸、修复等治疗改善的牙 5. 有根折、根裂的牙 6. 过短的残根
	外科手术	1. 牙槽嵴修整术：去除妨碍义齿伸展、就位，可能造成压痛的骨尖、骨性隆突和过大的组织倒凹。牙槽嵴修整术通常在拔牙 1 个月后进行 2. 软组织成形术：松解、降低附着位置过高的唇、颊、舌系带，切除妨碍义齿稳定和支持的较严重的增生软组织 3. 肿物切除与治疗：对于骨和软组织存在肿瘤、囊肿等病变者，必须在义齿修复前进行彻底的手术切除和其他治疗
牙体牙髓治疗		余留牙存在龋病、楔状缺损，牙髓病变和根尖病变者，应进行完善的充填或根管治疗
牙周治疗		余留牙存在牙龈炎、牙周病者，修复前应进行系统的牙周治疗，包括牙周洁治、口腔卫生宣教，必要时进行深部刮治和牙周手术治疗
正畸治疗		牙列缺损者余留牙存在倾斜、移位、伸长等导致牙间隙，排列、咬合关系异常等问题。必要时应在修复前通过正畸治疗排齐余留牙，扶正牙长轴，压低伸长牙，消除或集中牙间隙，改善咬合关系和稀疏曲线，改善修复空间
黏膜疾病治疗		口腔黏膜存在溃疡、炎症等问题者，在义齿修复前必须进行彻底治疗。如因长期佩戴不良义齿、口腔卫生差导致义齿性口炎，应进行抗真菌治疗，必要时停戴旧义齿

续表

项目		具体内容
拆除或停戴不良修复体		口内存在设计不当、制作质量低劣、以及破损、功能效果不佳的修复体，必须首先予以拆除或停戴，以避免进一步的损害，并有利于对口内软硬组织病变的治疗
修复治疗	咬合调整	余留牙因倾斜、移位、伸长、松动、磨耗不均等，导致咬合干扰、创伤者，可通过调磨的方法尽快去除，避免咬合创伤造成的进一步损害。具体方法是调磨过锐的、伸长的牙尖，减小牙尖斜度，缩小斜面接触面积，去除磨耗不均、过于锐利的边缘嵴，解除锁合
	暂时性（过渡性）义齿修复	在正式义齿修复前的准备治疗阶段，有必要对患者进行过渡性的暂时性义齿修复。可以是新制作的义齿，通常采用活动义齿，制作简单的胶连式义齿，也可以利用旧义齿改造而成。比如将旧义齿进行基托组织面重衬，恢复基托密合性；人工牙咬合加高，以恢复咬合接触等。暂时性义齿修复可以达到以下目的： 1. 恢复患者的咀嚼、美观等功能 2. 减轻余留牙的负担，保护余留牙健康 3. 让患者初步体会可摘局部义齿的修复效果，包括对于前牙缺失修复的美观效果，明确其对牙列缺损修复的选择和要求。医生可根据患者口腔组织对暂时性义齿修复的反应，对暂时性义齿进行调整，并以此为依据进行正式义齿的设计 4. 佩戴暂时性义齿可以使基牙和牙槽嵴等支持组织得到功能性锻炼，并且让患者更容易适应正式义齿
	牙体缺损修复	采取全冠等方式恢复牙体缺损患牙的良好形态，邻接和咬合关系
	固定或种植修复	近中游离端缺失末端基牙为孤立牙者，可将该孤立基牙与前方余留牙先进行固定义齿修复，可增强其抵抗扭力和侧向力的能力 对于缺失牙较多，牙槽骨吸收多，支持条件差的游离缺失患者，即使不能完全采取种植固定修复，也可以在游离端近中植入种植人工植体，采取种植体覆盖义齿修复。将修复效果不佳的 Kennedy 第一、二类义齿转化为余留牙种植体共同支持的 Kennedy 第三类义齿，可显著改善修复效果

牙列缺损的可摘局部义齿修复治疗是一个序列工程，不仅要强调治疗内容的全面、正确，而且必须设计合理的时间顺序。口腔疾病的治疗都应该遵循的治疗顺序，包括 4 个阶段（表 4-3-6）。

表 4-3-6　修复治疗方案的时间顺序

阶段	治疗内容
1.　甄别医疗风险因素	了解全身健康状况，包括心脑血管状况，感染、出血、过敏风险，治疗前采取必需的预防措施
2.　病因相关治疗	控制感染，建立清洁、健康的口腔环境。通常根据病变和症状的严重程度，治疗内容和顺序如下： 1.　拆除不良修复体 2.　牙髓炎、根尖周炎的初步治疗 3.　拔牙 4.　牙周洁治、冲洗、上药，口腔卫生指导 5.　龋病充填治疗 6.　黏膜炎症治疗 7.　咬合调整 8.　暂时性义齿修复
3.　进一步治疗与修复	1.　根管治疗 2.　牙周手术 3.　外科手术 4.　正畸治疗 5.　种植手术 6.　牙体缺损修复与固定义齿修复 7.　可摘局部义齿修复
4.　复诊检查与维护	定期检查义齿使用情况及余留牙和组织的健康状况，进行必要的维护治疗，如牙周洁治、义齿的重衬等。如果发现问题，应及时处理，以保证口腔组织健康状况和义齿正常行使功能。

　　4.　医患沟通与知情同意　通过医患交流的过程，充分了解患者存在的所有问题，包括主诉症状、功能障碍，患者所关注的口腔健康问题，原有修复体的使用经验和存在问题，以及患者真实的希望

和对治疗的要求。通过病史采集和临床检查，明确诊断，让患者及时了解自己存在的口腔疾病状况、诊断，需要采取的治疗措施，以及可能的治疗效果和预后。既要让患者对自己的病情和治疗充分地知情，也要在征得患者完全同意的前提下，为其确定恰当的治疗方案和计划。同时，通过充分的交流和沟通，与患者建立充分信任的医患关系，从而在以后的治疗过程中得到患者的积极配合。

（二）牙体预备

可摘局部义齿的牙体预备最好能以研究模型的观测和义齿初步设计结果做依据和指导，以便使预备部位和调磨量更加准确（详见表4-3-7）。

表 4-3-7　余留牙调改与基牙预备的步骤和内容

步骤		具体内容
1. 基牙和余留牙的调改	咬合调整	磨除过高牙尖和锐利的边缘嵴，减小斜面接触，消除早接触点和𬌗干扰。降低伸长的牙，调整高度不一致的相邻𬌗边缘嵴，改善𬌗平面及𬌗曲线
	轴面形态调改	去除过大的倒凹，降低观测线高度。调改可能存在过大倒凹、影响卡环放置以及义齿与余留贴合的部位。经常需要调改的部位包括缺隙侧邻面及其颊舌轴角、上后牙颊面、下后牙舌面
2. 导平面预备		包括基牙缺隙侧邻面、放置卡环对抗臂或与大小连接体接触的后牙舌面和外展隙处邻面等部位。用柱状金刚砂车针调磨，与义齿就位道平行。非游离缺隙处基牙邻面导平面高度可达邻面高度的2/3。游离缺失末端基牙邻面导平面高度不能超过邻面高度的𬌗1/2
3. 支托凹预备	𬌗支托凹	𬌗支托凹一般位于后牙缺隙侧𬌗边缘嵴，采用大号球形或末端近似球形的棒槌状金刚砂车针预备。先将边缘嵴降低1 mm，再向𬌗面方向预备，形成圆三角形。避免形成锐利线角和垂直壁，底面凹形，最深处不在边缘嵴处，而在圆三角形中心，深度为1.5 mm。边缘嵴最宽处是磨牙颊舌径的1/3或前磨牙颊舌径的1/2。𬌗支托凹长度为前磨牙近远中径的1/3或磨牙近远中径的1/4。𬌗支托与支托凹呈球凹接触，沿着基牙的长轴传递𬌗力。远中游离缺失末端基牙如预备近中𬌗支托，应位于近中边缘嵴略偏舌侧

续表

步骤		具体内容
3. 支托凹预备	尖牙舌隆突支托凹	位于舌面的颈 1/3 和中 1/3 交界处，呈底部圆钝的 V 字形沟状，唇舌径宽 1.5 ~ 2 mm，深 1 ~ 1.5 mm，支托凹底应低于舌隆突。舌隆突支托凹底长度可为近远中径的 1/3，或贯通整个近远中径（支托代替卡环对抗臂）。支托凹近缺隙侧宽度和深度适当加大，以保证支托与义齿支架的连接强度
	舌支托凹	用于上颌切牙和舌隆突不明显的尖牙，位于其舌面缺隙侧边缘嵴的颈 1/3 和中 1/3 交界处。支托凹宽 1.5 ~ 2 mm，深 1 mm，长度为近远中径的 1/3。保证支托置于水平面之上，以便获得垂直支持，避免对基牙产生唇向作用力
	切支托凹	用于舌面陡、舌隆突不明显，无法预备舌隆突支托凹的下颌尖牙或下切牙。位于下切牙切端或下尖牙近中切嵴中央，需预备唇、舌两个浅凹斜面，底面圆钝，无锐利线角，保证切支托跨过切端。切支托凹宽 2 mm，深 1 ~ 1.5 mm，距切角 1 ~ 2 mm
4. 隙卡沟预备		位于基牙与其相邻牙的𬌗外展隙区，呈 U 形，沟底圆钝，不破坏邻接触点，深度和宽度均为 1 ~ 1.5 mm。𬌗边缘嵴处预备支托凹，加大颊、舌外展隙，去除轴角处倒凹，便于卡体通过

（三）印模制取

牙支持式可摘局部义齿适合采用一次性解剖式印模，混合支持式义齿需采用功能性二次印模。

1. 调整体位与医嘱　患者坐靠在治疗椅上，头部枕在头托上，为避免印模材流向咽部导致恶心不适，可调整治疗椅靠背与头托的倾斜角度，使患者要制取印模的上颌或下颌牙列与水平面平行。根据取印模时术者取站姿或坐姿，调整治疗椅的高度，使牙列𬌗平面稍高于术者的肘部，便于术者操作。取印模过程中应保持患者身体及头部位置稳定、舒适。取上颌印模时术者可站或坐于患者的右后方，取下颌印模时术者可站或坐于患者的右前方。取印模前应与患者进行必要的交流，告知患者取印模的操作过程及可能出现恶心等不适。让患者放松，不要紧张，在取印模过程中保持身体和头部位置稳定。指导患者练习在取印模时所需做的印模边缘整塑动作。

2. 印模方法　见表 4-3-8。

（四）灌注石膏模型

制作义齿的工作模型应用硬质石膏灌制。先要将印模内的唾液和污渍冲洗干净，甩干水分。在橡皮碗中按水粉比例要求调拌石膏。先取少量调好的石膏，放在印模组织面最高处，手持托盘柄，放在振荡器上或轻轻振动托盘，使石膏缓缓流至印模各处，同时将气泡排出。逐渐加添石膏至一定的厚度。下颌模型应灌出口底部分，不要形成马蹄形，以防模型折断。模型应完整、清晰，无缺损，组织面无小瘤，无气泡。磨除基底多余部分，使底面及侧面平整，周围形成高于印模边缘 3 mm、宽 3 mm 的模型边缘。模型基底有足够的厚度，最薄处厚度不小于 10 mm。

（五）𬌗关系记录或颌位关系记录

可摘局部义齿修复时咬合关系的确定方法可分为 4 种情况（表 4-3-9）。

（六）义齿初戴

义齿初戴的操作步骤、需要检查的内容以及可能存在的问题和处理方法均归纳于表 4-3-10 内。

表 4-3-8　可摘局部义齿印模方法

模型类型	步骤	具体内容
解剖式印模	选择成品牙列印模托盘	根据患者牙弓长度、宽度、形状、高低，选择大小型号合适的平底多孔牙列印模托盘，放入患者口内比试。托盘与牙弓唇颊侧应有 3～4 mm 间隙，以容纳印模材。托盘翼缘不应妨碍唇、颊和舌的活动，唇、颊系带部应有相应的切迹，托盘后缘应过最后一个磨牙
	调拌印模材与托盘就位	按水粉比要求调拌适量藻酸盐印模材，将调拌好的印模材置于印模托盘内。术者先在余留牙咬合面、外展隙、倒凹区，较高的颊间隙处、上颌牙槽节区、高拱的腭穹隆、下颌舌骨后窝等处涂布适量的印模材，然后左右手持口镜牵开患者口角，右手持托盘，快速旋转放入患者口内并使托盘就位
	印模边缘功能整塑	托盘在口内完全就位后，在印模材凝固前完成印模边缘功能整塑动作。唇颊侧边缘整塑时，可轻捏向下牵患者上唇，向上牵拉下唇，向下前内牵拉右左上颊部，向上前内牵舌侧边缘整塑拉下颌部，或者让患者做吸吮、咧嘴动作来完成。口底边缘整塑通过让患者舌舔舌和伸舌来完成。在整塑过程中始终保持托盘位置稳定，避免移动，直至印模材完全凝固
	印模取出与检查	印模材完全凝固后，轻轻翘动托盘，使印模脱位，然后旋转托盘从口内取出，并检查印模质量 印模应取得余留牙、牙槽嵴及周围组织的完整形态，印模表面光滑、完整、清晰，边缘伸展适度，无缺损和气泡，无变形或脱模现象
功能性二次印模	个别托盘法 初印模与模型法	按解剖式印模方法制取初印模并灌注石膏模型，脱模后进行适当的模型修整。要求印模和模型准确、完整，唇颊舌边缘达到前庭沟底和口底黏膜反折，上颌游离端后缘达翼上颌切迹并超过软硬腭交界，下颌游离端后缘包括整个磨牙后垫

模型类型	步骤		具体内容
	个别托盘法	制作个别托盘	· 确定个别托盘边缘 · 模型填倒凹、缓冲 · 涂布石膏分离剂 · 光固化树脂膜铺托，光固化，托修整 · 口内试戴检查
		个别托盘边缘整塑	将专用的边缘整塑印模膏烤棒烤软后粘在个别托盘边缘，在整塑材料软化时，将托盘放入口内进行边缘整塑。没有基托和又岿其他部分伸展的边缘部分不需要整塑
		取终印模	托盘组织面涂布印模材粘接剂，调拌硅橡胶终印模材，涂布于托盘组织面和边缘。将口内的托盘旋转入口，轻压就位，并保持稳定。在印模材硬固前，进行边缘整塑。待印模材硬固后，从口内取出并检查印模质量
功能性二次印模		选择成品牙列印模托盘	同解剖式印模
	印模膏加藻酸盐法	印模膏初印模	取适量在热水中泡软的印模膏，置于成品托盘，置于成品托盘上游离缺隙相应位置，将托盘在患者口内就位，进行游离缺隙部位唇颊边缘整塑，待印模膏基本硬固后将托盘取出
		刮制印模膏个别托盘	将印模膏部分冲凉后，用刮刀将印模膏组织面刮除一层，去除进入组织倒凹的部分，有骨性隆突等需缓冲区余留牙齿部分应适当多刮除，并使印模膏组织面粗糙，以此作为二次印模的个别托盘
		取终印模	将调拌好的藻酸盐印模材均匀涂布在印模膏托盘组织面，迅速将托盘在患者口内准确就位，保证托盘位置稳定的同时，再次进行颊组织形态完整，表面光滑，清晰，边缘伸展适度，无缺损或脱模，游离端部分印模材厚度均匀，适当，无印模膏表面暴露后，将托盘轻脱位并旋转取出。检查印模质量，余留牙、牙槽嵴及周围组织形态完整，表面光滑，清晰，边缘伸展适度，无变形或脱模，无缺损和气泡，游离端部分印模材厚度均匀，适当，无印模膏表面暴露

表 4-3-9　可摘局部义齿𬌗关系记录或颌位关系记录方法

种类	适用情况	方法
利用模型上的余留牙确定咬合关系	适用于缺失牙不多，余留牙不论是在口内还是在模型上均能确定并维持正常的最大牙尖交错𬌗关系的患者	上下颌模型可以利用余留牙的咬合接触，准确确定正中咬合，并保持稳定。对于由前牙缺失导致的唇颊丰满度异常者，则不能只利用模型确定正中咬合，有时需利用𬌗托记录丰满度和中线
利用𬌗托记录正中𬌗	适用于存在近中游离端等牙列缺损，余留牙在口内可维持正常的最大牙尖交错𬌗，但在模型上咬合关系不稳定者	1. 制作𬌗托 　• 工作模型上填倒凹、缓冲后制作暂基托 　• 在暂基托缺牙槽嵴处，添加蜡𬌗堤。前牙区蜡堤宽度 5 mm，后牙蜡堤宽度 10 mm。蜡堤高度低于𬌗平面 1~2 mm 2. 取咬合记录 　• 将𬌗托在患者口内就位 　• 将𬌗托记录硅橡胶置于蜡堤上，让患者咬合在牙尖交错𬌗，待材料硬固后取出 　• 将𬌗托在模型上就位，上下颌模型利用余留牙咬合及𬌗托蜡堤的咬合印迹对合，检查咬合关系是否准确，稳定 　• 缺失牙多者，在确定正中咬合关系的同时，需利用蜡堤确定𬌗平面、中线和前牙丰满度等
利用𬌗托确定颌位关系	适用于缺失牙过多，余留牙失去咬合支持，不能维持正常，稳定的𬌗关系和面部垂直高度的患者	需要像全口义齿修复一样，利用𬌗托确定上下颌的正中关系和适当的垂直距离，必要时还需确定𬌗平面、前牙丰满度和人工前牙排牙标志线等。方法参见全口义齿修复。𬌗平面和丰满度的确定应与余留牙协调一致
利用𬌗蜡确定颌位关系	适用于少数牙非游离端缺失，但余留牙过度磨耗或缺损导致垂直距离降低，需利用义齿加𬌗抬高余留牙咬合者	在上下颌牙列间放置软的𬌗蜡或其他𬌗记录材料，做正中咬合，并恢复适宜咬合垂直距离，待记录材料硬固获得准确，对合在上下颌模型之间，使上下颌模型获得准确，稳定的咬合关系

表 4-3-10 义齿初戴的检查与问题处理

步骤	检查内容及可能存在的问题	问题处理
初戴前检查	1. 检查制作完成的义齿结构是否完整，光滑，有无明显的变形 2. 是否有明显的基托进入组织倒凹部分	1. 去除组织面残留石膏和树脂瘤 2. 去除进入倒凹的基托部分 3. 覆盖余留牙龈缘部分适当缓冲
义齿戴入	1. 确定阻碍义齿戴入的部位 2. 经重新试戴，反复调改至义齿能顺利就位。每次调改不宜过多，以免造成义齿与基牙间形成间隙，导致食物嵌塞。如遇明显阻力，不可用过大力量强迫义齿就位，否则会损伤基牙和黏膜，并导致义齿难以摘下	1. 将薄咬合纸垫在义齿组织面，或在组织面喷涂高点指示剂，然后将义齿在口内轻轻用力就位 2. 用直机金刚砂磨头或小磨石磨除义齿金属阻碍处的着色点 3. 用直机钨钢波萝钻将塑料基托近眼缘处及进入基牙和组织倒凹区的塑料基托适当磨除
检查义齿密合性	1. 各支托与支托凹是否密合 2. 导平面板与导平面是否密合 3. 卡环是否位于基牙适当位置并密合 4. 连接体、基托与黏膜是否密合，是否存在任组织压迫和压痛 5. 基托边缘是否伸展适度，是否妨碍周围组织功能活动	1. 确定不密合原因是未完全就位，还是印模制取不准确或义齿变形 2. 如义齿未完全就位，可重复戴入操作，找到阻碍点并缓冲 3. 如印模模型不准确或义齿变形所致，则应重新修复 4. 在连接体和基托组织面涂布义齿压痛定位剂，然后将义齿就位后施加一定的龈向压力，检查义齿组织面与黏膜的密合性是否均匀，缓冲压力大的组织局部 5. 将压痛定位糊涂布在基托边缘，通过边缘整塑，可确定过度伸展部位并调改
检查义齿固位和稳定	1. 义齿摘戴困难 　• 导平面板与导平面接触过紧 　• 固位卡臂尖进入倒凹过深 　• 基托进入倒凹	• 用薄咬合纸确定接触过紧部位并缓冲 • 可调整卡臂尖进入倒凹的位置 • 需磨除进入倒凹部分

步骤	检查内容及可能存在的问题	问题处理
检查义齿固位和稳定	2. 义齿松动 • 固位卡臂尖不贴合 • 固位卡臂尖进入倒凹过浅或未进入倒凹	• 调改卡臂，使其与牙面贴合 • 调改卡臂尖位置，加深卡臂尖进入倒凹的深度。如无法调改，需重新修复
	3. 义齿翘动 • 义齿未完全就位 • 存在组织支点 • 游离端翘动	• 消除支架部分在余留牙上的支点，使义齿完全就位 • 确定并消除基托或大连接体组织面在骨性隆突部位支点 • 游离端基托组织面衬或重新修复
检查咬合关系	1. 正中关系及垂直距离 • 通过义齿修复重新确定颌位关系者，需检查正中关系和垂直距离是否正确	• 如果颌位关系错误，应重新修复
	2. 人工牙排列 • 殆平面、覆殆覆盖、丰满度适当、中线准确，殆曲线正确 • 后牙靠近牙槽嵴顶 • 形态、颜色与相邻余留牙协调一致	• 轻度异常者，可适当调改人工牙 • 明显异常且无法调改时，需重新排牙
	3. 牙尖交错殆及前伸与侧方殆 • 牙尖交错殆时义齿人工牙及殆支托保持与余留牙一致的均匀的接触 • 缺失牙少者，前伸和侧方殆时保持原有殆型 • 缺牙多的游离端后牙，前伸和侧方殆时应有平衡殆	• 用咬合纸进行咬合检查，并磨除义齿上存在的早接触和殆干扰点

（七）医嘱

义齿初戴时应针对义齿初戴后可能出现的问题和应对方法，义齿摘戴、使用与维护方法，以及口腔卫生习惯等方面，对患者进行详细的指导，具体如下。

1. 短期复查，至少预约 1 次，进行必要的修改调整。

2. 初戴义齿时可能会有异物感、恶心、唾液增多、发音不清以及咀嚼不便等问题，需坚持戴用，耐心练习，一般 1～2 周即可改善。

3. 若摘戴义齿不熟练，应耐心练习。摘义齿时推拉卡环不要用力过大。戴义齿时不要用牙咬合就位，以防卡环变形或义齿折断。

4. 初戴义齿时，应先吃较软的食物，不宜吃过硬、过韧的食物，不宜用人工前牙啃咬大块食物。

5. 初戴义齿后，可能有黏膜压痛。压痛严重者，常有黏膜红肿、溃疡。可暂时取下义齿泡在冷水中，复诊前几小时戴上义齿，以便能准确地找到压痛点，以利修改。

6. 饭后应及时取下义齿，将真牙与义齿刷洗干净。义齿可用软毛牙刷刷洗。刷洗时要防止义齿掉落，避免破损或变形。睡觉时最好不戴义齿，清洁后泡在清水中。切忌在热水、乙醇或其他有腐蚀性的溶液中浸泡。可定期用专用义齿清洁剂浸泡义齿后洗刷。

7. 如感觉戴义齿后有不适的地方，不要自己动手修改，应及时到医院复查或修改。

8. 若义齿发生损坏或折断，应及时到医院来修理，并同时将折断的部分带来。

9. 可摘局部义齿修复需长期维护，最好每年复诊检查 1～2 次，根据口腔组织及义齿状况，及时进行必需的维护、治疗和处理，必要时及时重新修复。

五、修复后问题及处理

可摘局部义齿修复后的常见问题、原因及处理方法见表4-3-11。

表 4-3-11 可摘局部义齿修复后的常见问题、原因及处理方法

问题		原因	处理
疼痛	基牙疼痛	牙本质敏感	支托凹处牙本质敏感，导致咬合时基牙疼痛。可对局部做脱敏处理
		义齿与基牙接触过紧	卡体、基托、连接体与基牙轴面接触过紧，可产生基牙疼痛。可用薄咬合纸检查确定接触过紧的部位，然后进行缓冲处理
		咬合创伤	义齿存在咬合高点，使基牙受力过大。可通过咬合检查确定咬合高点位置，进行调船处理
		基托边缘过长	基托边缘过度伸展，妨碍周围组织活动，相应部位黏膜红肿、溃疡。需磨短过长的基托边缘
		基托进入组织倒凹	义齿摘戴时，进入倒凹的义齿基托压迫，擦伤倒凹上方突出部位黏膜，导致黏膜压痛、红肿。需磨除基托进入倒凹的部分，有时也可调整义齿摘戴方向，使义齿倾斜或旋转就位
	软组织疼痛	义齿组织面局部压迫	常见于义齿覆盖有骨性隆突的部位缓冲不足，或印模不准确，或义齿组织面磨损，可导致咬合时局部黏膜压痛。对于黏膜局部有明显红肿、溃疡表现者，可在相应部位黏膜表面涂布甲紫溶液，转印到义齿组织面，然后做缓冲处理。对于黏膜局部表现不明显者，可在义齿组织面涂布压痛糊，然后将义齿戴入口内就位，以确定局部压力大的部位，再进行局部缓冲处理。义齿人工牙有明显咬合高点时也会导致相应部位的黏膜压痛，需进行咬合检查确定是否有咬合高点，必要时进行调船
		牙槽嵴受力过大	游离端牙槽嵴过度伸展，对船牙天然牙伸长，义齿基托伸展不足，垂直距离恢复过高，船支托未就位或折断等原因，导致牙槽嵴支持力不足或负担过重，黏膜容易出现压痛。此时应重新修复，必须减轻牙槽嵴的咬合负担

续表

问题		原因	处理
固位不良	义齿松动	卡环变形	固位卡臂尖不贴合者，可调改卡臂，使其与牙面贴合
		固位卡臂尖未进入固位倒凹	固位卡臂尖位置不正确者，如不能调改卡臂位置，应新义齿修复。如基牙无可利用固位倒凹，可通过磨改牙面、树脂粘接修复或重新义齿修复或冠修复等方式改变牙面形态，获得固位倒凹
	游离端翘动	游离端基托不密合	因未取得功能性印模，或因长期戴用后牙槽骨吸收，导致游离端基托不密合而翘动。可进行游离端基托组织面重衬，恢复基托与牙槽嵴的密合性
		咬合干扰	长游离端义齿人工牙如果存在明显的早接触干扰，需调拾去除早接触干扰，获得平衡拾
		存在组织支点	确定并消除基托或大连接体组织面在骨性隆突部位的支点
		人工牙排列位置不当	当人工牙排列位置偏离牙槽嵴顶时（如前牙过于偏唇侧，下后牙偏舌侧，上后牙偏颊侧），唇、颊、舌肌会对其产生较大的脱位力，导致义齿翘动。处理方法是重新排列人工牙
		义齿设计不当	如游离端义齿未设计间接固位体，或位置不合理，长缺隙义齿未采用拾垫定设计间等。需重新设计和修复
摘戴困难		固位卡臂尖进入倒凹过深	可调改卡臂尖位置或减小倒凹深度
		卡体、导平面板与牙面接触过紧	可用薄咬合纸确定接触过紧部位，调拾缓冲
		基托进入倒凹区	需磨除进入倒凹的基托部分
		患者摘戴义齿方法不正确	应明确义齿就位道方向，教会患者正确摘戴义齿的方法

续表

问题	原因	处理
咀嚼功能差	人工牙咬合接触不良	义齿存在明显咬合高点和𬌗干扰，导致后牙咬合接触面积过小、接触点过小。可通过调𬌗改善咬合接触关系，必要时或重新排牙或重新修复
	垂直距离恢复过低或义齿人工牙重度磨耗	需重新修复或重新排牙，恢复适宜垂直距离，恢复良好的人工牙𬌗面解剖形态和咬合接触
	义齿固位不良	因义齿松动或翘动，影响咀嚼功能发挥者，需解决义齿固位和稳定的问题
食物嵌塞	义齿与组织间隙过大	余留牙轴面调改及导平面预备不足，义齿制作时倒凹区填塞、缓冲过多，义齿初戴时调改过多，义齿基托不密合，牙槽骨继续吸收等，都会导致义齿与组织之间出现较大间隙，造成食物嵌塞。可通过基托重衬减小间隙，必要时重新修复。
	义齿固位不良	如果义齿松动和翘动，会更容易导致咀嚼时食物进入义齿和组织之间，此时必须解决义齿固位和稳定的问题
发音不清	初戴不适应	义齿初戴后常有发音不清现象，需向患者解释清楚，鼓励其坚持适应
	基托过厚	尤其是舌腭侧基托过厚，影响舌运动空间和舌尖定位。需磨薄基托，减少对舌活动的影响
	前牙排列位置异常	必要时需重新排列人工前牙
咬唇、颊、舌	覆盖过小	调改人工牙牙面，加大覆盖，必要时重新排牙
	颊脂垫肥厚	加厚颊侧基托，推开颊脂垫
	人工后牙𬌗平面过低	容易导致咬舌，需重新排牙，适当抬高𬌗平面

续表

问题	原因	处理
恶心、唾液增多	初戴不适应	对于敏感患者是常见现象，需向患者解释清楚，鼓励其坚持适应
	基托后缘过长、过厚、翘动	需调磨过长、过厚的基托后缘，改善义齿的稳定性
	下颌磨牙过于偏舌侧	可调磨人工牙舌面及舌侧基托，或重新排牙，减少对舌活动空间的影响
面部肌肉酸痛	垂直距离恢复过高	同时还可能有闭口困难、牙槽嵴黏膜广泛压痛等症状。需重新修复，确定适宜的垂直距离

六、可摘局部义齿修复病例[①]

患者男性，45 岁。

【主诉】上下颌缺牙 3 个月余，要求修复。

【现病史】近 2 年来，上下颌多个牙逐渐松动。半年前开始陆续拔除松动牙，最后拔牙时间为 3 个月前。1 个月前已完成余留牙牙周治疗。因缺牙影响进食、发音和外观，无其他不适。

【既往史】无特殊。

【全身状况】良好。

【检查】

$$\frac{8\text{-}42\text{-}|\text{-}24\text{-}8}{876\text{-}42\text{-}|\text{-}28}$$ 缺失，拔牙创愈合良好，牙槽嵴丰满。双侧下颌隆突明显。余留牙叩痛（﹣），不松动，牙龈不红肿，牙石（﹣）。$3|$ 近中倾斜，牙龈退缩 3～5 mm。$\frac{3}{37}|$ 伸长。$|4$ 唇侧颈部楔状缺损。

X 线片：$\frac{3}{7}\Big|\frac{3}{}$ 牙槽骨吸收 1/3；$|34567$ 牙槽骨吸收 1/2；$3|$ 近中牙槽骨吸收 1/3，远中吸收 2/3。

面部丰满度无明显改变，咬合时口角下垂，面下 1/3 高度短。用𬌗托口内恢复后牙支持（息止颌位法确定垂直距离）后，$\frac{3}{3}|$ 覆𬌗深度约 6 mm。

【诊断】

1. 上下颌牙列缺损。

2. $|4$ 牙体缺损。

【治疗计划】

1. $|4$ 楔状缺损行树脂充填治疗。

2. $\frac{3}{37}|$ 调磨切端和𬌗面，恢复𬌗平面及𬌗曲线。

---

3. $\overline{3|}$牙髓失活，截冠，根管充填治疗，简单覆盖。

4. 择期铸造支架式可摘局部义齿修复缺失牙。

【修复治疗过程】

见图 4-3-2 至图 4-3-23。

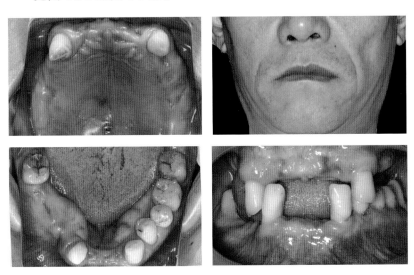

图 4-3-2　初诊检查时口内像

后牙无咬合支持，过度闭合。

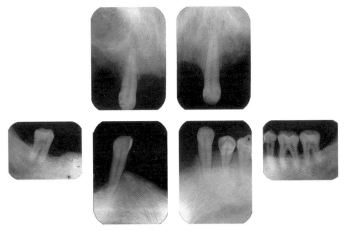

图 4-3-3　口内余留牙的 X 线牙片

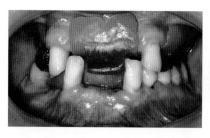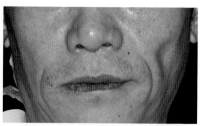

图 4-3-4 取颌位关系记录，息止颌位法确定垂直距离

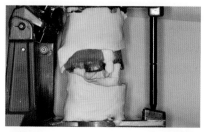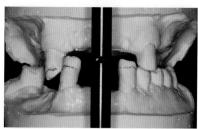

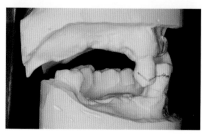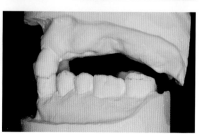

图 4-3-5 研究模型上𬌗架，确定伸长牙调磨量

右下尖牙需调磨量大，但牙周状况欠佳，设计根管治疗后做简单覆盖基牙。

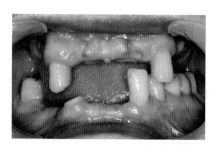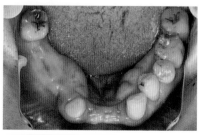

图 4-3-6 右下尖牙牙髓失活、截冠、根管治疗后，调磨根面至龈上 1 mm 处，
树脂充填根管口

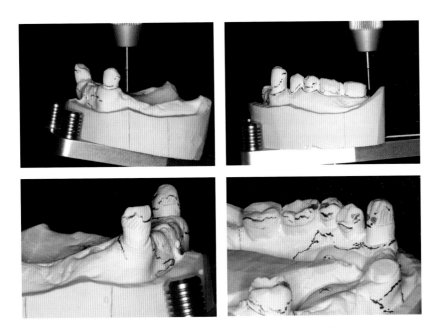

图 4-3-7　研究模型观测，确定基牙预备方案

下面两幅图中蓝色斜线部位需要调改，降低观测线高度。

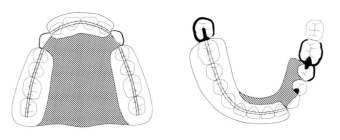

图 4-3-8　上下颌义齿设计图

上颌义齿腭侧采用全腭板增加支持，两尖牙唇侧设计钢丝弯制卡环固位臂，既有利于美观，又可减轻基牙受力；下颌右侧远中基牙设计圈形卡环，长支托有很好的支持和稳定作用；左侧非缺隙后牙区设计联合卡环，第一前磨牙近中增加𬌗支托，舌板大连接体支持在左下尖牙舌隆突上，增强义齿的支持力。

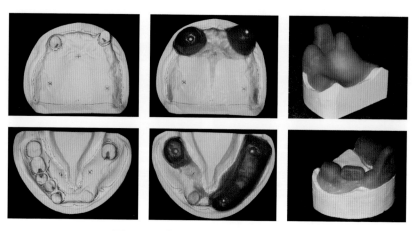

图 4-3-9　在研究模型上制作个别托盘

左：模型画线，确定个别托盘边缘位置。中：模型缓冲、填倒凹，余留牙包 2 mm 厚基托蜡片（留印模材空间），开窗（托盘口内定位用），涂布分离剂。右：制作光固化树脂个别托盘。

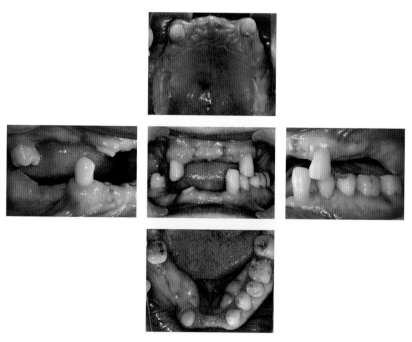

图 4-3-10　基牙预备

磨短伸长牙，恢复𬌗平面和𬌗曲线；轴面调改，去除过大倒凹，降低观测线；
预备支托凹、隙卡沟。

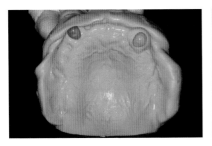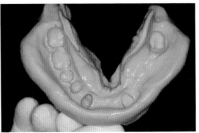

图 4-3-11 个别托盘取终印模

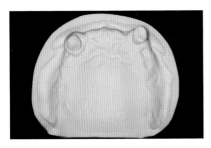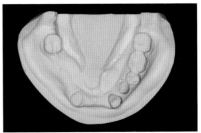

图 4-3-12 灌制、修整硬石膏工作模型

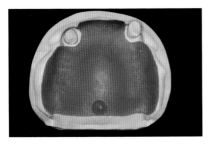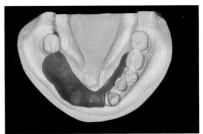

图 4-3-13 制作光固化树脂暂基托

避开余留牙，以免暂基托损伤石膏牙。

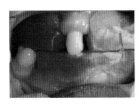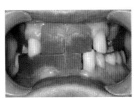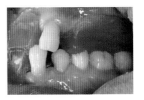

图 4-3-14 上下𬌗托确定颌位关系

因患者缺失牙多，后牙无咬合支持，需确定适宜的垂直距离和正确的正中关系。

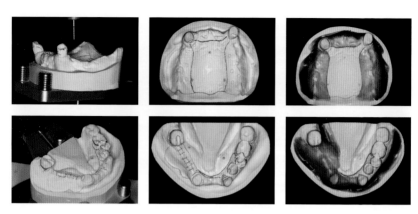

图 4-3-15 义齿制作前的工作模型准备

左：工作模型观测。中：工作模型画设计图。右：模型填倒凹、铺缓冲蜡，制作卡环托
台，游离端开窗组织终止点。

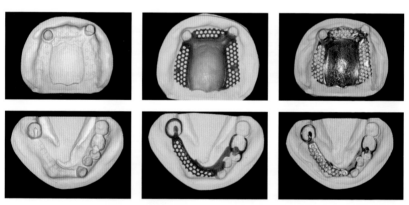

图 4-3-16 义齿支架制作

左：翻制耐火模型。中：制作支架蜡型。右：完成的义齿支架。

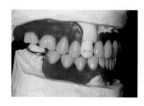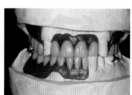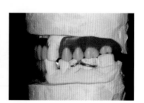

图 4-3-17 排列人工牙，制作基托蜡型

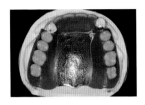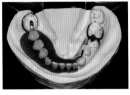

图 4-3-17 排列人工牙，制作基托蜡型（续）

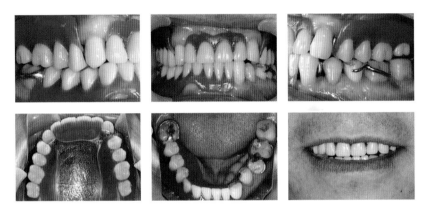

图 4-3-18 义齿试排牙

验证颌位关系，检查人工牙排列、咬合关系及美观效果。

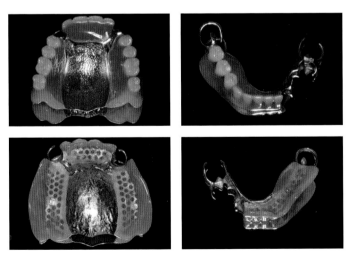

图 4-3-19 完成的上下颌义齿

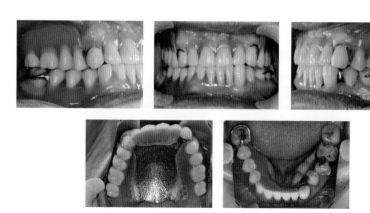

图 4-3-20 义齿初戴后口内像

义齿就位顺利，就位后各部分贴合，固位稳定效果好，组织面与黏膜密合、接触均匀，
最后调𬌗至咬合平衡。

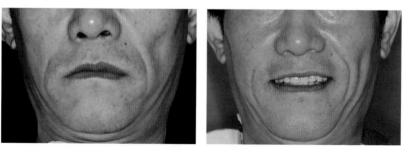

图 4-3-21 戴义齿前后面部外观比较

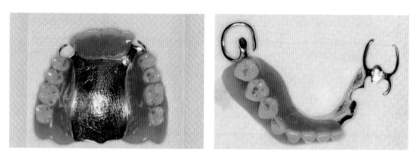

图 4-3-22 戴牙 1 周后复诊时正中𬌗咬合检查，患者无不适主诉

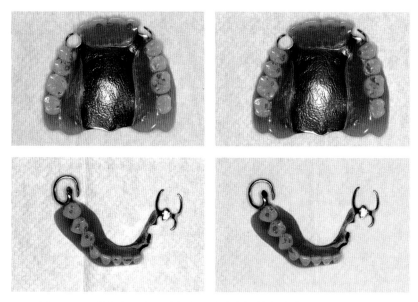

图 4-3-23　戴义齿 3 个月后复查，对咬合接触紧的前牙进行调𬌗处理

（杨亚东）

第四节　牙列缺失全口义齿修复技术操作规范

一、常规全口义齿修复

全口义齿是采用人工材料替代缺失的上颌或下颌完整牙列及相关组织的可摘义齿修复体，又称总义齿。牙列缺失是指上颌、下颌或上下颌的天然牙全部缺失，形成上颌无牙颌、下颌无牙颌或上下无牙颌。根据牙列缺失的情况，分别用上颌总义齿、下颌总义齿或全口义齿进行修复。

（一）优点

常规全口义齿可以通过人工牙和义齿基托修复无牙颌患者的软硬组织缺损，在一定程度上恢复咀嚼、发音等口腔功能。具有修复流程相对较短，无须种植体植入手术，能较好地恢复面部丰满度及一般口腔功能，价格经济等优点。

（二）缺点

与种植义齿相比功能重建效果较差，义齿的固位与稳定性较差，基托的存在导致明显的异物感，部分患者难以适应。

（三）适应证

牙列缺失患者，尤其是对全口义齿修复效果有理性认知的患者。

（四）全口义齿的设计

1. 口腔检查及义齿设计　口腔检查结果可以指导全口义齿的设计，有助于对全口义齿修复效果做出一定的预判。

（1）颌弓形态和大小：颌弓形态一般分方圆形、卵圆形和尖圆形 3 种，以及大、中、小 3 类，义齿修复要按其种类排列。

（2）上下颌弓的位置关系：对于正常的位置关系，可按照一般排牙原则进行人工牙排列设计；对于下颌前突的位置关系需考虑前牙排成浅覆盖或对刃关系；对于上颌前突的位置关系，上颌牙槽嵴在下颌牙槽嵴的前方或外侧，需根据上颌前突的程度加大人工义齿的覆盖。

（3）上下颌颌间距离的大小：颌间距离适中利于义齿的固位，也利于排牙。颌间距离较大时，排牙较为容易，但义齿的固位与支持较差，对于牙槽嵴极度低平者，需适当减小咬合垂直距离。颌间距离较小有利于义齿固位与支持，但制作修复体较难。

（4）腭的形状：腭的形状可分为高、中、低 3 类。

1）腭盖高拱形：常伴有较高的牙槽嵴与较厚的黏膜，对义齿的支持与固位均好。

2）腭盖高度适中形：牙槽嵴常较丰满，黏膜厚度适宜，对义齿的固位与支持均好。

3）腭盖低平形：常伴有牙槽嵴吸收过多，对义齿的支持与固位均较差。

（5）软硬腭的连接关系：软硬腭的连接情况与后堤区大小有关。一般水平连接者，后堤区较大；成垂直向连接者，后堤区较小。后堤区较大者，边缘封闭作用好，后堤区小者则反之。

（6）黏膜：黏膜适中则能与义齿基托密切吻合。黏膜过薄，则多直接附于骨膜上，与义齿基托不易吻合得好，常产生疼痛。

（7）唾液：唾液分泌量过少者，有口干现象，不利于义齿固位；而分泌量过多者，制取印模时不便，有时也影响下颌义齿固位。

（8）原有义齿情况：对曾使用过旧义齿者，需详细了解使用情况及目前义齿情况，以便制作新义齿时改进。

2. 全口义齿制作过程中应遵循的排牙原则

（1）美观原则：全口义齿能够恢复面部丰满度，体现患者的年龄、性别和其他个性特征。

（2）组织保健原则：人工牙的排列应不妨碍唇、颊、舌肌的功能活动；当上下颌骨吸收均衡时，人工牙列的𬌗平面应大致平分颌间距离；人工牙的排列位置在垂直方向上应尽量靠近牙槽嵴顶；上下人工牙要形成正常的覆𬌗、覆盖关系，正中𬌗、侧方𬌗和前伸𬌗平衡；前牙浅覆𬌗、浅覆盖，正中𬌗前牙不接触。

（3）咀嚼功能原则：在支持组织健康条件允许的情况下，尽量选择解剖式人工牙；最广泛的尖窝接触关系和𬌗平衡。

（五）操作程序与方法

1. 检查、诊断和修复前准备

（1）问诊与沟通：了解患者的主观要求、既往牙科治疗史、全身健康情况、性格特征和精神心理状态，以及社会背景。介绍修复体类型、优缺点、疗程、费用，以便患者选择。

（2）口颌系统检查

1）颌面部检查：检查患者面部是否对称；上唇长短和唇颊的丰满度；下颌是否前突，下颌运动和颞下颌关节的情况。

2）牙槽嵴：检查拔牙创愈合情况，是否有残余牙根、残片；牙槽嵴的丰满度如何，有无松软牙槽嵴，牙槽嵴有无过大倒凹、过锐骨尖和骨嵴。

3）上下颌弓的位置关系

A. 水平位置关系：上下颌弓之间的前后左右位置关系。若上下颌弓形态和大小相近，前后位置的关系基本正常，则较易修复；

否则修复相对困难。

B. 垂直距离：颌间距离过大有利于排牙，但咀嚼时义齿较易翘动；颌间距离适中既有利于排牙，也有利于义齿固位和稳定；颌间距离过小虽有利于义齿的固位和稳定，但修复间隙不足，排牙较困难，常需磨改人工牙的嵴盖部或暂基托。

4）唇系带和颊系带：系带距牙槽嵴顶过近时，将会影响义齿的边缘封闭。

5）黏膜：黏膜是否有红肿、异常增生，黏膜厚薄是否适中。

6）唾液：检查唾液分泌是否过多或过少，黏稠度如何。

7）旧义齿：检查旧义齿固位与稳定情况、基托的伸展范围、人工牙的排列位置及磨耗度、咬合关系。若有义齿性口炎，则应停戴旧义齿并治疗炎症后再开始修复。

（3）修复前的外科处理

1）牙槽嵴有妨碍义齿就位的过大倒凹或尖锐的骨嵴、骨尖时，需做牙槽嵴修整术。

2）上颌结节颊侧倒凹较大并伴有上颌前部牙槽嵴较大唇侧倒凹时，需施行上颌结节修整术；若两侧上颌结节颊侧均有明显倒凹，可对较大倒凹侧施行手术；若上颌结节下垂，与对颌磨牙后垫接触，需施行上颌结节成形术，为修复创造间隙。

3）下颌隆突过大时，可施行下颌隆突修整术。

4）牙槽嵴过度吸收，唇、颊系带接近牙槽嵴顶时，需做唇、颊系带修整术。

5）若长期使用不合适的旧义齿导致黏膜慢性炎症性增生，如缝龈瘤（图4-4-1），需停戴义齿，并观察增生组织自行消退情况，不能完全消退的需手术切除。松软牙槽嵴常见于上下颌前部牙槽嵴。局部所受咬合压力过大或创伤性作用力可导致牙槽嵴骨质过度吸收，而代之以增生的纤维结缔组织，牙槽嵴黏膜肥厚、松软、移动性较大。处理时首先消除病因，如过长的剩余下前牙，后牙过度磨耗致前牙早接触的旧义齿；其次对于松软牙槽嵴，在取印模时应避免松软组织受压变形，例如采用开窗式印模。

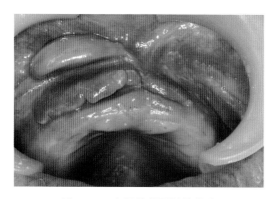

图 4-4-1 上颌前部唇侧缝龈瘤

2. 操作程序

（1）印模制取：下文以二次印模法为例，介绍印模制取的操作程序。

1）取印模前的准备

A. 将椅位调整到合适的位置，既要使患者感觉舒适，又要便于医生操作。

B. 选择托盘：上颌托盘为半椭圆形，覆盖牙槽嵴和上腭；下颌托盘仅覆盖牙槽嵴，为马蹄形。托盘的宽度应比牙槽嵴宽 2~3 mm，周围边缘高度应离开黏膜皱襞 2~3 mm，唇、颊、舌系带处呈切迹。上颌托盘后缘两侧应伸至翼上颌切迹，腭侧至颤动线后 3~4 mm。下颌托盘后缘应盖过磨牙后垫。如果选用的成品托盘边缘不合适，可适当修改，边缘稍短时，可用蜡片或印模膏加长。

2）操作方法一：成品托盘加印模膏取得初印模，然后将初印模修改成个别托盘，再加流动性较好的藻酸盐印模材取得终印模。具体方法如下。

A. 将印模膏放置在 60~70℃的热水中软化。取适量软化的印模膏放置在托盘上，用手指轻压，使印模膏表面形成牙槽嵴形状的凹形（图 4-4-2）；

B. 将托盘旋转放入患者口内，拉开口唇，使托盘柄对准面部中线，托盘向无牙颌加压，使托盘就位。

C. 边缘整塑：保持托盘稳定不动，在印模膏具有良好可塑性的情况下，通过牙槽嵴周围软组织的功能运动，确定印模边缘的正确位置和形态（图 4-4-3）。印模边缘的功能整塑包括被动功能整塑和主动功能整塑。

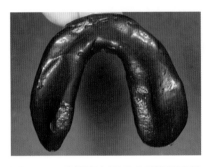

图 4-4-2　印模膏表面形成牙槽嵴形状
取适量软化的印模膏放置在下颌托盘上，用手指轻压，使印模膏表面形成牙槽嵴形状的凹形。

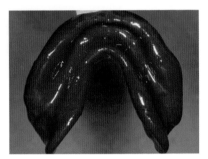

图 4-4-3　边缘整塑
下无牙颌托盘，红膏已在患者口内完成边缘整塑。

被动功能整塑是由医生牵拉患者的肌肉来模仿组织的功能运动。如医生先向下牵拉患者上唇，然后分别向下前内方向牵拉两侧颊部肌肉，进行上颌印模唇颊侧边缘整塑（整塑唇、颊系带及唇颊前庭黏膜皱襞）；医生先向上牵拉患者下唇，然后分别向上前内方向牵拉两侧颊部肌肉，进行下颌印模唇颊侧边缘整塑。

主动功能整塑是患者在医生的指导下自主进行功能运动（表 4-4-1）。

表 4-4-1　无牙颌印模制取主动功能整塑的动作及整塑部位

整塑动作	整塑部位
闭口做吸吮动作	上下颌唇颊侧边缘
伸舌舔上唇，并用舌尖分别舔两侧口角	舌系带及口底黏膜皱襞处印模边缘
闭口咬合动作	远中颊角区
微闭口时下颌左右侧方运动	上颌颊侧后部边缘厚度

边缘整塑的关键是印模膏的温度和量，温度过高时不易操作且容易烫伤患者，温度过低时流动性差。印模边缘可少量过度伸展，通过边缘整塑，即可确定正确的边缘位置和形态。但如果印模膏的量过多，印模边缘过长、过厚，则因为印模膏的流动性有限，很难完成准确的边缘整塑。

整塑可分段进行。将印模用冷水冲凉硬固后，从口内取出，然后逐段地在乙醇灯上烤软印模边缘，浸热水后，再放入口内整塑。边缘伸展不足的部位，可添加适量印模膏，软化后重新整塑。

D. 将印模膏初印模的组织面及边缘均匀刮除一层（1～2 mm），去除组织面的倒凹，切牙乳突和有骨性隆突等需要缓冲的部位应适当多刮除一些（图4-4-4）。

E. 将经过修整的初印模作为个别托盘，用冷水冲洗并擦干。将调拌好的藻酸盐终印模材加入个别托盘内，旋转放入患者口内，轻轻加压，使之就位并保持托盘稳定，然后及时进行边缘整塑，直至终印模材完全硬固。

F. 将印模从口内取出，检查印模质量。终印模表面应完整，无气泡和缺损，组织纹理清晰，终印模材厚度适中、均匀，无印模膏暴露（图4-4-5）。

3）操作方法二：先用成品托盘加藻酸盐印模材取初印模，灌注

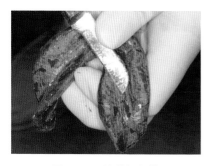

图4-4-4 修整初印模
将印模膏初印模的组织面及边缘均匀刮除
一层，去除组织面的倒凹。

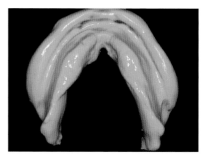

图4-4-5 终印模制取完成

石膏初模型，然后在初模型上制作树脂个别托盘，再用此个别托盘加终印模材取得终印模。

A. 取初印模：调拌藻酸盐印模材置于所选择的成品托盘上取初印模，并进行适当的边缘整塑。

B. 用初印模灌注石膏模型。

C. 制作个别托盘：首先需确定个别托盘的边缘。在石膏模型上，用变色铅笔沿前庭沟底和下颌舌侧黏膜皱襞沟底画一条蓝线，上颌后缘线为腭小凹后 4 mm，下颌后缘线包括整个磨牙后垫。在此蓝线内向牙槽嵴方向 2 mm 处再画一条红线，此线即为个别托盘的边缘（图 4-4-6 和图 4-4-7）。在属于缓冲区的部位（如切牙乳突、上颌隆突、下颌隆突）适当涂蜡，进行缓冲。有倒凹的部位应填倒凹。模型表面涂布凡士林或藻酸盐分离剂。然后调拌适量的专用自凝树脂，压成 2 mm 厚的片状，再铺塑在模型上，沿模型上所画的红线去除多余的部分，在前部牙槽嵴顶中线部位添加手柄，手柄的位置不要妨碍上下唇的活动。个别托盘也可采用光固化树脂制作。待树脂硬固后，将个别托盘从模型上取下，对托盘边缘进行打磨修整（图 4-4-8 和图 4-4-9）。

D. 边缘整塑：用上述方法制作的树脂个别托盘的边缘应距离前庭沟底和下颌舌侧口底黏膜皱襞 2 mm 左右，将专用的边缘整塑印模膏棒烤软后粘在托盘边缘，然后放入口内进行边缘整塑。边缘整塑的方法与前文操作方法一所述相同，可分段进行（图 4-4-10 和图 4-4-11）。

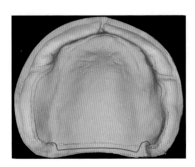

图 4-4-6　上颌初模型画线

蓝线为前庭沟底线，红线为个别托盘的边缘线。

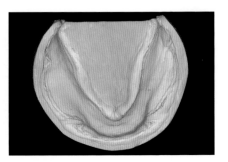

图 4-4-7　下颌初模型画线

蓝线为前庭沟底线和舌侧黏膜皱襞沟底线，红线为个别托盘的边缘线。

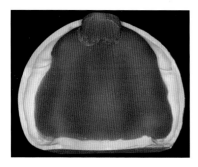

图 4-4-8　上颌个别托盘

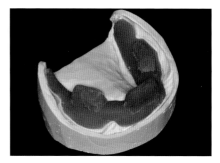

图 4-4-9　下颌个别托盘

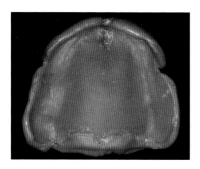

图 4-4-10　上颌个别托盘整塑完成

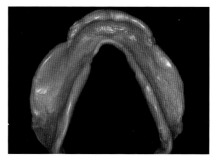

图 4-4-11　下颌个别托盘整塑完成

E. 取终印模：调拌终印模材，用调刀将其均匀地涂布于托盘整个组织面，直至托盘边缘的外侧。将托盘旋转放入口内，轻压就位并保持稳定，在印模材硬固前进行边缘整塑。待印模材硬固后，从口内取出。常用的终印模材有各种低黏度的橡胶类印模材等（图 4-4-12 和图 4-4-13）。

（2）灌注模型：可用一般灌注法和围模灌注法灌制模型（图4-4-14 和图 4-4-15）。

（3）颌位关系记录

1）确定垂直距离的方法选择

A. 息止颌位法：息止颌位时患者鼻底至颏底的距离减去息止殆间隙 2～3 mm。

B. 面部比例等分法：二等分法是指鼻底至颏底的距离（垂直

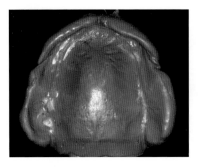

图 4-4-12　上颌终印模

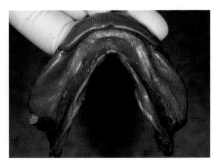

图 4-4-13　下颌终印模

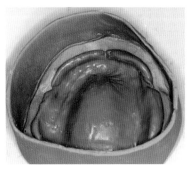

图 4-4-14　围模灌注法灌制上颌模型

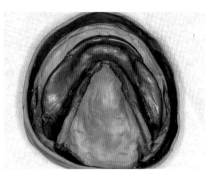

图 4-4-15　围模灌注法灌制下颌模型

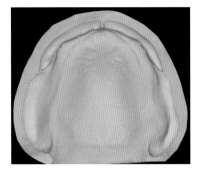

图 4-4-16　上颌终模型

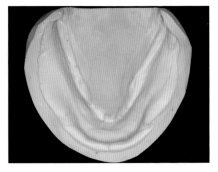

图 4-4-17　下颌终模型

距离）约等于眼外眦至口角的距离。三等分法是指额上发迹至眉尖点、眉尖点至鼻底、鼻底至颏底三段距离大致相等。

C. 面部外形观察法：通过观察患者面部外形是否自然协调，判断垂直距离是否适当。

D. 拔牙前记录法：在患者拔牙前的正中𬌗位时记录侧面外形轮廓。

E. 参考旧义齿，义齿若有磨耗则应适量增加垂直距离。

2）确定正中关系的方法选择：正中关系为垂直距离确定后。下颌对上颌的最后退位位置关系。因受颞下颌关节韧带的限制，正中关系位比较恒定，具有可重复性。确定正中关系可以采用哥特式弓描记法或者直接咬合法。

A. 哥特式弓描记法：哥特式弓描记法利用𬌗托将描记板和描记针分别固定于患者的上颌和下颌，当下颌做前后运动和左右侧方运动时，描记水平面内各个方向的颌位运动轨迹，获得一个"V"字形图形，因其形状像欧洲哥特式建筑的尖屋顶，因此称为"哥特式弓"。哥特式弓的尖端即代表正中关系，当描记针处于此尖端时下颌的位置即为正中关系位。

B. 直接咬合法：直接咬合法是利用𬌗托上的蜡堤和𬌗间记录材料，设法使患者下颌后退并直接咬合在正中关系位的方法。可采用卷舌后舔法，即在上𬌗托后缘正中部位粘固一个小蜡球，嘱患者小开口，舌尖向后卷，舔住蜡球的同时慢慢咬合。舌向后方运动时，下颌舌骨肌等口底肌肉的牵拉可使下颌后退至正中关系位。也可采用吞咽咬合法，即在做吞咽动作时下颌通常需要退回至正中𬌗位。因此，在确定正中关系时可让患者边做吞咽动作边咬合。还可采用后牙咬合法，嘱患者有意识地直接用后牙部位咬合，或者医生可将手指置于𬌗堤后部，让患者轻咬，体会咬合能用上力量时下颌的位置，然后医生将手指滑向𬌗堤颊侧，上下𬌗堤即可自然咬合在正中关系位。此外还有诱导法，即在确定正中关系时使患者处于自然、放松的状态。采用暗示的方法，比如嘱患者"上颌前伸"或"鼻子向前"，可反射性地使其下颌后退。也可结合吞咽咬合法或后牙咬合法，同时医生用右手的拇指和示指夹住患者的颏部，左手的拇指和示指分别置于下𬌗托后部颊侧，右手轻轻向后用力，逐渐引导下颌后退。

3）颌位关系记录的操作步骤：无牙颌患者的颌位关系记录通常借助上下𬌗托来完成。𬌗托由暂基托和蜡𬌗堤两部分组成，利用蜡𬌗堤恢复垂直距离，借助上下𬌗堤平面的定位锁结来记录正中关系。

A. 𬌗托的制作：可采用自凝树脂和光固化树脂暂基托，此类暂基托制作时需先将工作模型填倒凹和涂布分离剂。暂基托的制作方法与制作个别托盘相似，厚度约 2 mm，边缘伸展与模型一致。树脂硬固后从模型上取下，打磨光滑。也可采用基托蜡片制作暂基托，即将两片 2 mm 厚的基托蜡片烤软后黏合在一起，然后将两层蜡片置于模型上轻轻按压，使蜡片与模型表面紧密贴合，切除边缘多余部分，用冷水冲凉后从模型上取下。此方法简单方便，但蜡片极易受热变形，影响𬌗托固位和颌位关系记录的准确性。

B. 𬌗堤的制作：将蜡片烤软卷成条状，弯成与颌弓形态一致的弓形，压在暂基托上牙槽嵴的位置形成蜡堤，用热蜡刀将蜡堤与基托粘固，切除蜡堤远中过长的部分。修整𬌗堤高度。上𬌗堤前部高度（基托边缘至蜡堤𬌗平面）为 20～22 mm，向后逐渐降低，上颌结节部位高度为 16～18 mm。下𬌗堤平行于下颌牙槽嵴的平均平面，高度至磨牙后垫中点。上下𬌗堤前部宽度为 5 mm，后部宽度为 10 mm。修整唇颊面形态，使蜡堤唇颊面至基托边缘为一个平滑的表面。前部蜡堤唇面应位于切牙乳突中点前方 8～10 mm。

C. 调整𬌗托唇面丰满度：将上𬌗托戴入患者口内，检查患者在自然、放松状态下面部的丰满度，上唇是否塌陷或过突，左右是否对称。可通过在上𬌗托唇面添蜡或去除的方法来调整𬌗托对上唇的支持，获得满意的丰满度。

D. 确定𬌗平面：最终确定的𬌗平面前部位于上唇下缘下方 1～2 mm，并与瞳孔连线平行，𬌗平面后部与鼻翼耳屏线平行。可将𬌗平面板置于上𬌗堤𬌗平面上，检查𬌗平面的位置，然后进行相应调整。

E. 确定垂直距离：升起治疗椅靠背，让患者上身坐直，保持头颈部直立，目光平视。用笔在患者鼻底和颏底处皮肤表面各做一标记点，将上𬌗托戴入患者口内，使其精神放松，上下唇轻轻闭合，用垂直距离测量尺测得患者息止颌位时的垂直距离。为使患者消除紧张，可教其反复练习发唇音或做吞咽动作。息止颌位垂直距离减去 2~3 mm 即为该患者的咬合垂直距离。将下𬌗托戴入患者口内，检查上下𬌗托咬合时的垂直距离。通过调整下𬌗托蜡堤高度，使上下𬌗托轻轻咬合时达到所确定的咬合垂直距离，同时上下𬌗堤平面能够均匀接触。垂直距离确定过高或过低的临床表现见表 4-4-2。

表 4-4-2　无牙颌修复垂直距离确定过高或过低的临床表现

	垂直距离过高	垂直距离过低
面下 1/3 距离	增大	减小
面部肌肉	紧张	松弛
口唇	闭合困难	口角下垂
颏唇沟	变浅，颏部皱缩	加深
大开口时上下前牙切端间距	过小	过大
息止𬌗间隙	过小	过大
义齿使用	撞击声，义齿易脱位，疼痛不适	咀嚼无力
咀嚼效率	低下	低下

F. 确定正中关系：在上𬌗托蜡堤后部𬌗平面上左右两侧分别切出前后两条不平行的 V 字形沟，深约 3 mm，蜡堤表面及 V 字形沟内涂一层凡士林。在上𬌗托后缘中线处粘固一个直径约 5 mm 的蜡球。将下𬌗托蜡堤𬌗平面后部（相当于尖牙部位以后）2 mm 厚的部分切除。先将上𬌗托戴入患者口内，在下𬌗托蜡堤后部添加加热软化的印模膏或蜡等咬合记录材料，然后将其迅速戴入口内，采用卷舌后舔法、后牙咬合法等前述方法，使下颌后退咬合至上下𬌗托前部蜡堤轻轻接触为止。待咬合记录材料硬固后，将上下𬌗托从口内取出，检查上下𬌗托对位情况，咬合记录材料应该固定于下颌蜡堤

上，与上颌蜡堤对位准确、稳固。

如果采用哥特式弓描记法确定正中关系，可先制作上𬌗托确定丰满度和𬌗平面，然后下颌只做暂基托，或者上下颌均重新制作暂基托，将描记板和描记针分别固定于上下暂基托。描记装置应位于暂基托正中相当于前磨牙区的位置，描记板与水平面平行，描记针与描记板中央垂直接触。将上下暂基托戴入口内，根据已经确定的垂直距离调整描记针高度，检查并确认下颌做前伸和侧方运动时上下暂基托之间无干扰。嘱患者在保持咬合接触的情况下反复进行下颌前伸、后退和左右侧方滑动，然后将暂基托从口内取出并观察描记板上的哥特式弓印迹。将描记针锁定装置的圆孔对准哥特式弓尖端并固定，再重新戴入口内，嘱患者下颌后退咬合，描记针进入锁定装置的圆孔内，此时上下颌即处于正中关系位。将颌位记录材料从唇颊侧注入上下暂基托之间的空间内，待其硬固后就可以保持上下暂基托间的位置关系，此时可将颌位记录材料连同上下暂基托一起取出。

4）颌位关系验证：需进行垂直距离的验证，以及正中关系的验证。正中关系的验证可采用髁突触诊法及颞肌触诊法，也可通过观察咬合时上下𬌗托是否稳定，上下𬌗堤接触是否均匀，𬌗托间有无滑动、翘动或扭转等现象进行验证。

5）画标记线：标出中线、口角线、唇高线、唇低线，同时选牙色。

（4）模型上𬌗架

1）面弓转移上𬌗架的方法：调整𬌗架，将切导针固定在零刻度，使上下颌体平行；切导盘调至水平，两侧前伸髁导斜度固定为25°，髁球紧贴髁槽前壁并扭紧正中锁；侧方髁导斜度调为15°。然后进行面弓固定与转移。先将烧热的𬌗叉插入并固定于上颌𬌗托的蜡堤上，𬌗叉中线与𬌗托中线对齐。然后将固定好𬌗叉的上𬌗托戴入患者口内就位，使患者咬合在正中关系位。松开面弓弓体上的定𬌗夹和耳塞横杆处的螺丝，将𬌗叉柄插入定𬌗夹，弓体两侧耳塞完全插入外耳道内，调整两侧耳塞横杆长度使其一致后拧紧固定螺丝。然后在确定𬌗托无脱位的情况下，拧紧定𬌗夹螺丝，将𬌗叉与弓体稳固固定。松开耳塞横杆处螺丝，将耳塞从外耳道抽出，再将面弓与𬌗叉和上𬌗托整体取下。将耳塞与𬌗架髁杆后方的定位杆对合，调整两侧耳塞横杆长度使其一致后拧紧固定螺丝。调整面弓前部高度，使𬌗堤平面（𬌗平面）与𬌗架的上颌体平行。

进行模型上𬌗架（图 4-4-18）。打开𬌗架上颌体，将上颌石膏模型戴入𬌗托。然后调拌石膏，将上颌模型固定在𬌗架上颌体的架环上。待石膏硬固后，拆除面弓及𬌗叉。然后将𬌗架上下翻转，利用颌位关系记录对位上下𬌗托和模型，用同样方法将下颌模型固定在下颌体的架环上。为了便于义齿制作完成后重新上𬌗架调𬌗，也可采取模型分段式上𬌗架。方法是，首先将上下颌石膏模型底面修平整，在模型底面各预备 3 条放射状 V 形定位沟，底面涂布分离剂（凡士林），模型侧面用透明胶带围绕一周，胶带高出模型底面 1 cm，然后调拌石膏置于模型底面和𬌗架架环之间。采用分段式模型上𬌗架使模型和固定模型的石膏之间可分离，可将模型随时取下，然后又能够完全准确地对位回原来位置，可在义齿完成后将义齿与模型上回𬌗架进行选磨调𬌗。

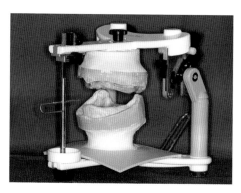

图 4-4-18　完成上𬌗架的上下颌模型

2）确定髁导斜度

A. 确定前伸髁导斜度：利用克里斯坦森现象，无牙颌患者下颌前伸运动时，上下殆托殆平面之间出现一前小后大的楔形间隙，前伸髁导斜度越大，此楔形间隙也越大。利用上下殆托可取得前伸颌位记录，即在上下殆托的殆堤表面涂布分离剂后，在下殆托殆平面加上烤软的蜡片或其他咬合记录材料，嘱患者下颌前伸约 6 mm 并轻轻咬合，待软蜡硬固后将殆托及蜡记录从口内取出。

松开殆架髁导盘上的正中锁和固定髁槽的螺丝，将上下殆托分别与殆架上的模型对合，向后调节上颌体（模拟下颌前伸），使上下殆托与前伸颌位记录基本对合。然后扳动一侧髁槽固定螺丝，由最大至最小调节髁槽倾斜角度。当髁槽倾斜角度较大时，前伸颌位记录的前部接触而后部分离；当髁槽倾斜角度较小时，前伸颌位记录的后部接触而前部分离。在从大到小调节髁槽倾斜角度的过程中，前伸颌位记录前后均同时接触时髁槽的倾斜角度即为患者的前伸髁导斜度，拧紧髁槽固定螺丝将前伸髁导斜度固定，然后用同样方法调出并固定另一侧前伸髁导斜度。

B. 确定侧方髁导斜度：侧方髁导斜度可以采取与确定前伸髁导斜度相似的侧方颌位记录来确定，但更简便的方法是根据前伸髁导斜度，利用如下的 Hanau 公式计算得出。

$$侧方髁导斜度（L）= \frac{前伸髁导斜度（H）}{8} + 12$$

C. 确定切导斜度：殆架的前部有切导盘，可调节前后和侧方倾斜角度，切导盘与水平面的夹角为切导斜度。

（5）人工牙的选择与排列

1）人工牙的选择：临床上采用的全口义齿人工牙在质地、形态、大小、色泽等方面可有不同的选择，医生应参考患者的意见，为其选择适当的人工牙。

人工牙的材料主要有丙烯酸树脂和陶瓷两种。二者的优缺点比较见表 4-4-3。

表 4-4-3　全口义齿人工牙材料优缺点比较

	丙烯酸树脂人工牙	陶瓷人工牙
质量	轻	较重
硬度	较低，耐磨度较差	高，耐磨损
色泽与质感	与天然牙略有差异	与天然牙近似
性质	韧性好	脆性大，易崩损
磨改	易	不易
与基托结合	化学结合，牢固	固位钉/槽机械结合，无化学结合

　　人工前牙的选择有以下参考标志。其大小指其宽度和高度。上前牙可根据颌位关系记录上颌蜡堤唇面上的标记线来确定。上颌蜡堤唇面上两侧口角线之间的距离约为 6 个上前牙的总宽度；上前牙的高度可根据唇高线（微笑线）来确定，唇高线至𬌗平面的距离为中切牙切 2/3 的高度。下前牙大小应与上前牙对应，并结合前牙的覆𬌗、覆盖关系决定，唇低线至𬌗平面的距离为下中切牙切 1/2 的高度。人工前牙的形态通常指其唇面的几何形态和唇面凸度。选择前牙形态时，最好根据患者原来天然牙的形态，比如拔牙前记录、模型、照片、拔除的离体牙等，否则应参考患者的面部形态，人工前牙形态应与面型协调一致。

　　人工后牙的大小指其颊面高度及其𬌗面的近远中宽度和颊舌宽度（颊舌径）。人工后牙的颊舌径通常小于天然牙，以减小义齿支持组织受力。人工后牙的大小一般只选择颊面高度和近远中宽度。后牙的颊面高度小于前牙，但前磨牙的高度应与前牙（尖牙）协调，不宜过短。人工后牙的近远中总宽度应小于尖牙远中面至磨牙后垫前缘的距离。人工后牙的𬌗面形态可分为解剖式牙和非解剖式牙两种基本类型。

　　选择人工牙的颜色应考虑患者的年龄、肤色和性别。年龄越大，牙齿颜色越暗。女性、肤色较白者，牙齿颜色通常也较白。年龄大且肤色暗者，不宜选择较白的人工牙。

在选择人工前牙时，主要考虑人工牙的大小、形态和颜色，并应考虑患者的要求。选择后牙时应根据牙槽嵴健康状况，选择适宜的人工后牙𬌗面形态和牙尖高度，根据后部牙槽嵴近远中长度和颌间距离大小选择人工后牙的大小。牙槽嵴低平或呈刃状者，宜选择牙尖斜度低的解剖式牙或选择非解剖式牙，并减小人工牙的颊舌径。后牙颜色应与前牙协调一致。

2）人工牙的排列原则：包括美观原则、组织保健原则及咀嚼功能原则。

A. 美观原则：人工牙排列应恢复患者面部丰满度，体现患者的年龄、性别和其他个性特征。人工牙列的弧度应与颌弓形态一致，颌弓型和面型一致，可分为方圆型、尖圆型和卵圆型三种。人工牙特别是上前牙排列位置应能够支撑唇颊侧软组织。排列上前牙的参考标志有以下几点：①上中切牙唇面至切牙乳突中点距离一般为 8~10 mm，年龄大、牙槽嵴吸收严重者，此距离应适当缩短；②两侧上尖牙牙尖顶连线通过切牙乳突中点或后缘（牙槽嵴吸收严重者）；③上尖牙唇面与腭皱的侧面通常相距 10 mm；④上前牙唇面与前庭沟和切缘连成的平面平行；⑤上前牙切缘在唇下露出 2 mm，年老者、上唇长者露出较少。

B. 组织保健原则：全口义齿的不稳定会损害义齿支持组织的健康，而人工牙的排列位置与咬合接触关系直接影响义齿在功能状态下的稳定。因此，为保护支持组织健康，人工牙的排列应满足以下要求：人工牙的排列应不妨碍唇、颊、舌肌的功能活动；人工牙列的𬌗平面应大致平分颌间距离；人工牙的排列位置在垂直方向上应尽量靠近牙槽嵴顶；上下人工牙要形成正常的覆𬌗、覆盖关系，正中𬌗、侧方𬌗和前伸𬌗平衡；前牙浅覆𬌗、浅覆盖，正中𬌗前牙不接触。

C. 咀嚼功能原则：在保证支持组织健康的前提下，全口义齿人工牙的排列应尽可能地恢复患者的咀嚼功能，提高咀嚼效率。在支持组织健康条件允许的情况下，尽量选择解剖式人工牙；具有最广泛的尖窝接触关系和𬌗平衡。

3）人工牙排牙方法

A. 画标志线：由于在排牙时模型表面上排牙需参考的一些无牙颌解剖标志将被基托和蜡堤覆盖，因此在排牙前首先需要将以下参考标志线的延长线画在石膏工作模型基底的边缘和外侧面。具体包括：中线和口角线的延长线，通过切牙乳突中点的横向连线，后部牙槽嵴顶连线的延长线，磨牙后垫前缘垂直于牙槽嵴顶连线的延长线，磨牙后垫高度中点的水平延长线，以及在上下颌模型基底侧面分别画出与牙槽嵴顶距离相等的连线。

B. 排列前牙

①上颌中切牙：位于中线两侧，接触点在中线上，切缘平齐𬌗平面，颈部微向舌侧和远中倾斜，唇面与𬌗堤平面平行。

②上颌侧切牙：近中与上颌中切牙接触，切缘高于𬌗平面0.5～1 mm，颈部向舌侧和远中倾斜程度大于中切牙，唇面稍向远中旋转，与𬌗堤平面平行。

③上颌尖牙：近中与上颌侧切牙接触，牙尖与𬌗平面平齐，颈部微突并稍向远中倾斜，近远中倾斜程度界于上颌中切牙与侧切牙之间，唇面向远中旋转，与𬌗堤平面平行。

④下颌中切牙：近中接触点在中线上，切缘高出𬌗平面约1 mm，颈部微向舌侧倾斜，近远中向直立，与上中切牙覆盖1～2 mm。

⑤下颌侧切牙：近中与下颌中切牙接触，切缘高出𬌗平面约1 mm，唇舌向直立，颈部微向远中倾斜，与上颌中切牙和上颌侧切牙覆盖1～2 mm。

⑥下颌尖牙：近中与下颌侧切牙接触，牙尖高出𬌗平面约1 mm，颈部向远中和唇侧倾斜，与上颌侧切牙和上颌尖牙覆盖1～2 mm。

C. 排列后牙：排列后牙时应尽量使其功能尖，即上牙舌尖和下牙颊尖，排在牙槽嵴顶上。因此在排列后牙前应根据模型边缘的标记，在上下𬌗堤平面画出牙槽嵴顶线。

①上颌第一前磨牙：近中与上颌尖牙远中邻面接触，颊尖与𬌗

平面接触，舌尖高于𬌗平面约 1 mm 并对应牙槽嵴顶连线，颈部微向颊侧倾斜。

②上颌第二前磨牙：近中与第一前磨牙接触，牙长轴与水平面垂直，颊、舌尖均与𬌗平面接触，舌尖对应牙槽嵴顶连线。

③上颌第一磨牙：近中与第二前磨牙接触，舌尖对应牙槽嵴顶连线，颈部微向近中和腭侧倾斜，近中舌尖与𬌗平面接触，近中颊尖和远中舌尖高于𬌗平面约 1 mm，远中颊尖高于𬌗平面约 1.5 mm；

④上颌第二磨牙：近中与第一磨牙接触，舌尖对应牙槽嵴顶连线，颈部向近中和腭侧倾斜程度大于第一磨牙，近中舌尖高于𬌗平面 1 mm，近中颊尖高于𬌗平面 2 mm，远中颊尖高于𬌗平面 2.5 mm。尖牙牙尖与排列好的上颌后牙颊尖应形成一条连续、光滑、向上弯曲的曲线——补偿曲线（compensating curve）。两侧同名后牙的颊、舌尖相连也形成一条连续、光滑、向上弯曲的曲线——横𬌗曲线。

⑤根据上颌后牙排列位置排列下颌后牙，使其形成具有正常覆𬌗、覆盖，上下牙尖窝交错最广泛接触的中性𬌗关系。下颌后牙牙尖连线也应形成与上牙相对应的纵向的施佩曲线（Spee's curve）和横𬌗曲线。为了保证下颌后牙排在牙槽嵴顶上，下颌后牙的中央窝应位于尖牙牙尖与磨牙后垫中心的连线上。为了使上下后牙𬌗平面平分颌间距离，除参考𬌗堤平面（鼻翼耳屏线）外，还应参考画在上下颌模型侧面的平行于牙槽嵴顶位置的参考线，第二磨牙的𬌗面应位于磨牙后垫高度的 1/2 或 2/3。同时，后牙𬌗平面不应低于或过高于舌侧缘位置。后部牙槽嵴宽度明显不协调者，如果上下牙槽嵴顶连线与水平面夹角小于 80°，后牙应排成反𬌗关系，即将上下颌后牙上下左右交叉换位排列。

（6）全口义齿排牙蜡型试戴：技工室完成排牙后（图 4-4-19），转回临床进行人工牙蜡型试戴，需进行如下操作内容。

1）验证垂直距离：将义齿放入口中，嘱患者放松，观察患者的面部比例是否协调，结合口唇闭合和软组织形态、息止𬌗间隙大小、最大开口度大小、说话时是否有义齿撞击音以及齿音的清晰度

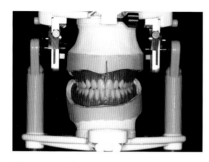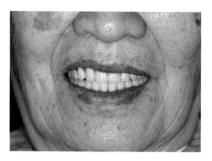

图 4-4-19　人工牙排列及蜡型制作完成　　图 4-4-20　患者口内试戴义齿蜡型

等标准，判断是否存在垂直距离恢复过高和过低的情况。

2）验证正中关系：将上下颌义齿放入口中，由临床医生引导下颌后退，做正中咬合，若重复多次均咬合在正中关系位，则证实所确定的正中关系正确。也可通过髁突位置检查、颞肌收缩力度检查、口内咬合关系检查、义齿重新上𬌗架检查进行验证。若发现咬合时上颌基托扭动或下颌从正中𬌗位仍可后退，或下颌有偏斜，不能咬合在正中关系位，说明原来确定的正中关系有误差。此时可去掉双侧下颌后牙，代之以颌间记录材料，重做正中咬合，下颌模型重新上𬌗架，重排下颌牙后再试牙。

3）美学效果检查（图 4-4-20）

A. 前牙：检查牙齿的形状、大小、排列位置、中线、𬌗平面、切端及龈缘位置，前牙与上下唇的位置关系和丰满度，笑线位置，上下牙的覆𬌗、覆盖关系。

B. 后牙：检查𬌗平面是否平分颌间距离，𬌗平面与舌侧缘的位置关系是否正确。检查人工牙是否排列在牙槽嵴顶上，下颌后牙是否偏舌侧而干扰舌运动。检查正中𬌗咬合接触是否均匀稳定，有无明显早接触和义齿翘动，人工牙的覆𬌗、覆盖关系是否正常。

4）发音检查：包括齿音"s""ch"及唇齿音"f""v"等的检查

（7）全口义齿完成：试牙完成后，将义齿固定于模型上，若为暂基托，则应与模型紧密贴合，边缘用蜡封闭。在人工牙的唇颊面上雕刻牙龈缘形状。蜡型完成后经装入型盒、加热、开盒、除蜡装胶、热处理、开盒和磨光各步骤，完成全口义齿制作。

（8）全口义齿初戴

1）义齿就位检查：在全口义齿戴入前，应检查义齿是否清洁、光滑。戴入前应去除残留的石膏、组织面树脂小瘤。义齿应轻轻戴入，避免进入倒凹的基托擦伤黏膜组织，如果有基托边缘进入组织倒凹，则该部分应适当磨除。

2）检查基托

A．检查基托边缘伸展是否合适，是否妨碍系带和唇、颊、舌肌运动，大张口时义齿是否容易脱位。如果基托边缘过长，可适当磨短。如果发现基托边缘明显伸展不足，导致吸附面积减小和边缘封闭差，义齿固位不良，最好重新修复。

B．检查基托磨光面形态是否正常，是否影响义齿固位和外观。唇侧基托过厚会影响丰满度，颊舌侧基托磨光面应呈一定的凹面，否则影响义齿的固位，但过凹可能导致积存食物。

C．颌位关系检查

①下颌后退：在取颌位记录时，患者下颌没有在最后退位咬合而是咬合在最后退位前方的某个位置，试牙时又没有被发现。戴牙时会出现下颌义齿后退现象。临床表现为上下前牙开𬌗，垂直距离增加，上颌第一磨牙近中颊尖位于下颌第一磨牙近中颊沟的近中，有时只在上下第二磨牙间发生接触。如果仅仅是小范围的后退，可经过调𬌗，使义齿人工牙形成长正中。如果下颌后退超过 1 mm，必须返工重做下颌义齿。

②下颌侧偏：若确定颌位关系时下颌偏斜向一侧，则完成后的义齿戴入口中咬合时就会偏向另一侧，表现为上下义齿中线不一致。应视情况重新制作上颌或下颌义齿。出现下颌侧偏时还要排除因局部黏膜疼痛造成的假性侧偏，此时应先消除痛点，然后再做咬合检查。

D．选磨调𬌗

①调𬌗注意事项：保持垂直距离，避免调𬌗减小垂直距离；保

持殆面形态；调殆时应单颌调磨，每次调磨量要少，每次调磨后重新进行咬合检查时调磨过的接触点应保持接触，即"原地点重现"，避免变成低殆；越调磨接触点越多，逐渐达到多点接触甚至完全接触平衡殆。调磨应顺沿接触点的走向进行。

②正中殆早接触的选磨：正中殆早接触可分为支持尖早接触和非支持尖早接触。对于上牙颊尖与下牙或下牙舌尖与上牙的早接触，应按照 BULL 法则（buccal-upper, lingual-lower），调磨非支持尖，即调磨上后牙颊尖和下后牙舌尖。对于支持尖早接触，即上牙舌尖或下牙颊尖分别与对殆牙中央窝和近远中边缘嵴之间的早接触，应结合侧方殆平衡侧接触情况调磨。如果正中殆有早接触的支持尖在作为平衡侧时也存在殆干扰，则调磨支持尖；如果作为平衡侧时无殆干扰，则调磨与支持尖相对的对殆牙的中央窝或殆边缘嵴。

③侧方殆殆干扰的选磨：工作侧的殆干扰发生在上后牙颊尖舌斜面和下后牙颊尖颊斜面之间，或上后牙舌尖舌斜面与下后牙舌尖颊斜面之间。同样应按照 BULL 法则，调磨非支持尖。平衡侧的殆干扰发生在上后牙舌尖的颊斜面和下后牙颊尖的舌斜面之间。应结合正中殆，避免调磨正中殆接触点，可分别少量调磨上下功能尖的干扰斜面，避免降低牙尖高度。对于侧方殆工作侧前牙的干扰，应选磨下前牙的唇斜面或上前牙的舌斜面，避免磨短上前牙。

④前伸殆殆干扰的选磨：前伸殆后牙的殆干扰发生在上后牙远中斜面与下后牙近中斜面，调磨应同时遵守 BULL 法则和 DUML 法则（distal-upper, mesial-lower），即分别调磨上后牙颊尖远中斜面和下后牙舌尖近中斜面。对于前伸殆前牙殆干扰，应选磨下前牙的唇斜面或上前牙的舌斜面，避免磨短上前牙。

（9）医嘱

1）初戴全口义齿可能有异物感、恶心或发音不清等症状。1～2周内症状可消失。

2）初次戴牙后，首先练习用后牙咀嚼。开始时只吃质软小块食物，待掌握后牙咀嚼后，再练习前牙切咬食物，注意不要大口咬。

3）饭后及睡前取下义齿，用牙膏和软毛牙刷刷洗义齿后再用清水冲洗。睡前用冷水浸泡，不要用热水。

4）注意口腔卫生。

（六）修复后问题及处理

1. 疼痛

（1）定位明确、局限的疼痛：可因基托组织面在缓冲区如骨尖、骨棱、骨性隆突、颧突等未进行充分缓冲处理，局部组织压力过大；或义齿基托边缘伸展过长，妨碍周围组织功能运动，在移行皱襞、系带部位造成黏膜红肿、破溃或组织切伤所致。也可由义齿基托进入组织倒凹内，人工牙存在局限性咬合高点，造成正中𬌗或侧方𬌗时此部位基托下方组织压力过大所致。正中𬌗局限性咬合高点的压痛部位常位于牙槽嵴顶，侧方𬌗局限性咬合高点的压痛部位常位于牙槽嵴的侧斜面。此外，取印模时压力不均匀，石膏模型有破损，或义齿基托组织面存在树脂瘤，可导致局部压力过大，出现压痛。

（2）定位不明确或弥散的疼痛：原因多为义齿人工牙咬合关系不平衡或正中关系错误，咬合时义齿不稳定，发生翘动或扭转，导致义齿支持组织受力不均；或牙槽嵴呈刃状或过度低平，尤其是下颌牙槽嵴，其主承托区范围过小，不能承受较大的咀嚼压力；或垂直距离恢复过高；或印模不准确、基托不密合。

（3）处置方法：对于定位明确的黏膜压痛，通常可通过局部缓冲解决。可先将黏膜表面和义齿基托组织面擦干，在黏膜红肿或溃疡部位涂布甲紫（龙胆紫），再将义齿戴入，甲紫会印在基托组织面上。利用此方法可确定基托压迫的部位，用桃形磨头将印有甲紫处的基托组织面或边缘磨除少许。然后将义齿重新戴入口内并施加一定的压力，以检查缓冲是否适当。如果缓冲不够，可重复进行，直至压痛消失或明显减轻。对于黏膜局部红肿不明显者，可以用压力指示剂确定局部压力过大的部位。在擦干后的义齿基托组织面上均匀涂布一层压力指示剂，将义齿戴入口内就位后嘱患者咬合，或在后牙𬌗面施加一定的垂直向压力，然后将义齿取出。在基托组织面上压力过大的部位，压痛指示剂被挤压变薄或消失，此处就是需要缓冲的部位。

对于因咬合不平衡导致的压痛，应进行选磨调𬌗，使其达到多点接触平衡𬌗。对于正中关系错误、垂直距离过高、基托边缘过短和基托明显变形者，应重新制作义齿。

对于牙槽嵴刃状和过度低平，不能承受咀嚼压力者，可采取后牙减数，选磨调𬌗以减小侧向力，基托组织面加软衬等措施。也可重新制作义齿，通过扩大基托伸展范围，人工牙减数、减径，改变𬌗型（舌向集中𬌗或线性𬌗），基托组织面加软衬等措施，增强义齿的稳定性和组织支持能力，减小咀嚼压力，以避免出现压痛。采用种植体支持的义齿能够较好地解决全口义齿的压痛问题。

2. 固位不良　全口义齿固位不良的表现和原因有以下几种情况。

（1）初戴不适应。初戴义齿时，应坚持戴用，通过调整咀嚼运动习惯和神经肌肉协调性，使义齿周围组织学会控制义齿，保持义齿稳定。

（2）义齿就位后无明显吸附效果，在静止状态下容易松动脱落。除牙槽嵴重度吸收的解剖因素外，基托与承托区黏膜组织不密合、基托边缘伸展不足、边缘封闭不好等也会使基托与黏膜之间不能产生足够的吸附力和大气压力。可在基托组织面重衬，或尝试重新制作义齿，效果不佳者应采用种植义齿修复。

（3）当口腔处于休息状态时，义齿固位尚好，但张口、说话、打呵欠时义齿易脱位。这是由于基托边缘过长或过厚，唇、颊、舌系带区基托边缘缓冲不够，人工牙排列的位置不当，过于偏向牙槽嵴顶的唇颊或舌侧，或者义齿磨光面外形不好等原因，影响周围组织的运动所致。对于基托边缘或义齿磨光面形态不佳造成的固位不良，可通过磨改基托来解决。人工牙排列位置异常者，可重新排牙或重新制作义齿。

（4）义齿固位尚可，但在咀嚼食物时容易松动脱位。这是由于义齿人工牙咬合不平衡，存在明显的早接触和𬌗干扰，或上下颌义齿后部基托之间以及后部基托与对颌人工牙之间有早接触和𬌗干扰，导致咀嚼时义齿翘动，破坏了基托的边缘封闭。处理方法是进行选磨调𬌗，消除人工牙及基托间的早接触和𬌗干扰，达到平衡𬌗。

3. 咬唇颊、咬舌　造成咬唇颊的原因是上下后牙的颊侧覆盖较小或无覆盖；人工后牙𬌗平面过低，位于舌侧缘下方时，易导致咬舌现象。此外，垂直距离恢复过少也可造成颊部组织内陷而发生咬颊。对于人工牙覆盖小者，可通过调磨人工牙来加大覆盖。调磨上后牙颊尖舌斜面、下后牙颊面和颊尖的颊斜面，加大颊侧覆盖；调磨上后牙舌面、舌尖舌斜面和下后牙舌尖颊斜面，加大舌侧覆盖。人工后牙𬌗平面过低者应重新排牙。颊脂垫肥厚者可加厚上颌义齿颊侧基托，将颊部组织推向外侧。基托咬颊处可磨薄基托，加大上下颌义齿基托间隙。

4. 咀嚼功能差　咀嚼功能差的可能原因包括咬合关系不良导致上下颌人工牙咬合接触面积小；在调𬌗时磨除过多，使人工后牙失去了应有的尖凹解剖形态；垂直距离过低导致咀嚼无力，或垂直距离过高导致咀嚼费力，咀嚼肌易疲劳；人工后牙𬌗平面过高，咀嚼时舌肌易疲劳。对于咬合接触差者，可通过调𬌗来增加𬌗面接触面积。人工牙𬌗面形态差者，可磨改人工牙𬌗面形态，恢复尖凹解剖外形和食物排出道。垂直距离异常者应重新制作义齿，恢复正确的垂直距离。后牙𬌗平面过高者也应重新制作义齿或重新排牙，调整后牙𬌗平面位置。

（潘韶霞）

二、单颌总义齿修复

单颌总义齿是指修复单侧（上颌或下颌）牙列缺失的全口义齿，其对颌可能为完整的天然牙列，也可能为采用固定义齿或可摘局部义齿修复的缺损牙列。

（一）优点

单颌总义齿与常规全口义齿相似，具有修复流程相对较短，无须手术治疗，能较好地恢复面部丰满度及一般口腔功能，价格经济等优点。

（二）缺点

单颌总义齿其对颌可能为完整的天然牙列，也可能为采用固定义齿或可摘局部义齿修复的缺损牙列。其修复难度要大于上下全口义齿，主要表现在无牙颌支持组织负荷大，更难以获得满意的固位与稳定效果，尤其是下颌单颌总义齿，更难以保持义齿的稳定和固位。

（三）适应证

单颌牙列缺失，而其对颌为完整的天然牙列或有缺损的牙列。

（四）单颌总义齿的设计

下颌单颌总义齿应首选种植义齿修复。

单颌总义齿的设计除了遵循全口义齿设计的基本原则之外，还需要考虑遵循以下原则。

1. 天然牙调𬌗　调磨过高、过锐的牙尖和边缘嵴，改善𬌗曲线和𬌗面形态。

2. 人工牙排列与咬合关系　为了使单颌总义齿尽可能达到平衡𬌗，在排牙时应注意减小前牙覆𬌗，以利获得前伸平衡。后牙尽量排在牙槽嵴顶上，必要时可排反𬌗牙。可修改后牙𬌗面形态，增大正中自由的范围，获得近似于舌向集中𬌗的效果，以减小侧向𬌗力。

3. 控制咬合力　可通过人工牙减径或减数，降低牙尖斜度，义齿基托充分伸展以分散𬌗力。

4. 增加义齿基托强度　单颌总义齿常见义齿中线纵裂。义齿制作时应在树脂基托中增加金属网来增加基托的抗折强度。

（五）操作程序与方法

操作程序参见本节"一、常规全口义齿修复"的相关内容，单颌总义齿需特别注意以下方面。

1. 上颌总义齿

（1）前牙适当覆𬌗、覆盖，后牙𬌗力集中在牙槽嵴顶上，必要时排成反𬌗。

（2）需要时通过制作可摘局部义齿、固定义齿、高嵌体、全冠的方法调整对颌𬌗曲线。

（3）基托要采取增强措施。

2. 下颌总义齿

（1）排牙使𬌗力集中在牙槽嵴顶上，必要时减数、减径。

（2）形成良好的磨光面形态，利于固位。

（3）基托要采取增强措施。

（六）修复后问题及处理

单颌总义齿修复后的问题及处理与常规全口义齿类似。此外，还有可能出现的一类问题为义齿基托折断。需要考虑在义齿设计时增加义齿基托加强装置，如金属加强网，或者采用金属基托，并且在开始修复前后进行仔细的咬合调整。如修复后出现义齿基托折断，进行修理时需要增加基托加强装置，如放置加固金属丝或金属杆。如反复折断，则需重新制作义齿。

（潘韶霞）

三、改良𬌗型全口义齿修复

（一）优点

1. 控制了侧向力，增加了义齿稳定性，功能状态下可以使更多的支持组织同时受力，减少了单位面积支持组织的受力，减少了疼痛和牙槽骨吸收。

2. 扩大了𬌗宽容度，增加了适应证。

3. 简化了操作。

（二）缺点

1. 部分改良𬌗型全口义齿与天然牙外形差异较大，导致美观受影响。

2. 部分改良𬌗型全口义齿为瓷牙，不能调磨盖嵴部，所以需要更大的颌间间距来容纳人工牙。

3. 部分改良𬌗型全口义齿降低了单次咀嚼效能，需要增加咀嚼次数弥补单次咀嚼效能的不足。

（三）适应证

改良𬌗型全口义齿修复适用于牙槽骨吸收明显、颌位关系不协调、咬合不稳定的无牙颌患者。其核心在于保持全口义齿的稳定，控制稳定的主要手段是控制侧向力。不同患者每次咀嚼时形成的肌力闭合道终点会存在不同的离散程度，为了确保每次咬合都不会咬在斜面上形成侧向力，全口义齿与牙尖顶相对应的𬌗面必须能够涵盖所有习惯性肌力闭合道终点所达到的区域。容纳所有肌力闭合道终点的𬌗面中央平面大小就是该𬌗型的宽容度。因为每个患者上下颌颌弓关系不同，咀嚼运动习惯不同，上下颌牙槽嵴黏膜厚度及义齿稳定度不同，患者在咀嚼运动过程中咀嚼运动终点的离散程度也不同，所以需要具有不同宽容度的𬌗型与之相适应。分析不同患者对全口义齿𬌗型宽容度的需求，可以为患者选择最适宜𬌗型。从理论推导看，宽容度由大到小排列的𬌗型依次为线性𬌗、长正中𬌗、杵臼𬌗、舌向集中𬌗和解剖𬌗，可根据患者对宽容度的需求选择不同𬌗型全口义齿。

（四）全口义齿改良𬌗型的原理

解剖𬌗型来源于仿生学，其模仿了天然牙的外形，𬌗力传导与天然牙根结构相适应。全口义齿结构则与天然牙不同，其支持、固位、稳定能力都较差。采用与天然牙相匹配的解剖𬌗型短期看易出现松动、压痛，长期看牙槽骨可能会出现较快速的吸收。改良𬌗型就是通过改变牙齿𬌗面的外形，使之与全口义齿的支持条件相适应。改良𬌗型最主要的目的就是促进功能状态下全口义齿的稳定，使𬌗力能够尽可能均匀地同时分散到更大面积的支持组织上，相对减少了单位面积支持组织受力，促进口颌系统的长期健康。

改良𬌗型促进全口义齿稳定的方式是控制侧向力，可以人为地分为正中𬌗侧向力控制和非正中𬌗侧向力控制。

正中𬌗一般被认为是咬合力量最大的时候，所以要更加注意控制侧向力。正中𬌗侧向力控制要形成良好的正中止，包括形成稳定的尖顶式接触，避免斜面接触；同时咬合接触点均匀分布在所有后牙上，合力中心位于义齿的中心；正中止的作用力点可以尽量靠近舌侧，避免侧向力的产生。

非正中𬌗侧向力控制主要通过减少侧方𬌗牙尖斜度和建立𬌗平

衡来实现。平衡力合力中心点应趋于全口义齿的中央。非正中𬌗平衡不是指某一个时间点的状态，而是除正中𬌗以外的全部滑动接触过程，从表象上看就是前伸和侧方𬌗时工作侧、平衡侧所有接触都要同时均匀，形成顺畅的咬合接触滑行轨迹。

（五）改良𬌗型分类

临床上常见的改良𬌗型有舌向集中𬌗（lingualized occlusion）、杵臼𬌗（condyloform occlusion）、长正中𬌗和线性𬌗（linear occlusion）等。不同𬌗型特征对比详见表 4-4-4。

（六）操作程序与方法

1. 全口义齿印模技术同常规全口义齿，一般采用二次印模技术。当牙槽嵴丰满时，可考虑使用主动整塑或者主动整塑和被动整塑联合使用；当牙槽嵴吸收较严重时，被动整塑可能使软组织过度牵拉，导致可用支持区域丧失，可考虑单纯使用主动整塑。部分下颌剩余牙槽嵴重度吸收的患者，如果牙槽嵴吸收明显，咀嚼黏膜退化，大量松软的被覆黏膜堆积在剩余牙槽嵴表面，则制取印模时为了防止多层软组织堆积在剩余牙槽嵴表面，需要人为推开软组织制取印模。推开软组织导致初印模制取时无法有效整塑，基托伸展范围可以采用肌静力线原则确定。具体做法是初印模时不整塑，利用大量整塑材料推开软组织制取剩余牙槽嵴骨面结构，利用肌静力线确定基托伸展，制作个别托盘，利用个别托盘终印模材制取终印模，取终印模时注意手法推开软组织，使个别托盘充分就位后，再做主动整塑。肌静力线在模型上的确定方法如下：

（1）标出磨牙后垫外形，并于下颌模型侧缘标注磨牙后垫 1/2 和磨牙后垫前点的位置。

（2）画出内斜嵴和外斜嵴。

（3）画出咬肌前缘的位置，应为一突向前的曲线。

（4）标出唇、颊、舌系带。

（5）当牙槽嵴骨吸收严重时，下颌前部的颏神经（即下牙槽神经在颏孔处出口）可能暴露，标出两侧的颏孔位置。

表 4-4-4　不同𬌗型特征

𬌗型	特征	正中𬌗	侧方𬌗	前伸𬌗	调𬌗方法	宽容度	适应证
解剖𬌗型	30°或33°牙尖，上颌舌尖、下颌颊尖为支持尖，与对𬌗中央窝尖对应窝交错，侧向力较大	尖窝交错，上颌舌尖、下颌颊尖与对𬌗窝和边缘嵴对应接触；前牙建立正常覆𬌗、覆盖，前牙不接触	工作侧：上颌后牙舌尖与下颌后牙尖颊斜面接触滑动，下颌后牙颊尖与上颌后牙颊尖舌斜面接触滑动。平衡侧：上颌后牙舌尖与下颌后牙颊尖斜面滑动接触，下颌后牙颊尖与上颌后牙舌尖颊斜面接触滑动	下颌前牙切缘与上颌前牙舌侧接触滑动；上颌后牙牙尖与下颌后牙舌尖近中颊斜面接触滑动，下颌后牙颊尖沿上颌后牙颊尖远中舌斜面接触滑动	详见本节常规全口义齿修复相关内容	较小	牙槽骨丰满，黏膜厚韧，咬合稳定的患者
半解剖𬌗型	20°牙尖，接触方式同解剖𬌗型，侧向力小于解剖𬌗型	同解剖𬌗型	同解剖𬌗型	同解剖𬌗型	详见本节常规全口义齿修复相关内容	较小	牙槽嵴重度或中度吸收、黏膜厚韧、咬合关系稳定的患者
平面𬌗型	无牙尖，有食物排溢道，破碎食物能力差，侧方𬌗无法实现平衡且存在𬌗干扰	平面接触，前牙建立正常覆𬌗、覆盖，前牙不接触	一般无侧方接触滑动	无接触滑动，或者在后牙区后部形成平衡斜面相互接触滑动	详见本节常规全口义齿修复相关内容	大，整个𬌗面	咬合明显不稳定、颌位关系不调的患者，但由于食物破碎能力差，效果相对不佳

续表

牙合型	特征	正中牙合	侧方牙合	前伸牙合	调牙合方法	宽容度	适应证
舌向集中牙合型	外翻上颌后牙颊尖，仅保留上颌后牙舌尖，与下颌后牙尖为支持牙尖，与下颌后牙牙合面下颌后牙牙合窝底或边缘嵴接触；前牙建立正常覆牙合、覆盖，前牙不接触（图 4-4-21）	上颌后牙舌尖与下颌后牙牙合窝或后牙牙合窝边缘嵴边缘嵴接触；前牙建立正常覆牙合、覆盖，前牙不接触	工作侧：上颌后牙舌尖与下颌后牙牙合窝舌侧斜面接触滑动；平衡侧：上颌后牙舌尖与下颌后牙牙合窝颊侧斜面接触滑动	下颌前牙切缘与上颌前牙舌侧接触滑动，上颌后牙舌尖沿下颌后牙牙合窝的近中斜面接触滑动	先确保上颌后牙舌尖指向下颌牙合槽嵴顶，并具有适宜的纵横牙合曲线，之后只调磨下颌牙牙合窝及牙合窝斜面，不再调磨上颌功能尖	增加了颊舌向宽容度	适合牙槽嵴中、重度吸收，颌位关系中度不调，咬合关系中度不稳定，黏膜菲薄，咀嚼黏膜不足的患者
杵臼牙合型	多局部自制性咬合稳定，通过三维空间位置上严格在上位，实现在上下颌对应牙之间存在食物时仍能够保持义齿稳定	上下牙为一对一接触关系，每个上颌人工牙舌尖咬在下颌对应牙的牙合窝内，类似于杵臼的牙合关系；前牙建立正常覆牙合、覆盖，前牙不接触	工作侧：上颌后牙舌尖与下颌后牙牙合窝舌侧斜面接触滑动；平衡侧：上颌后牙舌尖与下颌后牙牙合窝颊侧斜面接触滑动	下颌前牙切缘与上颌前牙舌侧接触滑动，上颌后牙舌尖沿下颌后牙牙合窝的近中斜面接触滑动	试排牙时，在患者口内垂直向上加压，检查每个上颌后牙功能尖，垂直向下加压检查每个下颌后牙中央窝，检查全口义齿是否合理。如果出现义齿翘动，就需要对相应位置、倾斜角度进行调整，调磨方法同舌向集中牙合型	增加了颊舌向和近远中向的宽容度	适合牙槽嵴中、重度吸收，颌位关系中度不调，咬合关系中度不稳定，黏膜菲薄，咀嚼黏膜不足的患者

续表

咬合型	特征	正中咬	侧方咬	前伸咬	调咬方法	宽容度	适应证
长正中咬合型	自下颌第一前磨牙远中至第一磨牙近中的沟的形态向底部为平面的沟的形态。上颌加大前磨牙的舌尖和磨牙近中舌尖,减小了磨牙的近中舌尖,降低上颌后牙颊尖三角嵴。减小侧向力,操作更加简便(图4-4-22至图4-4-25)	上颌后牙部分舌尖与下颌后牙沟底对应接触,第二磨牙的近中至远中前牙建立正常覆咬,覆盖成近远中向底部为平面,前牙不接触	工作侧:上颌后牙舌尖与下颌后牙沟的舌侧壁接触滑动;平衡侧:上颌后牙舌尖与下颌舌侧壁接触颊侧壁接触滑动	下颌前牙切缘与上颌前牙舌侧接触滑动,上颌后牙舌尖沿下颌后牙沟的远中斜面接触滑动	正中咬时,调磨上颌功能尖而不调牙窝;侧方咬时,只调磨沟壁而不调磨功能尖。前伸咬时,调磨下前牙的切缘和上颌前牙的舌面,后牙只调磨沟斜面而不再调磨功能尖	有较大的颊舌向宽容度,明显增加了近远中宽容度	适合牙槽嵴中、重度吸收,颌位关系中度不调,咬合关系中、重度不稳定,黏膜菲薄,咀嚼黏膜不足的患者

续表

殆型	特征	正中殆	侧方殆	前伸殆	调殆方法	宽容度	适应证
线性殆型	上颌为平面殆，下颌颊刃尖相连形成刃状（线性），下颌后牙殆平面低于殆平面0.5 mm形成0.5 mm小开殆，咬合接触点在三维空间分布为一维殆型，减小侧向力	下颌颊尖形成刃状嵴，与上颌后牙殆平面接触。前牙形成0.5 mm开殆	无接触滑动	无接触滑动	确保上颌殆平面平整且倾斜角度适宜后，调磨下颌颊尖，使其为一条直线，与上颌后牙殆平面中央接触，下颌舌尖距离上颌殆平面0.5 mm	宽容度最大，为整个殆平面	适合牙槽骨重度吸收，颌位关系明显不调，咬合明显不稳定，黏膜菲薄，咀嚼黏膜不足的患者

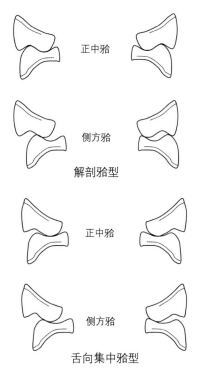

正中𬌗

侧方𬌗

解剖𬌗型

正中𬌗

侧方𬌗

舌向集中𬌗型

图 4-4-21　解剖𬌗型与舌向集中𬌗型人工后牙𬌗面形态与咬合接触比较

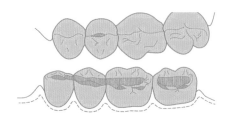

图 4-4-22　长正中𬌗型特征

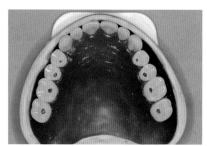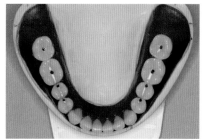

图 4-4-23　长正中𬌗正中𬌗时咬合接触关系

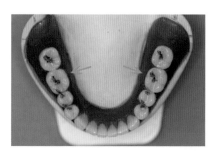

图 4-4-24　长正中𬌗型在一侧侧方𬌗
　　　　　时的咬合接触关系

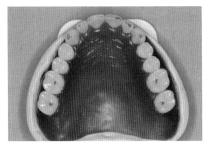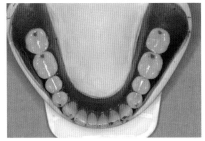

图 4-4-25　长正中𬌗型在前伸𬌗时的咬合接触关系

（6）借助口内观察画出各点连线标注前庭沟底的位置，即下颌的肌静力线，也就是下颌全口义齿的边缘线（图 4-4-26）。

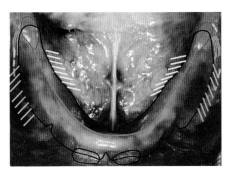

图 4-4-26　肌静力线

2. 颌位关系确定方法与常规全口义齿修复方式类似，可以考虑采用哥特式弓确定颌位关系。

3. 人工牙选择可以根据患者对人工牙宽容度的需求选择不同的改良𬌗型。患者对人工牙宽容度的需求与患者咬合稳定度、上下颌关系协调程度、黏骨膜厚韧程度密切相关。

4. 改良𬌗型全口义齿戴牙调𬌗手法与常规全口义齿类似，只是最终拟实现的结果不同。

（七）修复后问题及处理

改良殆型全口义齿修复后问题处理类似于常规全口义齿。一般要注意患者对宽容度的需求及侧向力的控制，可以对改良殆型进行必要的调磨。

（刘建彰）

四、即刻全口义齿修复

即刻全口义齿是在口内余留天然牙拔除前制作，在拔牙后即刻戴入的全口义齿。即刻全口义齿可以作为过渡性修复体，只在拔牙创愈合期间内短期使用；也可以在拔牙创愈合后，经过重衬处理，作为正式义齿长期使用。

（一）优点

1. 避免因缺牙而影响患者的面部形态美观、发音和咀嚼，以及社交活动和工作。

2. 拔牙后立即戴入义齿，可起到压迫止血、有利于血凝块形成、保护伤口、减少拔牙后疼痛、促进拔牙创愈合等作用。

3. 利用患者余留天然牙咬合关系，易于取得即刻全口义齿的正确的颌位关系。

4. 可在拔牙后支持面部软组织，保持原有的咬合垂直距离、肌肉张力和颞下颌关节状态不变，患者易于适应。

5. 可参照患者余留牙的形态、大小和颜色选择近似的人工牙，可参照天然牙排列的位置和牙弓形态来排列人工牙。

（二）缺点

1. 由于余留天然牙的存在，印模的准确性较差。即刻全口义齿基托密合性较差，使用不当可能导致牙槽骨吸收，尤其是长期戴用不进行复查重衬调改的患者。

2. 由于不能进行义齿蜡型试戴，即刻全口义齿戴入前患者不能准确了解修复后的外观情况。

3. 与常规全口义齿修复相比，即刻全口义齿修复技术复杂，患者复诊次数和费用增加。

（三）适应证

1. 需要过渡性修复，在拔牙创愈合期间内短期使用，以恢复面部形态美观、发音和咀嚼功能，避免妨碍患者的社交活动和工作。对于演员、教师、公众人物及其他对自身形象要求较高的患者尤其适用。

2. 全身情况良好，能一次经受拔除较多余留天然牙者。

3. 牙槽嵴形态较正常，不需要过多修整者。

4. 颌位关系较正常者。

（四）即刻全口义齿的设计

即刻全口义齿修复前应了解口内牙齿缺失和余留牙状况，如余留牙松动度、牙周袋深度、牙槽骨吸收程度、咬合关系等。

应先治疗严重的感染病灶，去除牙石，调𬌗去除咬合干扰。𬌗干扰严重的倾斜、移位后牙常导致正中𬌗偏斜，影响颌位关系确定，可考虑先行拔除，待拔牙创初步愈合（3~6周）后，再开始即刻全口义齿修复。

如患者口内有多个前牙和后牙需拔除，可先拔除后牙，保留前牙以满足美观需要，待后牙区牙槽嵴完成初步黏膜愈合（拔牙后2周左右），再开始即刻义齿修复。在戴牙前3天内或戴牙当日拔除余留前牙。

（五）操作程序与方法

1. 印模技术

（1）成品托盘印模：采用成品牙列托盘，在游离端缺隙处加印模膏取初印模，以此作为个别托盘，再加藻酸盐印模材取得终印模。此法印模准确性差。

（2）个别托盘印模：先用成品牙列托盘加藻酸盐印模材取初印模，灌制石膏模型后，用自凝树脂制作覆盖余留牙和缺隙牙槽嵴的个别托盘（见第四章第三节中可摘局部义齿个别托盘制作），经过边缘整塑后，用硅橡胶、藻酸盐等终印模材取终印模。

（3）联合印模：先用成品牙列托盘加藻酸盐印模材取初印模，

灌制石膏模型后，用自凝树脂制作覆盖缺隙牙槽嵴（包括上腭）的个别托盘，或只空出余留牙的个别托盘。经过边缘整塑，在个别托盘上加终印模材取得牙槽嵴处功能性印模，保持个别托盘在牙槽嵴原位不动，再用成品牙列托盘加印模材取得包括牙槽嵴和余留牙的完整印模。

2. 颌位关系记录　首先在工作模型上制作暂基托，并在缺牙区基托上放置适当高度的蜡堤，根据余留牙排列位置确定𬌗平面和唇侧丰满度。如果患者口内余留牙能够维持正常的咬合垂直距离和正中𬌗关系，可将蜡堤烫软后让患者咬合在正中𬌗位，以记录上下颌颌位关系。如果患者口内的余留牙不能维持正常的咬合垂直距离和正中𬌗关系，需利用上下𬌗堤恢复正确的垂直距离，并确定正中关系位。上前牙缺失或排列位置异常的患者，还应在𬌗堤唇面记录中线、口角线和唇高线。

3. 模型修整与排牙　即刻全口义齿修复的特殊之处是在拔牙前取印模和灌制石膏模型，因此在义齿制作前需要对工作模型进行修整，即刮除需要拔除的余留牙，并修整牙槽嵴形态。

模型修整时，首先将石膏牙在平齐两侧牙龈乳头处削除，然后修整其唇颊侧和舌腭侧斜面，形成圆钝的牙槽嵴形态。由于余留牙拔除后拔牙窝唇颊侧组织塌陷相对较多，舌腭侧组织很少塌陷，所以唇颊侧应适当多刮除一些石膏。一般情况下，牙龈健康的余留牙唇颊侧可刮除 2~3 mm，舌腭侧刮除不超过 2 mm。牙槽骨吸收较多、有牙周袋者，应将牙周袋袋底的位置（牙周袋深度）画在模型石膏牙的唇颊侧，牙槽嵴修整磨除至画线处。

石膏牙削除和牙槽嵴修整可一次全部完成，然后开始排列人工牙。如果需要复制余留牙（特别是余留前牙）的形态和排列位置时，可逐个牙分别进行排牙。先选择或调改好与余留牙大小、形态相同的人工牙，在削除一个石膏牙并进行局部牙槽嵴修整后，将人工牙排列在相同的位置上。人工牙的排列应遵循全口义齿的排牙原则，达到平衡𬌗。

4. 完成义齿　根据全口义齿蜡型制作要求完成义齿基托蜡型，

经过装盒、装胶、热处理、打磨、抛光等步骤，完成义齿制作。义齿在戴入患者口内前应消毒备用。

5. 拔牙与义齿即刻戴入　即刻全口义齿制作完成后，可进行外科手术拔除余留牙，并同时进行牙槽嵴修整术，去除牙槽嵴上的骨突和明显的组织倒凹。

外科手术完成后，将即刻全口义齿从消毒液中取出，冲洗干净，戴入患者口内就位。如果戴入时有压痛或不能就位，可检查并磨改基托进入组织倒凹部位，使义齿能够顺利就位，然后进行初步调𬌗。

6. 术后护理

（1）患者在术后 24 小时内不宜漱口和摘下义齿，否则不利于止血和拔牙窝内血凝块的形成。由于术后组织水肿，义齿摘下后重新戴入比较困难，还会刺激伤口引起疼痛。患者在术后 24 小时内应进流食或软食，避免吃较硬、过热的食物。

（2）术后 24 小时后复诊，摘下义齿，了解和检查患者戴用义齿的情况，缓冲义齿压痛区，调𬌗。

（3）术后 1 周内，或在肿胀消退前，夜间戴用即刻全口义齿，以免伤口夜间肿胀导致次日早晨义齿就位困难。但患者应在饭后摘下义齿清洗并漱口，以保证拔牙创伤口的清洁。清洗后应马上重新将义齿戴入。术后 1 周拆除缝线后，患者可开始在夜间不戴用义齿。

（4）患者戴即刻全口义齿后应定期复查。

（六）修复后问题及处理

即刻全口义齿修复后，较常见的问题是疼痛，可能的原因为拔牙窝周围骨质改建后形成骨尖或骨突导致压痛，处理方法与常规全口义齿戴牙后疼痛的处理方法类似，即在压痛部位基托组织面进行缓冲。另一个常见问题是随着拔牙创愈合，牙槽嵴骨组织改建和吸收，即刻全口义齿戴用一段时间后，基托组织面可能与牙槽嵴黏膜不密合，影响固位和支持，义齿出现松动、易脱落的情况，解决方法为义齿基托组织面重衬。即刻全口义齿一般需要在初戴后 3 个月至半年内进行基托组织面重衬处理。即刻全口义齿经过重衬处理后，可以作为正式的义齿长期使用。也可以在牙槽嵴骨组织形态基本稳定后，重新制作全口义齿。

（潘韶霞）

五、复制义齿技术制作全口义齿

复制义齿（duplication denture）是指采用相关材料以及特殊的制作方法与步骤复制原义齿，使复制出的义齿与原义齿基本一致。复制义齿常用于原义齿临时不能使用，复制一副义齿过渡使用的情况下。同时，复制义齿技术是制作全口义齿过程中可利用的一种方法。该方法可以使新义齿与旧义齿外形尽可能接近，易于患者接受和适应。在种植义齿的制作过程中，也常用复制义齿技术做手术导板或过渡义齿。本部分主要介绍用印模材复制义齿技术制作新的全口义齿。

（一）优点

1. 利用复制义齿技术制作新义齿可以更多地参考旧义齿的人工牙排列位置及磨光面形态，缩短患者适应新义齿的时间，同时减少患者的复诊修改次数。

2. 复制义齿采用的是闭口式印模技术，与常规取印模的方法相比，能使义齿组织面适合性更好。

3. 复制义齿的操作步骤由技师完成的比较多，因此能相对减少患者的诊疗椅位占用时间。

（二）缺点

1. 术前需要向患者详细介绍该技术的特点，选择合适的适应证。如果患者对旧义齿非常不满意，复制义齿的过程将会使其对新义齿产生疑虑。

2. 如果患者旧义齿颌位关系有偏差，临床取闭口式印模时容易出现颌位关系的错误。

3. 需要技师及时有效地进行椅旁配合。

4. 要求制作金属基托的患者，不适于使用该方法制作。

（三）适应证

适合于旧义齿戴用一定时间后要求更换新义齿的患者。旧义齿除了人工牙磨耗以及组织面不贴合外，没有其他明显缺陷，比如义齿基托的伸展基本合适、人工牙排列位置与患者面型匹配、颌位关系基本正确等。

新义齿是参考旧义齿制作的，因此不适用于不能接受旧义齿，甚至对旧义齿有排斥意向的患者。因为在这种情况下，戴用旧义齿复制出的新义齿只会加重患者的心理负担。

（四）操作程序与方法

该方法包括三阶段临床操作及两阶段技工室操作，临床操作与技工室操作穿插进行（图 4-4-27）。

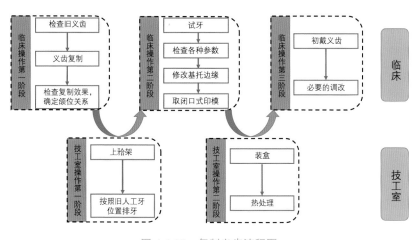

图 4-4-27　复制义齿流程图

1. 临床操作第一阶段

（1）将旧义齿清洗干净。

（2）将旧义齿戴入患者口内，检查旧义齿的咬合状态，确定需要复制或重建的颌位关系，用红蜡片初步确定要重建的颌位关系（图 4-4-28）。

（3）取下义齿并复制：选择合适的型盒，分别将藻酸盐印模

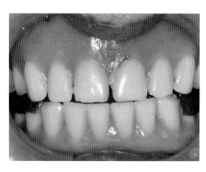

图 4-4-28　用红蜡片确定要重建的颌位关系

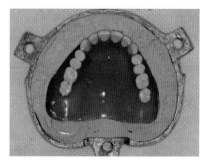

图 4-4-29　用藻酸盐印模材灌装的下型盒

材导入上、下旧义齿的组织面及下型盒内，覆盖过义齿基托边缘 3~4 mm；待材料固化后修整边缘（图 4-4-29）。然后在牙面涂布藻酸盐印模材，灌满藻酸盐印模材，上型盒对位，盖上型盒顶盖，等待材料固化。

（4）开盒，取出旧义齿，形成旧义齿阴模（图 4-4-30）。

（5）制作蜡牙：在上型盒牙位处分次少量逐步灌入已充分加热熔化的红蜡，至人工牙颈缘下 2~3 mm，静置冷却（图 4-4-31）。

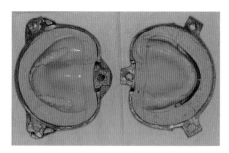

图 4-4-30　取出旧义齿，形成阴模

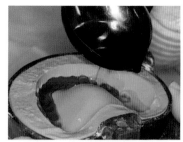

图 4-4-31　在人工牙的部位灌入熔化的蜡

（6）制作暂基托：上型盒及下型盒同时灌入调拌好的红色自凝材料（湿砂期），上、下型盒对位关闭加压（图 4-4-32）。

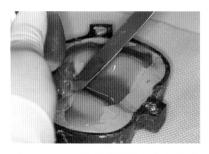

图 4-4-32 在基托部位灌入调拌好的红色自凝材料

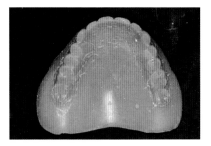

图 4-4-33 复制的义齿外观

（7）20分钟后开盒，取出复制的义齿，修整自凝基托边缘（图4-4-33）。

（8）让患者戴上复制的义齿，检查复制是否正确，颌位关系是否同复制前（图4-4-34）。需要重建颌位关系者，可以在此时于复制义齿的𬌗面加软蜡并记录颌位关系，在蜡表面标记中线及𬌗平面高度（图4-4-35）。

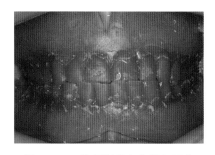

图 4-4-34 将复制的义齿戴入口内

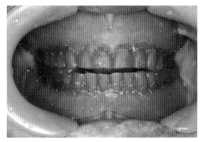

图 4-4-35 用红蜡记录颌位关系

（9）旧义齿交还患者。

2. 技工室操作第一阶段 在复制义齿组织面灌注模型（必要时以棉絮填倒凹），根据𬌗记录上𬌗架；按照蜡牙位置进行排牙，修整磨光面外形（图4-4-36）。

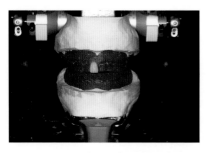

图 4-4-36 上𬌺架，参照蜡牙进行排牙，修整磨光面外形

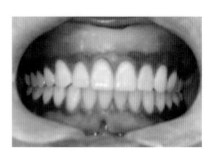

图 4-4-37 口内试牙

3. 临床操作第二阶段

（1）患者复诊试牙（图 4-4-37），检查垂直距离、正中关系、中线位置、前牙丰满度和笑线位置，进行适当调改。

（2）检查并调整自凝基托的边缘伸展。若边缘过长，则将基托磨短；若边缘过短，则使用边缘整塑材料进行边缘整塑，适当加长。

（3）取闭口式印模：将高流动性硅橡胶材料分别导入上、下自凝基托的组织面，旋转放入患者口内，嘱患者舌上卷，于正中颌位咬紧，进行口周肌的肌功能整塑，待材料硬化后取出（图 4-4-38）。

4. 技工室操作第二阶段

（1）检查印模边缘的完整性，必要时修整印模的边缘，并以红蜡固定。

（2）装盒（图 4-4-39），冲蜡，全部取出暂基托与闭口式印模材（图 4-4-40）。常规装胶，热处理，打磨，完成义齿制作（图 4-4-41）。

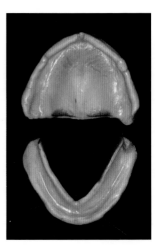

5. 临床操作第三阶段 义齿初戴，按照常规义齿初戴要求进行适当调改。

随后的复查及随访同常规制作的义齿。

通过上述复制义齿技术，制作了

图 4-4-38 闭口式印模取出后

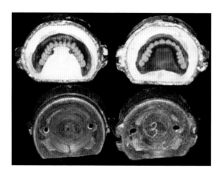

图 4-4-39 直接将完成的闭口式印模装盒

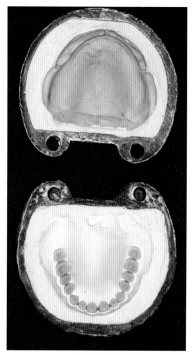

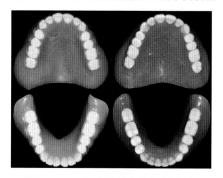

图 4-4-41 完成后的义齿与旧义齿
外形相同

图 4-4-40 装胶前

全新的义齿。这个全新的义齿仅保留了旧义齿人工牙排列位置及基托外形的元素，而人工牙和基托是新的，更换了旧义齿磨耗的人工牙，重建了新的颌位关系，用闭口式印模技术取得了新基托良好密合的组织面形态，完全达到了新义齿制作的目的和要求。

（五）复制义齿技术特点及注意事项

1. 义齿复制材料及方法 由于使用复制义齿技术的目的主要是先复制出一副义齿用于确定颌位关系，让技师可以参考旧义齿的人工牙位置进行排牙，参考磨光面形态进行义齿磨光面的制作，并且能用作暂基托取闭口式印模，因此，义齿复制的精度要求不需要很高。可以选择价格较便宜且相对容易获得的藻酸盐印模材，以及常规义齿制作装盒时使用的金属型盒来进行。

2. 颌位关系的确定 通过复制义齿技术，可以复制出与旧义齿相同的义齿作为工具，直接在旧义齿的基础上进行调整，确定新的颌位关系。垂直距离可以根据旧义齿人工牙的磨耗量、息止颌位等进行确定，正中关系也可以直接参考患者旧义齿的正中关系进行确定。对于偏侧咀嚼的患者，可以根据两侧人工牙的磨耗量、习惯性肌力闭合道和息止颌位等进行调整、确定；对于人工牙严重磨耗、下颌代偿性前伸的患者，要诱导患者下颌后退，根据人工牙的覆𬌗、覆盖关系以及获得前伸的量，在旧义齿人工牙面加上软蜡，重新确定颌位关系。对于颌位关系确定有困难的患者，还可以加用哥特式弓描记法来确定。𬌗平面、中线位置的确定也可以同步进行。同时，可以直接与患者交流，从而更准确地满足患者对义齿的要求。

3. 获得功能性印模 本方法是在排牙并试牙满意后进行闭口式印模，反映的是新义齿功能状态下组织面的受压状态，可以避免一些误差。但是，闭口式印模制取后直接装胶完成义齿，如果患者对新的颌位还不熟悉，或者取闭口式印模时没有闭合在正确的正中颌位，则误差将会直接传递到最终义齿制成品上，若误差较大，义齿可能需要重新制作。因此，对此关键步骤要特别注意。

可以将闭口式印模分步进行，先取上颌（或下颌）印模，再取下颌（或上颌）印模。这样可以更仔细地观察并控制患者闭合在正确的正中颌位。在取闭口式印模前，可以通过调改复制义齿的基托边缘或使用红色印模膏进行边缘整塑来确定印模，使基托边缘更准确。

推荐采用具有高度流动性的加成型硅橡胶材料取闭口式印模。避免义齿印模材出现尺寸改变。加成型硅橡胶材料的操作时间较长，患者有足够的时间进行主动边缘整塑。此外，较高的流动性避免了在闭口式印模过程中咬合垂直距离不必要地加高，减少患者戴牙后出现不适的可能。

4. 人工牙的排列与基托磨光面外形 全口义齿的人工牙位置和磨光面形态是影响义齿固位和稳定的重要因素。在患者戴用一副义齿多年后，若没有明显不适，就说明随着旧义齿戴用时间增加，周围的肌肉、神经调控已经适应义齿，根据旧义齿形态形成了口腔内的中性区。

当义齿重新制作时，如果按常规义齿制作方法制作，要做到新旧义齿相近是很费时和困难的。但是通过义齿复制方法，送到技师手上的是蜡牙形成的牙列，技师在排牙时，可以直接去除蜡牙排列人工牙。而且，义齿磨光面的制作也会根据旧义齿自动形成，为技师节省了大量工作。人工牙的排列与基托磨光面的外形将会更适合患者。

5. 缩短医师椅旁操作时间　义齿的复制步骤可以交由技师进行，因此，对于临床医师来说，要完成的步骤就只有在旧义齿的基础上，确定新义齿的咬合关系、𬌗平面高度和中线位置，检查复制效果，以及技师排牙后的试牙、取闭口式印模和最后戴牙，从而大大减少临床椅旁操作时间。此外，由于有复制出的义齿，颌位关系的确定有更多的参考因素，出现偏差的可能性更少，花费的时间也更少。由于有闭口式印模，义齿组织面与基托在功能状态下可以贴合得更好，减少了戴用新义齿出现不适的概率，同时减少了复诊调改的次数，也增加了患者对戴用新义齿的信心。

（冯海兰　潘韶霞）

六、数字全口义齿技术

计算机辅助设计与计算机辅助制造（computer aided design/computer aided manufacture，CAD/CAM）技术从 20 世纪 80 年代起就已经开始用于口腔修复，利用高精度三维扫描、智能化的修复体专用辅助设计软件和多轴数控切削或 3D 打印技术，可以制作出质量更加稳定、精度更加可靠的修复体，在固定修复方面有着越来越深入、广泛的应用。然而，数字化技术在全口义齿修复领域的研发进度一直较为缓慢，其中一个重要原因在于难以将全口义齿修复所需的功能压力印模、颌位关系记录、个性平衡𬌗排牙与义齿的高效率数字加工等关键步骤的临床要求通过三维数字化技术完整、准确地实现。随着软件算法和硬件设备的不断改进，市场上已出现了如 AvaDent（美国）、Dentca（美国）、Ceramill FDS（德国）、Baltic（德国）、Wieland（德国）、Vita（德国）、3shape（丹麦）、Denstply（美国）

等十余套数字化全口义齿修复系统。但这些系统在临床操作中需要相应的配套工具，操作上手困难且加工费过高，难以在我国大范围临床应用。针对提高全口义齿功能适合性、降低医生操作难度和减少患者就诊次数的迫切临床需求，北京大学口腔医院开发出具有完全自主知识产权的全口义齿数字化技术系统——功能易适数字化全口义齿（functionally suitable denture，FSD）。该系统以自有适宜精度、低应用成本的口腔数字化技术为基础，包含全套数字化软硬件装备和完整的临床、技工室操作流程。经临床验证，该技术降低了医生和技师的手工操作难度，提高了修复效果的可靠性并缩短了诊疗周期。下面以 FSD 为模板介绍数字全口义齿技术。

（一）优点

1. 临床诊疗次数比经典的全口义齿操作流程减少两次。

2. 简化临床操作步骤。

3. 数字化设计全口义齿，减少对技师排牙经验的依赖。

4. 可保存三维数据，当义齿损坏或丢失时，利于快速再次制作一副义齿。

（二）缺点

1. 临床诊疗全流程均需要患者的主动配合。

2. 少数患者在全口义齿软件中尚不能选出完全合适的牙列模板，需要结合手工。

（三）适应证

双颌、单颌牙列缺失。

（四）操作程序与方法

操作流程见图 4-4-42。

1. 第一次就诊——制取初印模与初始颌位记录

（1）修复前口腔检查：同传统全口义齿修复。

（2）测量咬合垂直距离（图 4-4-43）

1）皮肤标志点：用记号笔在鼻尖、颏前皮肤点画两个圆形的标志点，与面部中线基本重合，直径约 0.5 mm。两点间距记为 D。（研究表明，义齿或𬌗托戴入前后，鼻尖的空间位置会发生改变，同时

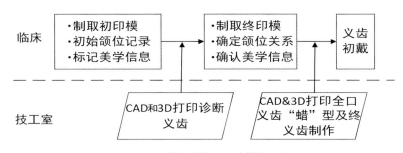

临床：·制取初印模 ·初始颌位记录 ·标记美学信息 → ·制取终印模 ·确定颌位关系 ·确认美学信息 → 义齿初戴

技工室：CAD和3D打印诊断义齿　CAD&3D打印全口义齿"蜡"型及终义齿制作

图 4-4-42　数字化全口义齿操作流程

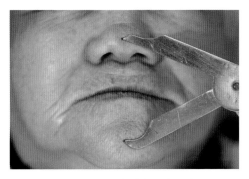

图 4-4-43　测定咬合垂直距离

颏底的皮肤常较厚，轻触即会发生变形，因此不建议采用鼻底到颏底的测量方法测量垂直距离。)

2）测量 D_1：嘱患者放松口唇部，测量上下唇轻轻接触时的两点间距。

3）测量 D_2：嘱患者张大口，测量再放松时的两点间距。

4）测量 D_3：嘱患者吞咽，测量再放松时的两点间距。

5）上述 3 次测量值的平均值即为息止颌位垂直距离。

6）咬合垂直距离=息止颌位垂直距离 – 息止𬌗间隙（2 ~ 3 mm），可辅以面中 1/3 距离法、面部外形观察法。

（3）制取上颌初印模

1）选择合适的成品铝托盘（图 4-4-44）：根据患者颌弓的形态、宽度和长度，牙槽嵴的宽度、高度，以及腭穹隆的高度选择托盘。

托盘的选择标准：①托盘的宽度应比牙槽嵴宽 2 ~ 3 mm，周围边缘高度应离开黏膜皱襞 2 ~ 3 mm，唇、颊、舌系带处呈切迹；②上颌托盘后缘两侧应伸至翼上颌切迹，腭侧至颤动线后 3 ~ 4 mm；③下颌托盘后缘盖过磨牙后垫。如果边缘不合适，可适当修改。边缘稍短时，可用蜡片或印模膏加长。如果患者上唇较为丰满，可事先剪去上颌成品托盘前部唇翼，以便调整、记录丰满度。调整托盘手柄弯曲方向，使上颌托盘手柄先向下再向前，下颌托盘手柄先向上再向前，以便功能整塑时尽可能不妨碍患者唇肌活动。

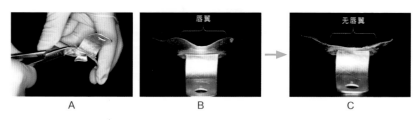

图 4-4-44　印模制取前将铝托盘唇翼剪除以利于修整丰满度
A. 剪除唇翼；B. 剪除前；C. 剪除后。

2）上颌初印模制取：将红膏（印模膏）放置在 70℃的热水中软化，可使用恒温水浴锅以便观察和控制。浸泡几分钟完全软化后，取一块体积大小合适的红膏揉捏数下，放置在托盘上，使红膏表面形成牙槽嵴形状的凹形。托盘旋转放入患者口内，托盘柄对准面部中线，托盘向无牙颌加压，使托盘就位。就位后保持托盘稳定不动，进行功能整塑。

3）功能整塑：功能整塑的关键是印模膏的温度和量，温度过高时不易操作且容易烫伤患者，温度过低时流动性差。印模边缘可少量过度伸展，通过功能整塑，即可确定正确的边缘位置和形态。但如果印模膏的量过多，印模边缘过长、过厚，因为印模膏的流动性有限，则很难完成准确的功能整塑。整塑可分段进行。将印模用冷水冲凉硬固后，从口内取出，然后逐段在乙醇灯上烤软印模边缘，放入热水浸泡后，再放入患者口内整塑。边缘伸展不足的部位，可添加适量印模膏，软化后重新整塑。红膏变硬后取出，检查红膏初印模伸展范围是否合适：唇颊侧边缘为唇、颊系带和前庭黏膜皱襞，后缘为翼上颌切迹和腭小凹后 2 mm。印模制取后，去除上颌托盘手柄。

4）调整面部丰满度（图 4-4-45）：将取好的上颌印模基托戴入患者口内，观察患者在自然、放松状态下的面部丰满度。如果过突，则适当减少唇侧的红膏；反之，如果丰满度不足，则取适量的红膏于热水中软化后添加到唇侧。

（4）初始颌位记录（图 4-4-46）

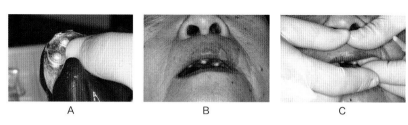

图 4-4-45 修整上颌唇侧丰满度，可将手柄剪除

A. 用热水软化红膏；B. 观察丰满度；C. 调整丰满度。

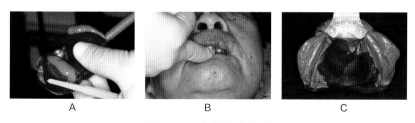

图 4-4-46 初始颌位记录

A. 在下颌牙槽嵴印迹上铺硅橡胶印模材；B. 固定肌接触位；C. 初始颌位记录制取完成。

1）确认上颌带托盘就位后 D 小于咬合垂直距离，否则需要降低上颌印模的整体厚度。

2）将上颌印模材翻折一部分到托盘背面对应磨牙后垫的区域，让患者在材料很软的状态下重复咬合，并获得双侧后牙在肌接触位的咬合终止点。注意：咬合后的垂直距离应小于既定的咬合垂直距离。

3）铺设双侧下颌后牙区红膏咬合记录材料。

4）让患者快速反复咬合，直至咬合垂直距离与既定的咬合垂直距离相等，并利用下颌牙槽嵴的反复撞击，在咬合记录红膏上形成误差宽容区域，可通过直接观察和上颌托盘的动度判断是否每次咬到重复稳定的位置。注意：反复咬合时，医生要用手扶住上颌托盘手柄，避免上颌托盘发生移位和旋转。

5）硅橡胶固定肌接触位。

6）刻画标志线（图4-4-47）：要求刻画中线、口角线、唇高线和上唇呈放松状态时的唇缘线，其中唇缘线是 FSD 数字化全口义齿 CAD 软件定义 FSD 𬌗平面的关键标志线，要求与瞳孔连线平行并平齐上唇下缘。

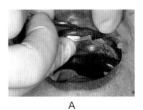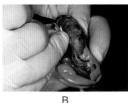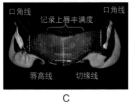

图 4-4-47　记录唇侧美学信息

A. 口内刻画标志线；B. 口外加深刻画标志线以利于扫描识别；C. 美学信息唇面观。

（5）制取下颌初印模：取适量软化的红膏放置在托盘上，用手指轻压，使红膏表面形成牙槽嵴形状的凹形。托盘旋转放入患者口内，托盘柄对准面部中线，托盘向无牙颌加压，进行功能整塑。被动功能整塑为医生向上牵拉下唇，然后分别向上前内方向牵拉两侧颊部肌肉，进行下颌印模唇颊侧功能整塑。主动功能整塑为嘱患者闭口做吸吮运动，整塑唇颊侧边缘；伸舌舔上唇，并用舌尖分别舔两侧口角，整塑舌系带及口底黏膜皱襞处印模边缘；做闭口咬合动作，整塑远中颊角区。红膏变硬后检查初印模伸展范围是否合适：唇颊侧边缘为唇、颊系带和前庭黏膜皱襞，后缘盖过磨牙后垫，舌侧边缘为舌系带、口底黏膜皱襞和下颌舌骨后窝。

制取初印模与初始颌位记录步骤中，推荐使用红色印模膏，也可使用油泥型硅橡胶替代。

（6）填写 FSD 诊断义齿设计制作需求单

1）边缘伸展要求：默认缩短 2 mm。

2）前牙覆𬌗、覆盖要求：默认覆𬌗 0.5 mm，覆盖 1.5 mm。

3）丰满度要求：是否需要增大或减小。

（7）诊断义齿的数字化设计与 3D 打印（图 4-4-48）：将初印模及初始颌位记录进行 3D 扫描，部分扫描仪在扫描红色印模膏时效果不佳，需要使用遮光剂来增强扫描效果。部分医生使用记号笔标记美学信息，则在扫描前推荐使用雕刻刀对中线、口角线等位置进行雕刻加深标记，形成更为清晰的纹路，方便后期设计时辨别各个特征。喷遮光剂时注意：应当保证所需区域能够扫描完整；遮光剂应当薄而均匀，避免对某一区域过度使用，以免影响扫描精度。

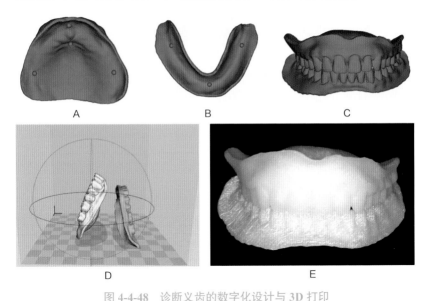

图 4-4-48　诊断义齿的数字化设计与 3D 打印

A.　上颌诊断义齿设计数据；B.　下颌诊断义齿设计数据；C.　咬合状态下的上下颌诊断义齿设计数据；D.　三维打印排版；E.　诊断义齿打印完成。

以下颌印模与初始颌位记录后牙弓牙槽嵴顶区域 3D 数据作为共同区域最佳拟合配准，重建无牙颌颌位关系（图 4-4-49）。将配准后的上下颌 3D 数据及唇侧美学信息导入到全口义齿软件中进行诊断义齿的设计（参见视频 4-4-1）。

设计诊断义齿时，边缘在黏膜返折处回退 2 mm 以保留功能整塑

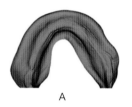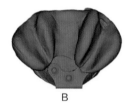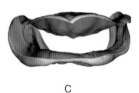

A   B   C

图 4-4-49 数据配准以重建颌位关系

A. 下颌印模扫描数据；B. 初始颌位记录扫描数据；C. 配准后的上下颌印模数据。

视频 4-4-1 全口义齿人工智能设计

空间，组织面预留 1 mm 的印模材空间。为了方便诊断义齿在患者口内准确就位，在诊断义齿的组织面一侧添加半球形组织终止器。默认的组织终止器直径为 3 mm，可以为印模材保留约 1.5 mm 的厚度空间，但是由于黏膜存在韧性，实际为印模材保留约 1 mm 的厚度空间。

3D 打印诊断义齿。诊断义齿对精度要求不高，可适当增加打印层厚，以提高打印效率。

2. 第二次就诊——诊断义齿试戴、制取终印模与最终颌位记录

（1）诊断义齿咬合关系初步检查（图 4-4-50）：将诊断义齿戴入患者口内，检查咬合关系、面部丰满度、义齿美观性等，具体要求如下。

1）边缘长度：诊断义齿的边缘应距离前庭沟底和下颌舌侧口底黏膜皱襞 2 mm 左右。

2）垂直距离：通过测量息止颌位垂直距离减 2 mm 确认咬合垂直

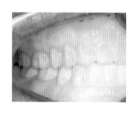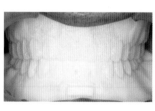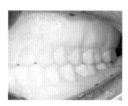

图 4-4-50 诊断义齿的口内咬合检查

距离，戴入诊断义齿后通过静息状态时义齿之间是否有约 2 mm 的间隙进行辅助判断。如果咬合垂直距离过高或者水平关系有明显偏差，可适当磨除下牙殆面；如果咬合过低，可适当增加蜡片恢复至合适的咬合垂直距离。最后在取完终印模后重新确认颌位关系记录。

3）咬合关系：检查诊断义齿口内试戴是否稳定，可辅以咬合纸。如果咬合不稳定，则应适当调磨至至少三点稳定接触，或用薄蜡片恢复咬合至稳定状态，避免后期取模时因诊断义齿的翘动而导致印模误差。

4）前牙美学信息：检查中线、口角线、上前牙长度、牙齿型号大小、丰满度等美学信息是否合适，如不合适则需重新记录。

5）检查肌接触位时，上下颌诊断义齿可咬合于牙尖交错殆。注意：此时诊断义齿尚无固位力，需要医生用手辅助上颌诊断义齿固位。组织面有球形组织终止器，用于控制咬合力，如果患者感到不适，可嘱其咬至轻微疼痛即停止。

（2）诊断义齿功能整塑，同时将诊断义齿牙尖交错殆固定至肌接触位（图 4-4-51）。

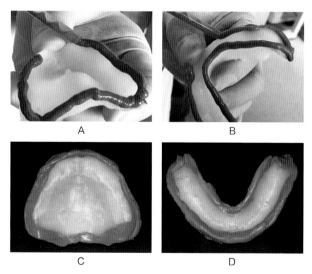

A   B

C   D

图 4-4-51 诊断义齿功能整塑

A. 上颌诊断义齿边缘注射低流动性硅橡胶以便进行功能整塑；B. 下颌诊断义齿边缘注射低流动性硅橡胶以便进行功能整塑；C. 上颌诊断义齿功能整塑完成；D. 下颌诊断义齿功能整塑完成。

1）功能整塑时，可采用边缘整塑蜡分区段整塑。根据笔者经验，也可采用低流动性硅橡胶进行全边缘一次性整塑。

2）功能整塑时先上颌，后下颌。通过诊断义齿的牙尖交错𬌗，引导覆盖有边缘整塑硅橡胶的上下颌诊断义齿就位，黏膜出现疼痛即停止（组织终止器轻微压入黏膜）。

3）在功能整塑硅橡胶凝固前，调整上下颌诊断义齿水平位置，将诊断义齿的牙尖交错𬌗调整至颌位的肌接触位。

4）硅橡胶凝固后，检查诊断义齿边缘区域和副承托区是否有义齿本体暴露，如有暴露、需调短或调薄1~2mm。进入主承托区的整塑硅橡胶不必去除，可增强终印模制取时组织终止器的支撑作用（图4-4-52）。

5）去除上下颌诊断义齿唇面多余的硅橡胶材料。

（4）制取功能微压终印模（图4-4-53）

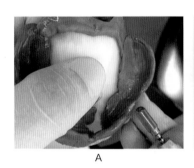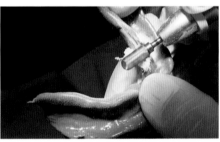

A

B

图 4-4-52　磨除暴露托盘的部位

A. 调磨上颌诊断义齿；B. 调磨下颌诊断义齿。

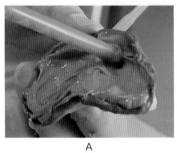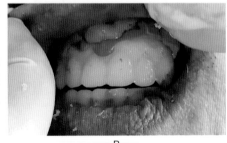

A

B

图 4-4-53　制取终印模，以咬合引导就位

A. 诊断义齿组织面铺高流动性硅橡胶印模材；B. 闭口状态下制取功能微压终印模。

1）建议使用高流动性硅橡胶，在诊断义齿组织面、边缘铺设约3 mm 厚度。预先铺设的硅橡胶材料不要太多，否则不容易完全就位于功能整塑位置。

2）以诊断义齿牙尖交错𬌗引导带硅橡胶的诊断义齿准确就位于牙槽嵴，然后完成主动功能整塑。咬合状态下，等待硅橡胶完全凝固。

3）组织面不能暴露诊断义齿本体。

4）球形组织终止器小部分露出无影响。

5）取得的终印模应该厚度均匀合适，边缘伸展到位，解剖形态清晰。如果印模局部有明显的气泡、缺损或者伸展不足，可尝试局部添加印模材后重新整塑、咬合；如果明显露出托盘，需要调磨后再均匀衬一薄层硅橡胶或重新制取印模。

（5）确认咬合关系（图 4-4-54）

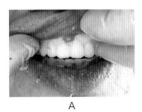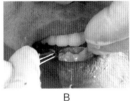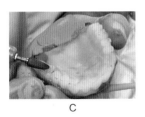

图 4-4-54　确认咬合关系

A. 反复叩齿观察稳定性；B. 咬合纸检查；C. 调𬌗。

1）去除上下颌诊断义齿牙列𬌗面多余的硅橡胶材料。

2）咬合关系：确认诊断义齿牙尖交错𬌗与肌接触位一致性，确认咬合垂直距离，必要时可调𬌗。

3）要点：反复叩齿清音，且上下颌诊断义齿无明显位移、抖动。

4）必要时，可调磨降低上下颌诊断义齿牙列的𬌗龈径，在已确认的垂直距离下，应用哥特式弓进一步确认水平颌位关系。

（6）固定咬合关系：将低流动性硅橡胶均匀铺满下颌牙列𬌗面，双侧软硬度一致时嘱患者咬合至牙尖交错𬌗。

（7）刻画标志线

1）再次确认丰满度之后，刻画标志线；如诊断义齿美学信息无须改变，则不用标记。

2）注意上唇下缘线与瞳孔连线平行。

3）吹干，建议用黑色记号笔在口内预标记，然后在口外清晰刻画，最后在口内确认。

（8）填写义齿设计制作需求单

1）美学要求：丰满度、上前牙大小、切端位置、人工牙色号。

2）边缘伸展的特殊要求。

3）组织面托盘暴露区域的缓冲。

4）金属加强结构的设计要求：金属托/网。

5）是否需要试戴。

（9）终义齿的制作：将终印模（图 4-4-55）再次进行 3D 扫描，设计全口义齿蜡型及支架（参见视频 4-4-2）并 3D 打印。对于美学要求高或颌位不稳定的患者，可增加一次试戴（图 4-4-56）。

将终印模灌注石膏模型上𬌗架，戴入打印的蜡型，结合传统工艺完成终义齿的制作。

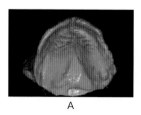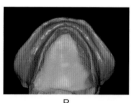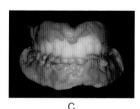

A

B

C

图 4-4-55　终印模

A. 上颌；B. 下颌；C. 唇侧。

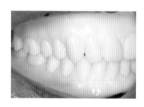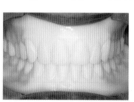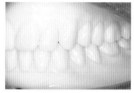

图 4-4-56　全口义齿蜡型试戴（可选步骤）

视频 4-4-2 全口义齿支架人工智能设计

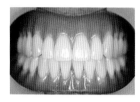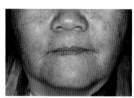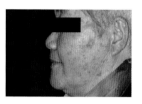

图 4-4-57 FSD 终义齿初戴，检查咬合和美观

3. 第三次就诊——FSD 终义齿初戴（图 4-4-57） FSD 义齿的戴牙流程与传统全口义齿一致。

（1）临床检查：将 FSD 全口义齿戴入口内，检查以下项目。

1）美观：即唇丰满度，放松和微笑时切缘与上唇缘位置关系及颊廊宽度。

2）咬合稳定度：嘱患者正中、侧方及前伸咬合，观察有无咬合滑动、翘动，观察咬合接触情况。

3）义齿发音：闲谈时发音是否自如；有无人工牙撞击音、哨音等；嘱患者发"四、摸、佛、自、得、特、余"等语音，听其发音是否清晰。

（2）选磨调𬌗（图 4-4-58）

1）用压痛定位糊剂显示组织面压痛区。

2）咬合运动：叩齿或模拟咀嚼（混合运动）。

3）检测手段：主观 + 客观，定性 + 定量。

患者主观感受：双侧是否同时接触，双侧咬合力是否基本相同等。

医生主观检查：目测义齿动度，耳听𬌗音是否清澈，进行咀嚼肌收缩与髁突触诊。

客观半定量检查：用咬合纸，建议使用红色宝诗 100 μm 咬合纸及常规 16 μm 咬合纸进行咬合检查。

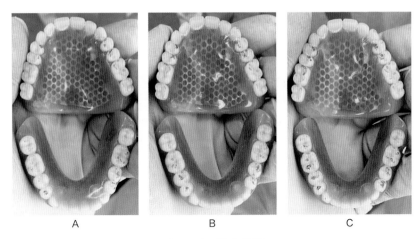

A   B   C

图 4-4-58　咬合调整
A. 调𬌗前；B. 初步调𬌗；C. 调𬌗完成。

注意：咬合纸染色不好时，可以将咬合纸咬穿的程度与染色结合参考（图 4-4-59）。

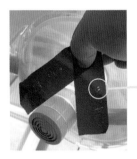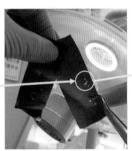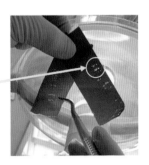

图 4-4-59　通过咬合纸穿透点判断咬合的均匀性

4）后牙：越调接触点越大，越调接触点越多。

5）前牙：叩齿时前牙无接触，可不特意调出前伸𬌗平衡。

6）当双侧咬合接触明显不均衡时，可降低接触少一侧的功能区高度。

7）双侧咬合接触基本平衡后，不能调磨功能区，只能调磨非功能区，即非功能尖的顶点和牙尖斜面；反𬌗时要求相反。

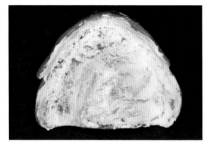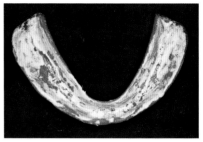

图 4-4-60 检查义齿组织面是否有过度压迫区域

8）初戴时不建议过度调𬌗，无牙颌黏膜的无压痛形变量约 0.3 mm。

（3）压痛点检查（图 4-4-60）：使用贴合点指示剂或者压痛指示膏，检查义齿组织面与牙槽黏膜的适合度，如发现压迫点，则进行适当缓冲调磨。

（4）义齿使用教育：见前。

（5）义齿保养知识：见前。

（五）修复后问题及处理

与传统全口义齿一致。

（孙玉春 周永胜）

第五节 牙列缺损覆盖义齿修复技术操作规范

覆盖义齿是指义齿的基托覆盖并支持在牙根、牙冠或种植体上的一种全口义齿或可摘局部义齿（本节仅包含在天然牙根及牙冠上的覆盖义齿，种植覆盖义齿见本章第六节"四、种植覆盖全口义齿修复"）。覆盖义齿是用于修复牙列缺损的一种可摘义齿，尤其适用于余留牙少，且基牙牙周条件较差，不能直接作为可摘局部义齿基牙使用的情况。由于覆盖义齿基托下有牙根，可减少牙槽骨的吸收，保留牙周膜本体感受器，并可增加义齿的支持、固位和稳定。

一、覆盖义齿的优点

覆盖义齿由于保留了天然牙作为义齿支持的一部分，具有较普通黏膜支持式义齿优越的方面。保留牙根可改善义齿的支持和固位，有利于维持牙槽骨高度和保留牙周膜本体感受器，提高义齿在恢复咀嚼功能等方面的作用，同时覆盖义齿的固位形式对基牙本身也有保健作用，改善基牙的冠根比例。另外，减少拔牙对患者的心理接受程度也有重要影响。

二、覆盖义齿的缺点

1. 基牙易龋坏或患牙周炎。
2. 延长了治疗周期，增加了治疗费用和制作难度。

三、覆盖义齿的适应证

覆盖义齿治疗适用于口腔内余留牙少，不能做固定义齿修复，而基牙条件差，又无法直接用作可摘义齿的基牙时。如果有下列因素，更适于使用覆盖义齿。

1. 至少有 1 颗牙可保留，且保留牙的位置对义齿的支持、固位和稳定有益。
2. 口腔卫生状况良好，或通过练习和学习达到口腔卫生状况良好，从而能延缓或防止覆盖基牙进一步龋坏或牙周损害。
3. 由于重度牙槽嵴吸收、口干症、对口腔异物反应敏感、缺乏学习能力或心理因素等，估计直接戴用全口义齿效果不佳。
4. 余留牙条件差（如冠根比例不协调），若应用其他治疗方法，剩余牙齿会受到更严重的损害。

四、覆盖义齿的设计

治疗计划通常分为几个阶段。在第一阶段，确定能被保留的牙；在第二阶段，决定使用这些牙的方式。然后才能进行最终的修复计划和制作设计。

1. 确定可保留牙要考虑的 4 个临床参数

（1）牙齿的全局重要性：体现在失去该牙会在多大程度上影响修复体的设计。余留牙越少，单个牙的全局重要性就越大，就越适于做覆盖义齿。

（2）基牙的负担：覆盖基牙所要承担的负荷与能保留的牙齿数目和位置有关。

（3）口腔卫生状况：患者能否维护余留牙的卫生状况。

（4）基牙保留所需治疗的复杂性、时间和花费。

2. 覆盖义齿的基牙选择需考虑的因素

（1）基牙数量及分布：如果患者单颌有 4 个以上的基牙，并且牙周情况好，可以考虑用其他方法修复。如果有 4 个以下基牙，可以考虑用覆盖义齿。一般而言，2 ~ 4 个分散的基牙较为理想。基牙最好分布于牙弓的两侧，条件不具备时也可仅保留单一基牙。

（2）基牙位置：分散的基牙可为覆盖义齿提供理想的支持，使其稳定。2 个尖牙和 2 个第二双尖牙作为基牙是最普遍的类型。基牙尽量形成面式，避免斜线式支点线。下颌剩余牙槽嵴条件不好时，利用 2 个尖牙作为覆盖义齿的情况很多。两个相邻的天然牙不必都选择用附着体固位，因为这样既不能提供更好的支持和稳定性，清洁维护也困难，同时增加义齿的体积，使义齿就位困难，美观差。

（3）基牙的选择标准

1）牙周情况

A. 骨支持：余留牙根周围有足够的牙槽骨支持，一般应大于原有根长的 1/2。

B. 附着龈：根周保留至少 3 mm 的附着龈。

C. 牙周袋：如探及 3 mm 以上牙周袋，或伴有探诊出血，应先给予牙周治疗。

2）牙髓情况：牙髓治疗后预后肯定的牙，优先选为基牙。

3）外形：无论是天然牙还是使用金属根帽，理想的覆盖义齿基牙外形是圆平顶形。

4）高度：理想的基牙其可保留的临床冠高度为 2 ~ 3 mm。这个高度可提供足够的支持与侧方稳定性。过高则易发生义齿折裂，基牙损伤；过低则易损伤牙龈，一般最低为龈上 1.5 mm。

5）金属根帽的适应证：基牙有足够的长度但外形不能直接用冠类修复体修复，如严重磨损、颈部有充填体或龈下龋等，均应在治疗后使用金属根帽。

（4）附着体选择

1）独立根上附着体（如球帽式附着体、磁性附着体、O-ring 附着体等）：适用于单一余留牙；对角线型基牙；跨度太大，不能以杆连接者；剩余牙槽嵴上方间隙不足，不适于采用杆式附着体；尖圆形牙弓，不适于采用前部杆式附着体等情况。

2）杆式附着体：适用于基牙牙周状况差，需要以杆进行直接夹板固定者；牙根只能装置很短的桩（即短根或弯根）；特别是基牙的分布合适而预期义齿承托区的牙槽嵴有吸收，义齿的动度较正常大时。杆式附着体较独立根上附着体有更大的机械稳定性和抗磨损性。

3）套筒冠：可为覆盖义齿提供很好的固位稳定性。要求有多个牙周状况好，牙根有足够的骨内根长，余留牙稳定、不松动，且这些余留牙以呈面式分布为佳。

五、操作程序与方法

覆盖义齿修复前应进行完善的牙体牙髓、牙周和外科治疗。

（一）基牙预备

对于套筒冠固位体，应按铸造全冠的一般原则进行预备。

1. 简单覆盖义齿的牙根预备

（1）截短牙冠：如果牙根仅用于支持义齿，可截短至牙龈上 1.5 mm。如果牙根要用于抵抗侧向力，则至少要保留 3 mm 的高度。不能将牙根截至龈嵴顶以下。

（2）圆滑锐利边缘。

（3）封闭根管口。

2. 直接应用预成固位装置的牙根预备　预成的固位装置可以直接旋入或粘接于已行根管治疗的牙根，不需要再做根帽。其使用简单、价格便宜，尤其适用于临时覆盖义齿的固位。基本形式是一个球形突起连于一个螺纹桩上。

3. 桩－根帽的牙体预备 作为基牙和义齿基托间连接的桩－根帽需要进行牙体预备和根管预备。一般采用龈上边缘的设计，亦即保留龈上 1.5 mm 的完整牙体组织。对有临床冠的天然牙，需截冠以便为固位装置提供足够的间隙，同时还要保留足够的牙体组织，为根帽提供固位。可通过使用标准化预成桩并且预备根面外壁，使其与桩长轴平行来获得固位。为了防止桩折断，要扩大桩、根帽结合区域，形成一个平行于内壁的秴面箱形，但不应过度减少根截面直径，以防根折。

4. 牙体预备易出现的问题及后果

（1）基牙截短至龈下，导致牙龈充血、水肿、增生。

（2）外壁过于向桩长轴聚拢，会减弱固位效果，造成根帽脱位。

（二）附着体选择

1. 按扣（球帽）式附着体 固位部分由阴型和阳型两部分组成。一般阳型固定在基牙上，而相应的阴型固定于义齿基托组织面。义齿就位时，阴阳型套叠以增加义齿固位。适用于基牙数目少而牙周条件尚好，残根根面能达龈上的患者。此类附着体有金属成品和塑料铸型半成品两种。如用前者，可将金属圆球直接焊接在覆盖根面的金属根帽上；如用后者，则将圆球状塑料铸型用蜡固定在根帽蜡型上，包埋铸造成为连接一体的带有球形附着体的金属根帽。

金属根帽调节合适，磨光，待其上的覆盖义齿完成后粘固在基牙上。制作义齿的方法同上述一般覆盖义齿，包括印模制取、颌位关系记录、试牙及最终装胶完成、打磨抛光等步骤。临床戴牙时，金属或塑料阴型则固定在基托组织面的相应部位。

2. 杆式附着体 用越过无牙区的金属杆，将两端基牙上的金属根帽连接在一起，并在覆盖义齿的相应组织面安放卡槽。义齿就位时，杆卡嵌合可增加覆盖义齿的固位、支持和稳定性，对连接在一起的基牙还有夹板固定作用。多适用于两侧尖牙或双尖牙之间。杆式附着体有切削杆、金属成品杆和可铸造的塑料杆半成品 3 种。与杆相应的槽卡固定于义齿基托组织面相应部位。义齿舌侧需增加金属板或金属网加强。

3. 磁性附着体　由一对互相吸引的永磁体（或永久磁体）- 可磁化的软磁合金构成的固位系统。永磁体安放在义齿基托内，可磁化的软磁合金则铸造成根帽状，粘固在牙根上。当覆盖义齿戴入后，固定在基牙上的软磁合金立即被磁化，磁体间产生磁场，增加义齿固位。

4. 套筒冠　指在基牙上粘固一金属内冠，相应的外冠固定在义齿基托组织面，内外冠之间紧密贴合，义齿就位后靠内外冠之间的摩擦力提供固位。内冠可用不同金属制作。牙体预备时根据基牙本身条件及颌间距离保留一定基牙高度。一般内冠轴面形态有 2 种，典型的为垂直平行式样，所有内冠轴面均要互相平行，此种套筒冠覆盖义齿制作精度要求高，产生固位力大。另一种为锥形冠，即内冠轴壁有 6° 的聚拢度，外冠可为金属烤瓷冠、金属烤塑冠、金属冠等。内外冠殆面之间预留 1 mm 间隙，以补偿殆力作用下的基托下沉。

（三）制取印模

1. 基牙印模　简单覆盖义齿的基牙和放置直接预成固位装置的基牙不需要使用特殊的印模技术。这种情况可以取牙弓的整体印模。

需放置桩 - 根帽的牙需要特殊的印模过程。需要采用聚醚橡胶或硅橡胶制取桩核预备体的精确印模，得到的代型必须准确复制出预备牙的形状和大小，再在其上制作根帽，或制作适合于预备体形态的附着体。

2. 全牙弓印模

（1）两步法印模技术：制作由带有固位装置的桩和根帽支持的覆盖义齿时，需要一个既能复制出无牙区牙槽嵴，又可将桩和根帽固定在正确位置的工作模型。后者必须固定在最终工作模型上，因为只有义齿在工作模型上制作完毕并在口内试戴后，才能在牙上粘接桩和根帽。所以，需要取全牙弓印模来制作工作模型。

取无牙部分的印模和加入根帽要分步进行。第一步，像制作全口义齿一样取无牙区的印模，在个别托盘上相应于基牙的部位开窗。第二步，在印模上加入桩－根帽，将它们固定在前述印模中，使用硅橡胶类弹性印模材效果最好。

（2）一步法印模技术：在一个全牙弓印模中同时取得无牙区和桩－根帽的印模，需采用聚醚或硅橡胶类弹性印模材。需要制作个别托盘，具体方法参见全口义齿章节。制作个别托盘时，在桩－根帽相应部位预留印模材的空间。

（四）颌位关系记录

覆盖义齿上下𬌗记录基本上与总义齿相似。在少数情况下，可将𬌗堤暂时固定在基牙上以获得更大的稳定性。

（五）排牙

覆盖义齿是有余留牙支持的总义齿，因此覆盖义齿的𬌗型与总义齿一致。

（六）试戴，安装附着体

1. 最终试戴　覆盖义齿蜡型试戴与全口义齿相同，应特别注意垂直距离、水平关系、𬌗平面位置，不能因为使用了固位装置而受影响，要优先考虑全口义齿标准；试戴的义齿基托应尽可能与最终义齿基托外形一致。基牙唇面要调磨，使之与根或根帽精确吻合，以保证试戴时可准确判断边缘伸展、功能稳定性以及将来义齿基托与唇颊肌的关系；舌、腭侧基托形态不能影响舌侧活动空间。

2. 安放附着体　只有在试戴义齿并且最终确定𬌗型和基托形态后，才能最终选定和安放固位装置。

（七）基托设计

1. 基托设计标准　覆盖义齿是牙齿与黏膜混合支持式总义齿。当基牙无法提供足够的支持力时，覆盖义齿无牙区基托伸展与传统总义齿相近。如果覆盖的基牙仅能提供支持作用，无法提供固位，覆盖义齿的基托设计也与总义齿相似，要获得边缘封闭来增强固位。

覆盖义齿基托设计的基本原则：尽可能少地覆盖龈边缘；以金属为基牙邻面接触材料；基牙数目越多预后越好，基托覆盖面积可越小。

2. 无牙区义齿基托的设计　在无牙区，覆盖义齿基托在伸展和形态上与总义齿基托相近，仅有如下区别：要避免过度伸展；在容易看到的部位，人工牙要与无牙区牙槽嵴直接接触，以取得较好的美观效果；对于某些类型的牙槽嵴，如高窄的牙槽嵴，边缘伸展由固位附着体的就位道决定。

3. 铸造加强支架设计　机械附着体的存在及基牙附近义齿基托的相应凹陷减少了义齿的横截面积，增加折断风险。需通过使用铸造加强支架，才能提供最大稳定性和坚固性。

（八）覆盖义齿戴入

初戴时应检查以下 3 点：

1. 义齿基托与根帽应贴合，去除在根帽外缘处与义齿基托组织面之间可能出现的早接触点。

2. 修复体加工过程可能导致咬合改变，需调整。

3. 调改过度伸展的基托边缘。

完成以上检查及调整后，永久性粘固带有固位装置的桩－根帽。

六、修复后问题及处理

（一）义齿相关问题

包括固位、疼痛、发音、咀嚼等方面的问题，可参见全口义齿章节。

（二）覆盖义齿基牙的问题

1. 根面龋　30% 无根帽保护的基牙和 15% 以根帽覆盖的基牙可出现根面龋。义齿戴入后维护要防止龋损发生。方法包括每日使用氟制剂或含氟漱口水、氟凝胶。定期复查诊治根面龋。

局限性根面龋可备洞后充填。根帽下广泛的龋损不能直接充填，如确定保留牙根，需去除根帽，重新进行牙体预备及制作根帽。如果缺损过大，则拔除。

2. 牙周问题　牙周问题包括基牙松动，出现深牙周袋，牙龈充血、红肿、溢脓等。牙周问题可通过定期复查及维护发现。

（三）覆盖义齿的机械损坏

1. 覆盖义齿基托折断　附着体附近的基托折断在覆盖义齿中

很常见，而有铸造加强支架的覆盖义齿很少折断。常表现为附着体附近的树脂出现裂纹，而不是整个基托折断。应及时消除过大的应力，即对不稳定的基托重衬或调𬌗，可防止以后出现更大的损坏。

2. 附着体损坏

（1）磨耗：所有附着体在使用过程中都受到磨损，通常几年后才影响到固位。可更换附着体阴型，或通过重做带有新附着体的根帽，再次获得固位力。

（2）与对颌牙的接触：在许多病例中，当不戴用覆盖义齿时，无保护的附着体阳型可能与对颌天然牙或人工牙反复接触而磨损，这样可在短时间内造成严重损坏。因此，对颌有真牙者其覆盖义齿必须长期戴用，甚至是在晚上。

（3）替换附着体阴型部分：随着使用时间延长，附着体会丧失原有固位力。这是由于阳型和阴型发生摩擦性磨损，或是固位体的阴型部分弹簧弹力减弱。大多数阴型可替换。

（潘韶霞）

第六节　牙种植修复技术操作规范

一、牙列缺损种植固定义齿修复

种植修复技术具有不损伤邻牙，有利于控制缺牙位点骨吸收的优势。随着该技术的不断普及，越来越多的牙列缺损患者选择使用种植固定义齿进行修复。种植技术已成为牙列缺损的常规修复手段。

（一）优缺点

1. 优点　牙列缺损行种植固定义齿修复，义齿可以获得良好的固位，最大限度地恢复咀嚼功能，避免或减少磨除健康牙体组织，防止或减缓牙槽骨萎缩吸收。患者不需要摘戴义齿，舒适美观，使用方便，咀嚼功能好。

2. 缺点 种植修复的治疗周期长、费用较高，能否进行种植修复需要考虑患者的全身情况、种植部位缺牙间隙、余留牙、缺牙区的骨组织质量以及软组织质量。

（二）适应证

1. 患者全身情况良好，无种植外科手术禁忌。

2. 患者没有种植治疗无法满足的治疗预期。

3. 牙周健康，或者经过完善的牙周治疗并能够很好地维护牙周健康。

4. 缺牙间隙正常，无过大或过小缺牙间隙。

5. 垂直向修复空间能够满足种植需要。

6. 两侧邻牙健康，牙槽骨吸收不超过根长 1/3，对𬌗牙齿无明显过长，覆𬌗、覆盖基本正常。

7. 缺牙区软组织无明显缺损，嵴顶角化龈宽度 ≥ 4 mm，否则需要考虑进行软组织处理。

8. 缺牙区骨量无明显缺损，否则需要考虑分期或同期进行骨增量。

（三）设计原则

1. 种植系统的选择 不同种植体生产厂商提供的种植修复系统相似，选择何种种植系统可以从以下几方面考虑：

（1）种植系统的加工精密度、表面处理、螺纹设计、连接结构等。

（2）患者的经济情况、美观功能需求、缺牙间隙、咬合力、软硬组织情况等。

（3）医生对种植系统的熟悉程度，以及个人习惯。

2. 种植体的数目 种植体的数目要根据缺牙数目、种植的部位、缺牙区的骨质和骨量、美观效果等综合考虑。

（1）对于单牙缺失患者，缺牙间隙正常时，一般一颗种植体修复一颗牙。后磨牙区，尤其是下颌后磨牙区，如果缺牙区近远中间隙过大（大于 12 mm），颊舌向骨量有限，在不考虑正畸或骨增量的情况下，有时可以考虑两颗种植体制作两个前磨牙形态牙齿进行恢复。单牙缺失的侧切牙或者下前牙，如果间隙过小，也可以考虑常规修复而不进行种植修复，以避免种植体距离天然牙太近，邻面牙槽骨吸收，以及修复体颈部过大而影响美观。

（2）对于多牙缺失的情况，在前牙区大多需要进行固定桥设计，以避免种植体之间，或者种植体与天然牙之间距离过近的情况。对于后牙区，在缺牙间隙正常的情况下，首选一颗种植体修复一颗牙齿的设计方案。在缺牙间隙过小或者患者由于局部解剖结构限制、经济考量等因素无法进行一对一修复时，可以考虑固定桥设计方案。

3. 种植体分布　在可能的情况下，尽量设计成双端桥分布，将桥体设计在种植体之间。多牙缺失时，优先在尖牙、第一磨牙进行种植体分布设计。

4. 术式设计

（1）无须进行骨增量时，非游离缺失位点仅设计嵴顶切口及邻牙沟内切口，游离缺失位点需设计近中邻牙沟内切口、嵴顶切口以及远中斜行切口。

（2）仅需要对种植体颈部进行小范围植骨，而且缺牙区为有利骨型时，可以不设计垂直减张切口，适当延长两侧邻牙的沟内切口，并进行骨膜减张。

（3）当需要植骨范围较大，缺牙区为不利骨型时，需要在不影响美观的区域增加 1~2 个垂直减张切口。

5. 悬臂梁设计　一般悬臂梁设计不超过一个牙位，尽量设计在咬合力比较小的位点，咬合尽量轻接触，侧方运动时脱离接触。

（四）术前准备

种植患者需要明确全身情况良好，无手术禁忌；牙周情况良好，或者经过完善的牙周治疗，牙周情况稳定。

术前与患者沟通治疗流程、费用、可能发生的并发症等情况，签署知情同意书。

术前再次确认术前设计，核实患者信息。

患者术前半小时口服广谱抗生素，预防感染；牙周情况不佳的患者可以考虑配合使用抗厌氧菌抗生素。

（五）操作程序与方法

1．术前消毒

（1）患者口内消毒：0.12% 复方氯己定漱口水含漱 1 分钟，共 2 次。

（2）患者口周消毒：0.5% 聚维酮碘（碘伏）或者 5% 氯己定乙醇溶液等消毒液消毒 3 遍。消毒范围：上至眶下，下至颏下，两侧至耳前。消毒顺序：由中心向四周。

（3）术者消毒：肥皂六步洗手，之后碘伏刷手或者免洗消毒液手消毒。

（4）调整椅位

上颌手术：患者头部平齐术者肘部，上颌𬌗平面与地面垂直或接近垂直。

下颌手术：患者头部平齐或略低于术者肘部，下颌𬌗平面与地面平行或接近平行。

2．手术铺巾及器械准备。

3．麻醉　局部浸润麻醉（图 4-6-1）。

4．切开翻瓣　角化龈充足时，行嵴顶正中切口、两侧邻牙沟内切口，之后进行全厚瓣翻瓣（图 4-6-2 和视频 4-6-1）。

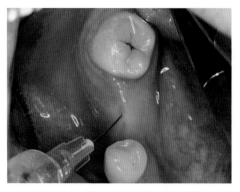

图 4-6-1　缺牙位点局部浸润麻醉

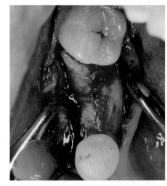

图 4-6-2　缺牙区翻全厚瓣

视频 4-6-1　切开翻瓣

5. 定点　小号球钻定点。使用简易手术导板时，参照术前设计进行种植体穿出位置定点，并使用导板验证；无简易手术导板时，颊舌向位于嵴顶中央或略偏舌侧，近远中位于两侧邻牙近缺隙侧邻面的中央。使用反光板进行检查。

6. 先锋钻预备　先锋钻预备 4~6 mm。导板辅助下，先摆好钻针方向，确认后再进行预备。预备完成后，插入方向指示杆，使用反光板及简易导板进行检查。近远中方向参考两侧邻牙邻面，颊舌向参考对颌牙功能尖及邻牙中央窝。确认无误后预备至全长，并再次使用方向指示杆检查确认（图 4-6-3）。

7. 种植窝洞预备　根据所需要的种植体直径，预备至相应的预备钻，必要时进行颈部成形和攻丝（参见视频 4-6-2）。

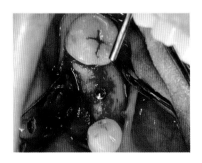

图 4-6-3　通过反光板检查预备位
　　　　　点及方向

视频 4-6-2　种植窝洞预备

8. 植入种植体　种植体植入，记录植入扭矩、深度，连接封闭螺丝或愈合基台（图 4-6-4）。

9. 缝合止血　进针点距离切口 3 mm，针间距 2~3 mm，检查无活动性出血，棉卷压迫 30~40 分钟（图 4-6-5 和视频 4-6-3）。

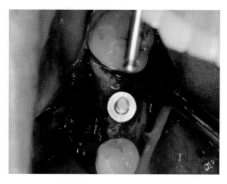
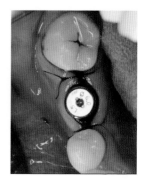

图 4-6-4　通过反光板检查预备位点及方向　　　　图 4-6-5　缝合关闭创口

视频 4-6-3　植入缝合

10. 术后医嘱。

11. 印模制取及灌制模型　取下愈合基台，冲洗种植体内部，连接取模配件，确认就位。选择大小合适的硬质托盘，制取聚醚或者硅橡胶印模。

冲洗种植体内部，放置愈合基台，手力加紧。如有需要，制取咬合记录。

连接替代体，并在印模材中准确就位，灌制石膏模型。

12. 比色。

13. 戴牙。

（1）在模型上检查修复体，确认合适（图 4-6-6）。

（2）取下口内愈合基台，进行修复体的试戴，确认修复体完全就位，调整邻面接触及咬合（图 4-6-7 和图 4-6-8）。

（3）种植体内部冲洗。如为粘接固位修复体，基台就位、加力、封口，进行上部冠的粘接；如为螺丝固位修复体，就位后加力、封口（图 4-6-9 和图 4-6-10）。

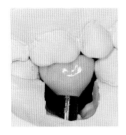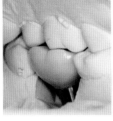

图 4-6-6 在模型上检查修复体就位情况、邻面接触及咬合

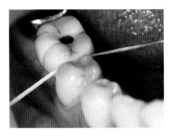

图 4-6-7 使用牙线检查邻面接触松紧度

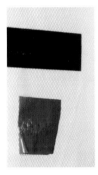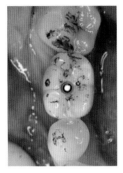

图 4-6-8 使用咬合纸检查修复体口内咬合

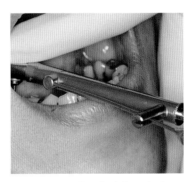

图 4-6-9 使用扭力扳手加力

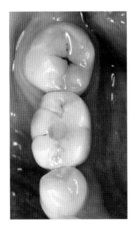

图 4-6-10 树脂封闭螺丝口

14. 拍摄根尖片，交代注意事项（图 4-6-11）。

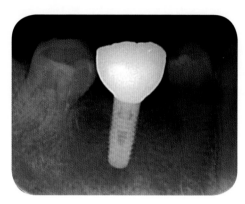

图 4-6-11　拍摄根尖片确认修复体
就位情况，记录修复基线

（刘建彰　葛严军）

二、即刻种植

（一）优缺点

1. 优点

（1）缩短治疗时间。

（2）减少手术次数。

（3）患者接受度高。

2. 缺点

（1）治疗难度增加，备洞、获得初期稳定性、创口关闭均较常规种植复杂。

（2）治疗风险增大，主要表现为术后感染、种植体松动脱落和牙龈退缩等并发症的发生率增加。

（二）适应证

除种植修复适应证及适应证选择的一般注意事项之外，设计即刻种植应着重注意以下情况。

1．适应证

（1）患牙牙体缺损或牙周病变严重，不宜保留。

（2）牙严重错位且不宜采用正畸治疗，适合通过拔除后种植纠正牙齿排列的情况。

（3）外伤性失牙。

2．适应证选择的注意事项　有以下情况时应慎重考虑：

（1）患牙或邻牙存在急性炎症。

（2）牙槽骨条件差，种植体不能获得良好的初期稳定性，或不能确保种植体颈部与唇侧牙槽骨壁之间的间隙≥2 mm。

（3）患牙存在严重的软组织或硬组织缺损，明显增加即刻种植风险（主要指美学区单颗或局部种植）。

（4）高笑线、薄龈生物型且美观要求高的患者（主要指美学区单颗或局部种植）。

（三）设计原则

1．基本设计原则

（1）微创拔牙，以减少对患牙周围软硬组织的损伤。

（2）彻底清创，清除拔牙窝软组织、炎性组织和其他异物。

（3）确保种植体植入后的初期稳定性，植入位点的根尖区至少具有3 mm可利用的骨量。

（4）根据骨质、骨量、种植体类型、种植体尺寸和形态等因素采取适宜的备洞级差。

（5）种植体的选择：根据牙位、骨量、骨质等情况选择直径和长度适宜的种植体。前牙区一般不宜选择直径大于4.5 mm的种植体，美学区首选平台转移骨水平种植体。

（6）确保良好的植入位置，相邻种植体间距≥3 mm。

（7）需植入骨替代物或自体骨以填充种植体周与牙槽窝的间隙（图4-6-12）。

（8）对于初期稳定性良好、无口腔副功能、依从性好的患者，可考虑即刻修复。

（9）可考虑以手术导板辅助实施种植手术。

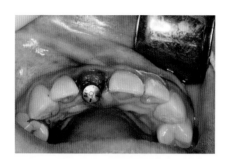

图 4-6-12　种植体周间隙内植骨

2. 单颗牙或局部牙列即刻种植的设计原则

（1）对于牙槽嵴无明显缺损，且可以确保种植体颈部与唇颊侧牙槽嵴顶内壁之间的间隙≥2 mm 的患者，可行不翻瓣即刻种植手术（图 4-6-13）。对于薄龈生物型的患牙，可考虑行同期或延期软组织增量手术（图 4-6-14）。

唇侧间隙≥2 mm

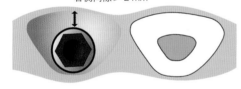

图 4-6-13　种植体唇侧安全间隙（跳跃间隙）

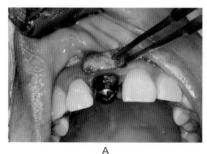

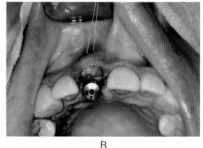

A　　　　　　　　　　　　　　　B

图 4-6-14　唇侧软组织增量
A. 结缔组织受区比量；B. 水平褥式缝合固定。

（2）对于牙槽嵴有较大缺损，或种植体颈部与唇颊侧骨板之间的间隙小于 2 mm 的患者，可考虑翻瓣即刻种植手术，并行引导骨再生术（GBR）。创口较大时，可行结缔组织移植以利于关闭创口。

（3）种植体粗糙面上缘距正常龈缘位置 3～4 mm，当牙槽嵴顶位置正常时，位于唇侧嵴顶下 0.5～1 mm（图 4-6-15）。

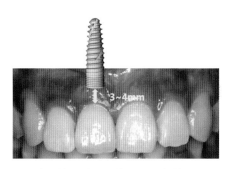

图 4-6-15　种植体粗糙面上缘距理想龈缘位置 3～4 mm

（4）关闭拔牙创口：常采用安放愈合基台或即刻修复体穿龈愈合，或采用结缔组织移植封闭创口。

3. 半口或全口即刻种植的设计原则

（1）多采用翻瓣手术。

（2）可用骨高度不足、牙槽骨倾斜度较大时，可采用种植体倾斜植入的方式，倾斜角度一般不大于 45°。

（3）需要去骨的临床情况：修复空间不足；骨形态不良；缺牙区嵴顶过窄，且不适合植骨；丰满度过大；需采用复合固定桥设计且患者为高笑线，此时适当去骨以避免修复后暴露复合桥与黏膜的交界处（图 4-6-16）。

（4）需要唇颊侧或舌侧植骨的临床情况：通过植骨以增加丰满度，种植体周骨壁不足 1 mm。

（5）关闭拔牙创口：除安放愈合基台或即刻修复体穿龈愈合之外，还可直接拉拢缝合。

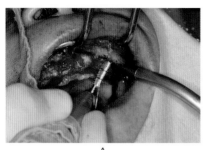 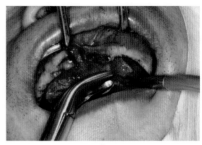

A　　　　　　　　　　　　　B

图 4-6-16　适当修整牙槽嵴顶

A. 咬骨钳修整；B. 磨头修整。

（四）术前准备

1. 临床检查，拍摄 X 线片，确认治疗计划，签署知情同意文件。

2. 完成全身体检、血液化验，确保可以实施种植手术。如果有影响种植手术的全身疾病，则应建议患者请相关专业的临床医师诊疗后再考虑种植手术。

3. 备好种植体、基台、骨替代品等材料。

4. 如有需要，可提前制作手术导板、临时修复体。

5. 进行必要的相关治疗，如牙周治疗、与种植治疗紧密相关的牙体治疗等。

（五）操作流程与要求

3 类即刻种植的操作流程与要求有所不同，具体见表 4-6-1。

（张磊　葛严军）

三、牙列缺失种植固定义齿修复

（一）优点

1. 结构更加接近天然牙，舒适度高。

2. 力学分布相对合理。

3. 咀嚼功能恢复好。

表 4-6-1　3 类即刻种植的操作流程与要求

操作流程	单颗牙或局部牙列 不翻瓣即刻种植	单颗牙或局部牙列 翻瓣即刻种植	半口或全口翻瓣即刻种植
1. 术前用药	术前 0.5～1 小时服用抗菌药物，必要时应用镇静镇痛药物		
2. 消毒、铺巾	口内以 0.12% 氯己定漱口水含漱 1 分钟，共 2 遍		口周消毒、铺巾
3. 局部麻醉	局部浸润麻醉		局部浸润麻醉，必要时行传导阻滞麻醉
4. 微创拔牙	龈沟内切口，微创拔除患牙	龈沟内切口＋双侧松弛切口，微创拔除患牙	龈沟内切口，必要时附加松弛切口，微创拔除患牙
5. 清创	搔刮拔牙创，清除炎性肉芽、牙周膜等软组织，明确牙槽嵴顶位置以及拔牙窝牙创牙壁和软组织情况		3% 过氧化氢和生理盐水交替冲洗，以牙用探针探查拔牙创及牙窝壁有无缺损、穿孔
6. 翻瓣	—	翻瓣	翻瓣
7. 酌情骨修整	—	—	如存在骨形态不良、修复空间不足、缺牙区嵴顶区过窄等情况，可结合使用咬骨钳、磨头、切盘等工具，对牙槽嵴进行适当修整，保存可用骨块、骨碎屑，以备后续植骨用。注意骨修整至满足种植和修复治疗需要即可，切忌过度修整。可采用骨修整手术导板辅助操作
8. 定点、逐级备洞	在适合的位点以小球钻或三棱钻定点，以先锋钻、扩孔钻逐级备洞。确保种植体窝洞超出根尖方不小于 3 mm。根据骨质、骨量控制级差，预备后逐级检查窝洞壁的完整性。		注意勿损伤神经、上颌窦、鼻底等重要解剖结构，备洞。为了确保良好的初期稳定性，需要可采用种植手术导板辅助定位、备洞

续表

操作流程	单颗牙或局部牙列不翻瓣即刻种植	单颗牙或局部牙列翻瓣即刻种植	半口或全口翻瓣即刻种植
8. 定点、逐级备洞	确保种植体与拔牙窝唇颊侧骨壁间保留不小于2 mm的间隙	确保种植体与唇颊侧骨弓轮廓间保持不小于2 mm的距离	如果采用后部种植体近中倾斜植入的方式，则应先预备后部种植体洞形，再预备前部种植体洞形，以防止种植体间位置冲突。如上颌窦底位置过低，影响种植备洞，则需先行上颌窦底提升术
9. 颈部成形	根据所选种植系统要求和种植人深度，确定是否需要颈部成形，预期的三维位置		以便于种植体颈部能够准确就位于预期的三维位置
10. 攻丝	对于I类骨，可根据种植体的特点和临床情况进行部分或全程攻丝 对于II类骨，仅需对皮质骨部分做必要的攻丝 对于III～IV类骨，不需要攻丝，以确保良好的初期稳定性		
11. 植入种植体	将种植体以不高于100 rpm的转速植入种植人窝洞，种植体粗糙面上缘位于唇颊侧正常眼缘下3～4 mm，嵴顶下0.5～1 mm（嵴顶位置正常情况下），并确认种植体的唇（颊）舌向位置，安放封闭螺丝	将种植体以不高于100 rpm的转速植入种植人窝洞，种植体粗糙面上缘位于唇颊侧眼缘下3～4 mm（嵴顶的情况下）舌向位置，安放封闭螺丝	将种植体以不高于100 rpm的转速植入窝洞，种植体粗糙面上缘位于嵴顶下0～1 mm，安放封闭螺丝。若能即刻修复，则连接修复基台
12. 植骨	种植体周间隙需采用骨替代物填塞或以自体骨和骨替代物混合后填塞。植骨亦可在种植体植入前进行，以利于植骨操作	采用骨替代物或以自体骨和骨替代物混合植骨，较邻牙唇颊侧牙槽嵴轮廓高1～2 mm，覆盖并固定屏障膜。拔牙窝内植骨亦可在种植体植入前进行，以利于植骨操作	对于种植体周间隙，余留拔牙窝等情况，采用骨替代物塞或以自体骨和骨替代物混合后填塞；对于骨量不足影响种植体周骨壁过薄或有缺损的情况，需采用GBR或onlay植骨

续表

操作流程	单颗牙或局部牙列不翻瓣即刻种植	单颗牙或局部牙列翻瓣即刻种植	半口或全口翻瓣即刻种植
13. 软组织移植	必要时行唇颊侧软组织增量手术	如果拔牙创较大，不宜拉拢缝合，可移植结缔组织以利关闭创口	—
14. 安装愈合基台	安装愈合基台，尽可能支撑软组织轮廓。	—	如果可以采用非潜入式愈合，则使用愈合基台，或安装多基台和基台保护帽
15. 缝合	必要时缝合	减张、缝合	缝合，必要时减张，可适当调整软组织以利于创口关闭
16. 即刻修复	若种植体初期稳定性大于30 N·cm，患者依从性好且无不良咀嚼或咬合习惯，可考虑即刻修复。如无法行即刻固定修复，则可以可摘义齿作为过渡修复以临时恢复美观（一般在术前提前制作）。通常采用黏结式义齿，重点注意避免义齿基托对种植体周软组织和种植愈合基台的压迫	可以可摘义齿作为过渡修复以临时恢复美观（一般在术前提前制作）。通常采用黏结式义齿或透明殆垫式义齿，重点注意避免义齿基托对术区软组织的压迫	若种植体初期稳定性大于30 N·cm，患者依从性好无不良咀嚼或咬合习惯，可考虑即刻修复。若无法即刻固定修复，则待术后拆线时再酌情考虑是否行胶连式可摘义齿临时修复

续表

操作流程	单颗牙或局部牙列不翻瓣即刻种植	单颗牙或局部牙列翻瓣即刻种植	半口或全口翻瓣即刻种植
17. 医嘱	术后应用抗生素5～7天，漱口水含漱1～2周，酌情使用止痛药，详细说明注意事项，出现不适时随诊		
18. 术后复查	术后1～2周复查，拆线，拍X线片检查植入位置、方向。对于未行即刻修复的半口或全口种植患者，可考虑以胶连式可摘过渡义齿临时修复（组织面软衬）。术后2个月再次复查，拍X线片检查骨结合情况		
19. 二期手术	—	3～4个月后行二期手术，连接愈合基台，如有可摘义齿，需行必要的缓冲调整，以防压迫愈合基台	如为潜入式愈合，则3个月后行二期手术，连接愈合基台或多基基台；如植骨量较大，则恢复时间延长1～3个月。如有可摘义齿，需行必要的缓冲调整，以防压迫愈合基台
20. 正式修复	待3个月后行正式修复。如未行即刻修复，可先行种植体固定过渡义齿修复，软组织成形2～3个月后再正式修复	二期手术4～6周后正式修复，或亦可先行种植体固定过渡义齿修复，软组织成形2～3个月后再正式修复	如为潜入式愈合，则二期手术4～6周后行正式修复；如为非潜入式愈合，则一期手术3个月后行正式修复。正式修复前可行种植体固定过渡义齿修复以观察功能和美观恢复情况，并作为正式修复的参考

（二）缺点

1. 适应证要求严格。
2. 结构相对复杂。
3. 加工精度要求高。
4. 技术操作复杂，要求高。
5. 无法自行摘戴，要求患者有更强的自我清洁能力。
6. 费用相对较高。

（三）适应证

1. 剩余牙槽骨有足够的宽度和高度容纳适宜的种植体，或者能够通过植骨获得足够的宽度和高度来容纳种植体。

2. 剩余牙槽骨有足够的宽度使唇部达到理想的丰满度，种植体唇颊侧不需要基托来支持，或者可以通过植骨或降低骨高度使剩余牙槽骨既能容纳适宜的种植体，又能使唇部达到理想的丰满度。

3. 剩余牙槽骨有适宜的分布，使种植体能够尽可能均匀分布到整个牙弓，避免出现大跨度悬臂梁。一般上颌悬臂梁跨度与种植支持区域跨度比小于 $1:1$，下颌此跨度比可以根据患者𬌗力大小而有所不同，但要小于 $1.5:1$。

4. 患者上下颌弓关系协调，有适宜的颌间间距和适宜的水平颌位关系。

5. 设计制作完成的义齿具有适宜的自洁结构与患者清洁能力相匹配。患者愿意，且有能力进行义齿清洁。

（四）设计原则

1. 全口种植固定义齿根据患者牙槽骨吸收状况分为两类：冠桥式义齿和复合式义齿。

2. 当患者只有牙齿缺损，牙槽嵴宽度、高度都足够，牙槽嵴及黏膜等软组织没有明显丧失时，全口种植固定义齿修复只恢复缺失的牙齿，适合采用冠桥式义齿修复。此类患者一般前牙切缘到龈缘距离为 7~10 mm，理想龈缘距离牙槽嵴顶小于 4 mm。冠桥式义齿修复要求种植体植入、穿龈方式与传统的单牙缺失种植冠或少数牙缺失种植固定桥一致，需要准确控制种植体植入位置和良好的穿龈外形。如果穿龈外形美观，即使是高位笑线，对于多数患者来说也是可以接受的。

3. 若患者不仅存在牙齿缺失，还伴有牙槽嵴和软组织缺损，牙槽嵴的宽度足够但高度不足，则全口种植固定义齿不仅要恢复缺失牙，还要恢复缺损的牙槽嵴和黏膜组织，适合采用复合式义齿修复。此类义齿特点是体积较大，清洁较困难，建议采用螺丝固位，方便后期复查。由于修复体边缘不美观，一般修复体边缘不能暴露，应当位于笑线的根方。当笑线较高时，可以根据情况，通过调整骨高度将修复体边缘控制到笑线的根方以上。由于复合式义齿修复体边缘不外露，种植体植入位点及穿龈形态只考虑力学和自洁需求即可，不需要考虑美观需求。

4. 临床上全口固定种植的患者常采用即刻种植、即刻修复方式避免无牙颌阶段。此类患者中，很多人都是有天然牙存在的，需要术前预估拔牙种植后牙槽嵴吸收量，根据预计可保存的牙槽嵴进行分类评估。一般拔牙后牙槽突外形改变为颊舌向吸收 5 ~ 7 mm（原宽度的 50%），集中发生在拔牙后 6 ~ 12 个月，拔牙后 3 个月内吸收最多；牙槽嵴骨吸收为颊舌向 4 ~ 5 mm，垂直向 1 ~ 2 mm，同样也是拔牙后 3 个月吸收最多。对于牙槽嵴完整的患者，如适宜采用即刻种植、即刻修复技术，外形轮廓改变量可以减少至 0.4 mm；对于牙槽嵴薄弱或者不规则而不易保留者，可以根据需要进行牙槽嵴修整。

5. 对于全口种植固定义齿，牙弓不同区域对修复体会有不同的要求。一般在前牙区主要考虑美观和自洁，需要结合笑线位置综合考虑；对于后牙区，则主要侧重修复体的受力及自洁。对于部分前牙区牙槽嵴宽度不足者，也可考虑前牙区使用改良盖嵴式设计，种植体只种在后牙区，前牙区不种植。但是前牙区大范围改良盖嵴式设计对患者自我清洁维护的能力提出了更高的要求，前牙区单臂悬梁会对𬌗力分布控制提出更高要求，需要谨慎选择。

6. 全口种植固定义齿修复可根据对颌牙分布情况选择恢复范围。一般需要恢复到第一磨牙位置，种植体应当尽量分散到整个义齿，避免形成悬臂梁，尤其是前牙区。要注意增强靠近悬臂梁的种植体支持能力，包括控制种植体的直径和长度以及周围有足够的骨量。由于患者骨组织条件限制，如上颌窦或者下颌下牙槽神经管存在，有时后牙区无法植入种植体。如果此时采用悬臂梁结构，要尽量增加与悬臂梁相对的前部种植体的前后分布间距，尽可能将前部种植体向前放置，将后部种植体向后放置，必要时可以考虑将种植体倾斜植入，前牙区种植体向前倾斜，后牙区种植体向后倾斜。上颌悬臂梁跨度与种植支持区域跨度比一般要小于 1∶1，下颌可以根据患者殆力大小将跨度比控制在 1.5∶1 以内。对于骨条件较差的患者，必要时可以考虑采用短牙弓技术，也就是只恢复到第二前磨牙。

7. 全口种植固定义齿一般建议采用 4～6 颗种植体，在种植体分布合理的情况下，可以考虑采用 4 颗种植体。根据殆力大小，也可以将种植体增加到 8 颗。对于夜磨牙、咬肌肥大、低下颌角、对颌牙为真牙列的患者，可以适当增加种植体数量。

8. 对于全口种植固定义齿，要充分考虑修复体的自洁作用，要控制义齿穿龈外形，人工牙龈角（修复体唇面与牙龈组织延长线夹角）要控制在 45° 以内；要保留龈乳头间隙，以便牙线能够自如穿入；关于桥体组织面，建议形成船底式桥体或者改良盖嵴式桥体。

9. 对于全口种植固定义齿，可以根据对颌情况选择殆型。若对颌为传统全口义齿，需要采用平衡殆；若对颌为天然牙或者种植体支持的固定义齿，可以考虑采用尖牙保护殆、组牙功能殆或者共同保护殆。全口种植固定义齿正中殆后牙区要形成 1～1.5 mm 的宽容度，悬臂梁部分要脱离咬合约 100 µm；如果对颌为天然牙，要注意控制对颌牙的稳定性。

（五）术前准备

1. 全身检查评估，包括必要的心脑血管检查、血液检查等。

2. 局部检查，排除黏膜疾病、急性活动性感染等。

3. 进行口腔局部治疗，主要是必要的牙周治疗，即使是要拔的牙，也要进行初步牙周治疗，以便控制口内菌群状况。可以选择提前拔牙或者种植术中拔牙即刻种植。

（六）操作程序与方法

1. 术前 0.5~1 小时口服抗生素。

2. 常规消毒、铺巾。

3. 局部麻醉下做口内剩余牙龈沟内切口和剩余牙槽嵴顶近远中切口，翻全厚瓣，必要时可以增加纵切口。

4. 拔除剩余患牙，搔刮拔牙窝至健康骨面。骨面平整，去除不宜保留的残余骨尖、骨嵴，将骨面修整成具有一定宽度和近似高度的骨嵴。

5. 定点，逐级备洞，植入种植体。如果采用即刻种植、即刻修复，需要单个种植体扭矩在 30 N·cm 以上，所有种植体扭矩之和在 120 N·cm 以上。

6. 使用多基基台，可以根据种植体的倾斜程度选择直多基基台或者角度多基基台。一般角度多基基台的角度为 15°~30°，不同种植系统有不同选择。使种植体的螺丝从后牙𬌗面、前牙舌隆突穿出。放置多基基台保护帽或者多基基台印模杆，缝合，必要时植骨。

7. 如果需要即刻修复，则去除多基基台保护帽，加多基基台印模杆，制取印模，确定颌位关系，重新放置多基基台保护帽。

8. 即刻修复者一般在 1 周内戴用临时全口义齿，要确保临时义齿被动就位，建议使用螺丝固位临时义齿以方便复查及清洁。

9. 根据种植体周围骨组织状况，种植体植入 3~6 个月后，可以开始制作最终修复体。在开始制作最终修复体之前，要检查并调整临时义齿的𬌗平面位置、外形美观状况等，必要时可以重新制作全口临时修复体。调整满意后，可以制取印模，利用临时义齿交叉上𬌗架，再完成最终修复体的制作。

10. 定期复查。

（刘建彰　张磊）

四、种植覆盖全口义齿修复

种植覆盖全口义齿是在无牙颌牙槽骨内植入种植体，上部结构通过不同类型的附着体与义齿相连，为全口义齿提供支持和固位，患者可自行摘戴。附着体构件通常分为两个部分，一部分固定于种植体之上，另一部分固定于义齿基托的组织面内，两部分之间依靠摩擦、弹性卡抱、磁铁磁性或锁扣固位等形式产生固位力。

（一）优缺点

1. 优点　种植覆盖全口义齿能增强义齿固位与稳定性，显著提高无牙颌患者的生活质量和义齿满意度，减少疼痛，提高舒适度，增进咀嚼效率。尤其对于下颌无牙颌的修复，是一种效果明确的修复方式。由于唇侧基托的存在，用于剩余牙槽嵴重度吸收的患者或颌位关系不良的患者时，更易于恢复患者面部的自然美学外形及修复软硬组织缺损。多颗种植体支持的覆盖义齿能提供与种植固定义齿基本相当的咀嚼效率，而手术和修复过程却相对简单，费用也相对较低。无牙颌患者多为老年人，手部协调性和灵敏度降低，更适合采用种植覆盖全口义齿，其清洁和口腔卫生维护较种植固定义齿更为简便。

2. 缺点　需要手术，增加预算，疗程也相应增加。种植覆盖全口义齿仍保留部分基托，覆盖部分黏膜，有一定异物感。由于种植体的存在，对患者口腔卫生维护能力的要求比传统全口义齿高。

（二）适应证

1. 患者剩余牙槽嵴重度吸收，预计常规全口义齿修复效果不佳。

2. 既往有传统全口义齿修复的经历，希望改善修复体的固位稳定和功能。

3. 患者心理上无法接受戴用常规全口义齿，希望获得更稳定和舒适的修复体。

4. 戴用上颌全口义齿会引起活跃的咽反射，或希望减小上腭部基托覆盖面积。

5. 患者口腔副功能活跃，造成修复体不稳定。

6. 牙列缺失伴有部分颌骨缺损。

7. 符合种植修复条件的牙列缺失患者，但需要用义齿基托恢复唇颊丰满度，或种植体数目不足以进行种植固定义齿修复。

8. 具有一定的口腔卫生维护能力。

常规全口义齿与种植覆盖全口义齿适应证对比见表 4-6-2，种植覆盖全口义齿与种植固定全口义齿适应证对比见表 4-6-3。

表 4-6-2　常规全口义齿与种植覆盖全口义齿适应证对比

	常规全口义齿	种植覆盖全口义齿
适应证	· 曾戴用全口义齿并满意 · 牙槽嵴丰满，利于义齿支持与固位 · 有种植手术的绝对禁忌证	· 无牙颌患者 · 曾戴用全口义齿但不满意 · 牙槽嵴重度吸收，不利于义齿支持与固位 · 下颌单颌无牙颌应首选

表 4-6-3　种植覆盖全口义齿与种植固定全口义齿适应证对比

	种植覆盖全口义齿	种植固定全口义齿
适应证	· 无牙颌患者 · 牙槽嵴重度吸收，需要通过义齿基托恢复面部丰满度 · 手部灵活度下降，需要摘下义齿以进行口腔卫生维护 · 上下颌颌位关系不良	· 无牙颌患者 · 牙槽嵴较丰满，无须义齿基托恢复面部丰满度 · 有能力在戴用固定修复体的同时，维护良好的口腔卫生

（三）设计原则

1. 牙列缺失种植覆盖全口义齿修复的支持类型

（1）种植体提供固位，黏膜支持为主的支持类型：多指下颌前部 1 颗或 2 颗种植体支持的覆盖义齿，采用 2 颗种植体的最为常见。上部的附着体多采用刚性较小、弹性较大的类型，比如球帽附着体、磁性附着体等。此类覆盖义齿基托边缘伸展与常规全口义齿相似。

（2）种植体与黏膜共同支持式：此设计多采用4颗种植体，或下颌前部2颗种植体支持，以杆式附着体相连。咬合力由种植体和黏膜共同承担。

（3）种植体支持式：此类种植覆盖全口义齿一般采用4~6颗种植体，覆盖义齿的咬合力几乎完全通过种植体传递到牙槽骨，基托伸展范围可明显减小。

2. 种植系统选择　选择带有光滑颈的一段式种植体，光滑颈的存在将基台种植体交界从骨水平提升到平齐龈缘或者比龈缘略低或略高的水平，利于上部附着体的连接和清洁。

3. 种植覆盖全口义齿所需的种植体数目　一般下颌采用2颗种植体即可明显地改善义齿的固位，增加种植体数目可增强义齿的固位与支持。但是2颗种植体支持的下颌种植覆盖义齿在戴用一段时间后，多出现沿种植体连线形成的支点线的前后翘动，因此下颌选用4颗种植体，采取面式分布的设计，也可以有效地增加义齿的支持、稳定与固位。在上颌，由于其骨质较下颌疏松，应采用4颗种植体支持覆盖义齿。增加种植体数量可进一步改进义齿固位和稳定，减小每个种植体的负荷。选择6颗种植体的设计可制作完全的种植体支持式覆盖义齿。种植覆盖义齿的种植体数目，上颌一般4颗或以上、等于或多于下颌，也需同时考虑对颌牙的情况。在牙槽嵴重度吸收的无牙颌患者，应尽可能设计完全的种植体支持式覆盖义齿。

4. 种植覆盖全口义齿的种植体位置选择及分布　种植覆盖全口义齿的种植体植入位点通常采用对称设计，即多选用2、4、6颗种植体。常见的种植位点选择为尖牙/侧切牙位点、第一磨牙位点。在上颌采用4个种植体的情况下也可选择在上颌前部再增加一颗种植体，以减少前牙咬切时义齿翘动的问题。种植体应尽可能分散分布，前后种植体之间的距离应大于8 mm，尽可能接近16 mm。

5. 种植覆盖全口义齿上部结构的选择

（1）杆式附着体（图 4-6-17 和图 4-6-18）：通过金属杆件连接种植体，义齿内放置金属或尼龙卡，与杆形成固位。通常采用的杆长度为 15～20 mm，杆应尽量与患者两侧髁突连线以及殆平面平行，与中线垂直，不妨碍唇、舌的活动。杆式设计多用于剩余牙槽嵴骨吸收较多的情况，所需要的修复空间（牙槽嵴至殆平面距离）应大于 12 mm，杆的下方应至少保留 2～3 mm 的间隙以便于清洁。杆式附着体能够为修复体提供水平向稳定性，常见的类型有 Hader 杆、Dolder 杆、圆杆等。

（2）球帽式/按扣式附着体（图 4-6-19 和图 4-6-20）：在种植体上部连接球帽结构的阳型基台，在义齿内放置对应的阴型上部结构，以提供固位，种植体之间各自独立。多用于剩余牙槽嵴丰满、修复空间小的情况，同时也适用于窄牙槽嵴，修复后不妨碍舌的活

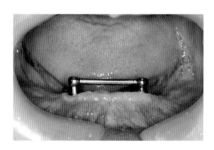

图 4-6-17　杆式附着体

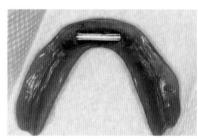

图 4-6-18　杆式附着体种植覆盖义齿组织面

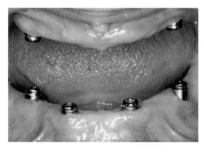

图 4-6-19　按扣式附着体（Locator）

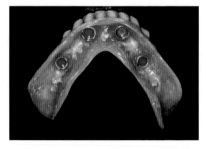

图 4-6-20　按扣式附着体种植覆盖义齿组织面

动。常见的类型包括 Locator、O-ring、球帽等。通常球帽式附着体的弹性要大于杆式附着体，能够允许多个方向的转动，其中 Locator 的弹性要小于球帽结构和 O-ring。

（3）套筒冠（图 4-6-21 和图 4-6-22）：由套筒冠结构的外冠和基台或基台上的内冠之间的摩擦力提供固位，义齿只有垂直向动度，属于刚性附着体。一般应与 4 个或以上种植体配合使用。套筒冠覆盖义齿所需要的 希龈距离应大于 10 mm，内冠要求的轴壁高度至少为 4 mm，聚拢度为 2°~6°，外冠颈部边缘应位于龈缘上方 0.5~1 mm。

（4）磁性附着体（图 4-6-23 和图 4-6-24）：在种植体上连接磁性附着体基台，在义齿内放置磁铁，依靠磁力帮助义齿固位。只提供垂直向固位力，对侧向力抵抗能力小。由于磁性吸附作用，义齿戴入可由磁力引导就位，且固位力大小适中，一些手部灵活度差的老

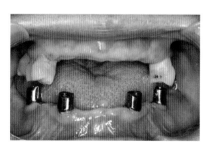

图 4-6-21　套筒冠附着体

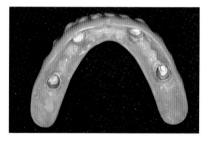

图 4-6-22　套筒冠种植覆盖义齿组织面

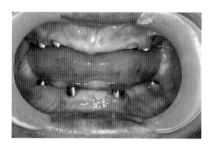

图 4-6-23　磁性附着体

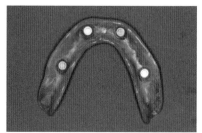

图 4-6-24　磁性附着体种植覆盖义齿组织面

年患者或力量较弱的女性患者适合选用这类附着体。

（四）术前准备

种植覆盖义齿的手术应符合种植手术的要求，同时应进行修复预期效果的评估。

1. 旧义齿评估　明确患者的主诉和改善需求。

2. 口腔条件评估　评估修复空间及面部丰满度恢复所需要的条件，以及种植体植入位置及分布。

3. 预期修复体评估　诊断蜡型试排牙可帮助选择修复类型，评估丰满度恢复所需要的条件以明确附着体类型，并辅助种植导板的设计。

4. 患者评估　既往修复史、患者社会心理及情绪状态等有助于医生判断种植覆盖义齿的预后。

（五）操作程序与方法

1. 种植手术　无牙颌种植覆盖全口义齿的手术流程与常规牙列缺损的种植手术流程类似，但具有以下特点：

（1）下颌前部种植体植入需要修整牙槽嵴顶，形成适合种植体植入的平台。

（2）上下颌多颗种植体植入，使用手术导板可保证种植体植入平行度，利于后续修复。

（3）重度吸收的下颌无牙颌牙槽嵴，由于前部牙槽嵴本身的解剖结构和唇侧骨板的大量吸收，下颌前部牙槽嵴舌倾明显。种植体植入时应严防穿通舌侧骨板，以免引起口底出血等严重并发症。

2. 修复程序与方法　种植覆盖全口义齿修复程序与常规全口义齿类似，同时具有种植修复的特点。

（1）种植覆盖全口义齿的印模：按扣式、球帽式、磁性附着体种植覆盖义齿的修复，终印模多为基台水平印模，即在种植体上先戴入附着体基台，然后将印模帽连接于附着体基台上再进行终印模制取。杆式附着体或切削杆式附着体种植覆盖义齿的印模多为种植体水平印模。

种植覆盖义齿印模制取所使用的托盘，可以为开窗式托盘，也可以是封闭式托盘。开窗式托盘指托盘相应于种植体的部位开放，连接在种植体上的印模转移杆可以通过开窗部位穿出。开窗式托盘印模也称直接印模，在印模材硬固后，印模转移杆可以在开窗部位直接旋松螺丝，并和托盘一起从口内取下。封闭式托盘印模则类似于常规修复所用印模托盘，制取的印模也称为间接印模。杆式附着体或切削杆式附着体的印模制取常采用开窗式夹板式印模方法（图4-6-25 至图 4-6-28），目的是确保种植体位置的精确复制，从而保证了上部连接各个种植体的一体式杆式支架的精确被动就位。按扣式、球帽式、磁性附着体以及套筒冠种植覆盖义齿的印模则一般采用封闭式托盘印模。两种托盘可以用成品托盘改制，也可以制作个别托盘。对于种植体数目较少、仍需黏膜提供部分支持的覆盖义齿，多采用个别托盘。

　　注意事项：制取开窗式托盘印模时，在个别托盘或预成托盘相应于种植体印模转移杆的位置应进行开窗，即在托盘上留出使印模

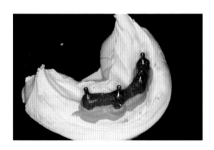

图 4-6-25　模型上制作夹板式印模转移杆

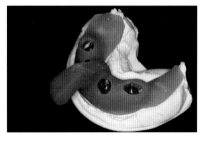

图 4-6-26　开窗式印模个别托盘

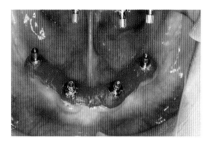

图 4-6-27　在口内连接夹板

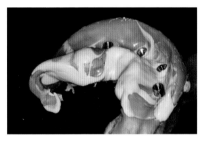

图 4-6-28　完成开窗式夹板式印模

转移杆可顺利穿出的窗口，确保托盘戴入口内时，不会与印模转移杆的中央固位螺丝长杆或印模转移杆相接触，确保印模的精确性。取模时，在患者口内种植体（或多牙基台、多基基台等中间基台）上连接印模转移杆，试戴开窗式托盘，确保印模转移杆和托盘无接触，在托盘内侧底部开窗部位覆盖薄蜡片（0.5 mm），并将蜡片边缘与开窗窗口周缘用热蜡刀烫实。需要注意的是，薄蜡片仅覆盖托盘开窗部位及周缘 1~2 mm 范围，不覆盖托盘其他部位，蜡片不可过厚，不能影响印模转移杆周围包绕的有效印模材厚度。制取印模时，助手在托盘内放入中体或重体硅橡胶材料，医师在患者口内印模转移杆周围及需要的牙槽嵴上注入轻体或中体硅橡胶材料，然后放入托盘，大致定位，向牙槽嵴按压。这时印模转移杆可从预计的开窗部位穿蜡片而出，印模材则因蜡片的阻挡保留在托盘内，形成完整而清洁的印模。待印模材硬固后，完全旋松螺丝，同时取下托盘及印模转移杆。

（2）种植覆盖全口义齿的颌位关系记录：种植覆盖全口义齿的颌位关系记录需要应用 验托。与常规全口义齿相似，验托由暂基托和蜡验堤组成。种植覆盖全口义齿暂基托的制作方法有两种：一种是在工作模型种植体替代体上连接与口内相同的愈合基台，再直接制作覆盖基台的暂基托与蜡验堤；另一种是在种植体替代体或基台替代体（此时的基台为已经口内连接于种植体上的复合基台、多牙基台、多基基台或螺丝固位基台等）上连接金属临时基台，将暂基托与此金属临时基台通过树脂进行刚性连接，然后在其上制作蜡验堤备用（图 4-6-29、图 4-6-30）。注意：这种与种植体连接的暂基托通常只包括位于牙弓两侧的两个位置靠前的种植体，即能提供良好的验托稳定性，不需要纳入过多的种植体，以免增加操作复杂程度。

种植覆盖全口义齿的蜡验堤制作、颌位关系记录程序与常规全口义齿相同。由于种植体提供的固位作用，验托的稳定性较高，利于颌位关系的确定。

（3）排牙与试牙：种植覆盖全口义齿的选牙与排牙及试牙的要求和程序与常规全口义齿相同。同样，由于种植体提供的固位与稳

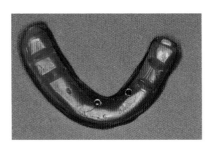

图 4-6-29 带有金属临时基台的
蜡𬌗堤

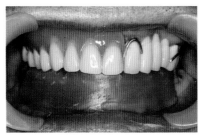

图 4-6-30 蜡𬌗堤戴入口内
蜡𬌗堤通过金属基台与种植体连接，具有
良好的稳定性。

定作用，利于上述程序的完成。

蜡型试戴完成后，可以在技工室制作蜡型的硅橡胶导模，通过导模可以设计及验证种植体上部附着体的类型、数目、形态、分布和方向。尤其对于套筒冠及杆式附着体或切削杆式附着体，试牙蜡型导模的应用具有重要指导意义。此外，种植覆盖义齿内通常需要放置非贵金属加固支架，以增加修复体强度、磁性附着体、按扣式附着体、球帽附着体覆盖义齿在试牙满意后即可直接完成义齿制作。

（4）试支架：杆式附着体、切削杆式附着体及套筒冠均需进行临床的支架试戴过程。前两者的试支架过程是为了确保支架的完全被动就位，如不能达到完全的被动就位，则需重新制作或者将支架切开再焊接，直到达到完全的被动就位。套筒冠的试支架过程是为了通过临床的内冠、外冠及支架的精确装配，在患者口内粘接外冠和支架，此操作可消除套筒冠覆盖义齿印模及制作过程中产生的误差，确保最终修复体的精确就位以及实现内外冠的精确配合，提供良好的固位效果。套筒冠口内试支架后，应再次制取封闭式托盘硅橡胶印模，以便完成最终的义齿制作。

（5）支架上排牙与再次试牙：杆式附着体、切削杆式附着体、及套筒冠种植覆盖义齿试支架后需在支架上排牙，并再次试排牙，临床检查内容与第一次试牙相同。

（6）义齿初戴：磁性附着体种植覆盖义齿的初戴，多在椅旁粘接上部磁体。按扣式、球帽式附着体种植覆盖义齿的初戴，需要在椅旁更换阴型尼龙帽或橡皮圈。杆卡附着体、切削杆式附着体、套筒冠种植覆盖义齿可直接进行义齿戴入。其中杆式附着体的卡子松紧度可通过专用工具进行调节。义齿戴入后的检查和调改与常规全口义齿相似。

下面将针对不同附着体系统的覆盖义齿，分类介绍其不同的义齿制作程序。需要注意的是，不同种植系统所配套的基台和临床流程会有所不同。

1）磁性附着体种植覆盖义齿的临床操作程序与方法

A. 修复基台的选择和戴入：取下愈合基台，牙周探针测量穿龈袖口深度，根据穿龈袖口的深度选取高度匹配的磁性附着体。当穿龈袖口软组织高度不一致时，按最大数值选择附着体。清洁种植体内部，戴入附着体，并根据不同的种植系统要求，紧固到相应的扭矩。注意事项：应保证附着体固位形态部分位于龈上，覆盖义齿的反复摘戴不会刺激牙龈组织。穿龈袖口过深时，可以考虑手术减少牙龈厚度，降低穿龈袖口高度。当各个种植体植入深度不一致时，可以通过选择不同穿龈高度的附着体来调整各个种植体上部结构，使高度趋于一致。

B. 印模制取：磁性附着体覆盖义齿的磁铁多为临床椅旁粘接，因此其印模制取及义齿制作过程类似于常规全口义齿。需要注意的是，在制取初印模和终印模时，要把附着体磁铁部分对位放置于磁性附着体的衔铁上，如此可在印模、模型及最终修复体上为磁铁预留足够的空间，便于义齿就位和临床椅旁粘接磁铁。

C. 确定颌位关系、排牙与试牙：参见常规全口义齿修复一节。

D. 义齿初戴：磁性附着体义齿的初戴多在椅旁粘接磁铁。在义齿相应于附着体部位的舌侧基托制备一个直径 2~3 mm 的小孔，为自凝树脂的排溢道（图 4-6-31）。在口内磁性附着体基台周围及种植体光滑颈（如果存在）暴露于龈缘上的位置，可用硅胶垫圈加以防护，或用流动树脂填倒凹。这是为了防止粘接磁体的树脂进入种植体或附着体的颈部倒凹，无法取下。如果使用流动树脂，可在其上涂布薄层凡士林，以便与粘接磁铁的自凝树脂分离。将磁体对位放置于种植体上的衔铁基台上，调拌自凝树脂，放置于义齿组织面的相应部位及少量放置于磁铁上部（图4-6-31和图4-6-33）。将义齿戴入，可见树脂从舌侧小孔溢出。嘱患者正中咬合，适当咬紧，待树脂硬固后，取下义齿，磨除溢出的树脂多余部分，打磨抛光（图4-6-34）。戴牙完成。

2）按扣式或球帽式附着体种植覆盖义齿的修复操作程序与方法

A. 修复基台的选择和戴入：取下愈合基台，测量穿龈袖口深度，根据穿龈袖口的深度选取高度匹配的按扣式或球帽式附着体。清洁消毒，戴入附着体，并根据不同的种植系统要求，紧固到相应的扭矩。注意事项：应保证附着体固位形态部分位于龈上，覆盖义齿的反复摘戴不会刺激牙龈组织。穿龈袖口过深时，可以考虑手术

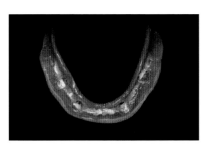

图 4-6-31 在义齿基托舌侧开孔，便于自凝树脂排溢

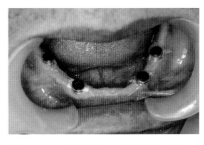

图 4-6-32 磁体置于口内种植体基台上

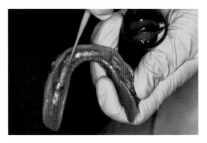

图 4-6-33 基托组织面相应部位放置自凝树脂

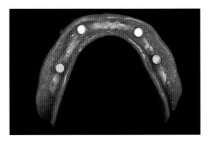

图 4-6-34 磁体粘接完成

减少牙龈厚度，降低穿龈袖口高度。当各个种植体植入深度不一致时，可以通过不同穿龈高度的附着体来调整各个种植体上部结构，使高度趋于一致。目前临床常用的按扣式附着体为 Locator，其具有临床高度低、占用垂直高度小的特点，其阳型通过螺丝固位于种植体上，阴型为钛金属帽内置尼龙帽，尼龙帽与 Locator 基台可形成内外双重固位，提供良好的固位效果。当种植体夹角大于 20° 时，可使用仅有外部固位效果的尼龙帽，这种尼龙帽可使用的种植体夹角范围可达 40°。尼龙帽更换方便，具有不同的固位力选择。

B. 印模制取（图 4-6-35 和图 4-6-36）：按扣式或球帽式种植覆盖义齿的印模多为封闭式托盘基台水平印模。其初印模制取和初模型灌制与常规全口义齿相似，之后的个别托盘设计与常规全口义齿相近，主要的区别在于覆盖义齿终印模的个别托盘应为印模转移杆或印模帽留出足够的空间，因此需要在附着体的相应部位用蜡块进行占位，再在其上制作个别托盘，这样保证了印模帽不会干扰个别托盘的就位。制取印模前，在附着体上放置印模帽，在个别托盘内放置聚醚橡胶或硅橡胶印模材，制取印模，印模材硬固后，取下个别托盘，印模帽也随之一起取下。对于种植体与黏膜混合支持式义齿，需要先进行边缘整塑，再完成印模制取。

C. 确定颌位关系、排牙与试牙：参见常规全口义齿修复一节。需要注意的是，按扣式覆盖义齿的𬌗托暂基托的制作需要避让基台部位，以免影响基托就位。

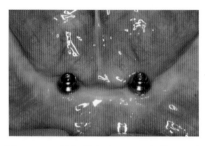

图 4-6-35　按扣基台（Locator）戴入口内

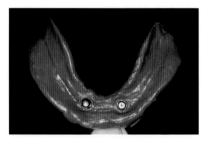

图 4-6-36　使用个别托盘制取封闭式基台水平印模

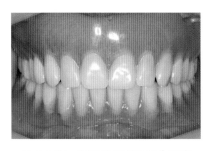

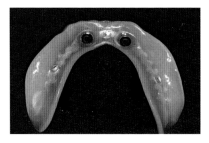

图 4-6-37　下颌种植覆盖义齿完成　　　图 4-6-38　下颌种植覆盖义齿组织面

D. 义齿初戴（图 4-6-37 和图 4-6-38）：按扣式或球帽式附着体种植覆盖义齿戴牙前，需要更换义齿内的阴型结构。一般操作为，使用专用工具取下阴型结构的占位装置，替换安装尼龙帽或橡胶环，此时附着体即具有固位力，可先采用固位力较低的尼龙帽或橡胶环，之后在戴用复查过程中，根据附着体磨损情况逐步更换为固位力更大的配件。需要注意的是，种植覆盖义齿的患者群体多为老年人群，手部灵活性降低，协调性差，应尽量选用易于戴用和清洁的种植上部结构。前面提到的 Locator 基台与球帽基台相比，具有更大的端部，戴入时义齿易于就位。

E. 注意事项：按扣式附着体的阴型和阳型都有可能磨损，需要定期更换。一般 Locator 附着体的尼龙帽平均 2 年左右需更换，而 Locator 基台本身则在 6 年左右有可察觉的磨损导致的固位力下降，磨损严重者也需更换。

3）杆式附着体种植覆盖义齿的修复操作程序与方法

A. 附着体选择：杆式附着体多为预成配件，可通过焊接或装配的方法与种植体上部的基台相连，卡子的材料为金合金或尼龙材质。如采用切削杆，则多为数控机床切削加工成型。传统的杆式附着体也可通过铸造方式完成，其配合的阴型为金属凹槽型阴型构件，固定于义齿基托组织面。

B. 印模制取及模型灌制：杆式附着体种植覆盖义齿的杆式附着体支架设计有两种形式。一种是支架直接与种植体通过螺丝相连，这种支架为种植体水平支架；另一种为先在种植体上部连接多牙基台或多基基台等中间基台，这种基台上部形态多为圆锥形，能够为上部支架的就位提供一定的宽容度，再在其上连接杆式或切削杆式支架，此类支架为基台水平支架。杆式附着体种植覆盖义齿通常将2~4个种植体相连，因此其杆式支架需要达到完全的被动就位，因而对印模的准确性有很高的要求。通常需要制取开窗式夹板式印模。具体操作方法为先制取初印模，对每颗种植体连接印模转移杆，应用开窗式托盘或封闭式托盘制取初印模，灌制初模型，在技工室由技师将开窗式托盘用印模转移杆以成型塑料相连，并在其上制作个别托盘。个别托盘应在成型塑料上设计终止点，以保证托盘其他部位与印模转移杆无接触，确保印模材的厚度。技师完成夹板制作后，放置24小时，然后从中点逐一断开夹板，医师在临床为患者安装断开的各个印模转移杆，紧固螺丝，并在患者口内再次连接。然后使用开窗式个别托盘放置硅橡胶印模材，制取终印模。待材料硬固后，旋松印模转移杆螺丝，取下印模，这时通过夹板连成一体的印模转移杆也与印模托盘一起取下，然后由技师连接替代体，灌制模型。

C. 颌位关系记录：技师在模型上制作由临时基台固位的𬌗托或覆盖于愈合基台或多牙基台保护帽的𬌗托，确定颌位关系，操作步骤与常规全口义齿相似。主要的区别在于，𬌗托在口内可通过临时基台及螺丝固定于种植体上，这为其提供了良好的固位与稳定性。

D. 排牙与试牙：与常规全口义齿相似，临床检查颌位关系、丰满度及咬合等。

E. 设计制作杆式附着体或切削杆：复制试戴蜡型的导模，将导模复位到工作模型上，在导模的参考下设计制作杆式附着体或切削杆式附着体。通过预成杆式附着体与预成基台焊接，或者采用铸造或CAD/CAM的方法制作杆式附着体，或者通过CAD/CAM或铸造的方法制作切削杆。支架完成后需要在患者口内试戴，需达到良好的被动就位（图4-6-39）。可采用单端螺丝法、螺丝旋入扭矩法等来判断支架是否达到良好的被动就位。如果杆式支架未能达到完全的被动就位，则需将支架截断，在患者口内以成型塑料重新连接，再灌制模

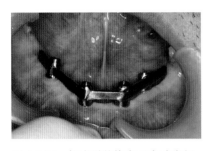
图 4-6-39 杆式附着体在口内试支架

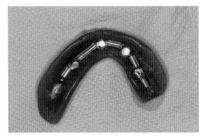
图 4-6-40 杆式附着体覆盖义齿组织面

型，进行激光焊接；也可采用电火花蚀刻技术以保证被动就位。

F. 再次支架上试牙：在支架上排列人工牙，并在口内试戴，检查内容同前。

G. 义齿初戴（图 4-6-40）：技工室处理完成后，临床戴入义齿。检查及调改步骤同前。注意，杆式附着体如果采用椅旁粘接卡子的方式，需要对杆式附着体下方的空间、卡子的弹性部分以及种植体及基台进行完善的填倒凹操作，以免树脂进入上述部位导致义齿无法取下。

4）套筒冠种植覆盖义齿

A. 套筒冠设计：套筒冠种植覆盖义齿通常采用基台作为内冠，固定在种植体上，外冠固定于修复体组织面内。但在某些情况下，如种植体平行度差，基台无法做成在平行状态下轴壁具有足够的固位高度（通常应为 4 mm 或以上），则需在基台外部制作内冠。

B. 印模制取、模型灌制、颌位关系记录及试排牙：套筒冠种植覆盖义齿的第一次印模一般采用封闭式托盘印模及硅橡胶材料，也可采用开窗式托盘印模和硅橡胶材料制取。灌制模型后在工作模型上制作𬌗托，确定颌位关系并上𬌗架，然后在𬌗托上排列人工牙并完成第一次试牙。

C. 基台、外冠及金属支架：对临床试戴满意的试排牙蜡型复制硅橡胶导模，使用导模指导设计并制作种植体上部基台，在基台及工作模型上制作外冠和支架，完成后在患者口内试戴。基台戴入种植体上并紧固至需要扭矩后，戴入外冠，确保精确就位，然后戴入金属支架，确保支架与外冠及黏膜牙槽嵴稳定贴合。此时，需要在口内粘接外冠和金属支架，这一操作可以消除印模和制作流程产生的误差，确保外冠和金属支架的精确被动就位。然后在粘接好的外冠和金属支架上再次制取硅橡胶印模，灌制模型。

D. 第二次试排牙：在第二次的工作模型及支架上完成人工牙排列，再次试排牙。

E. 义齿初戴：技工室处理完成后，临床戴入义齿。检查及调改步骤同前。

以上为各类种植覆盖全口义齿的临床操作程序与方法。种植覆盖全口义齿戴入后，需要进行定期复查，复查的时间节点为1周、1个月、半年及之后的每年复查。复查内容包括附着体固位力检查，咬合检查及调整，种植体周围软硬组织健康检查，以及X线片的复查（每年）。同时，还应进行全面完善的口腔卫生宣教。

种植覆盖全口义齿修复的并发症除了种植体折断、螺丝松动折断、树脂崩脱等与种植固定修复类似的机械并发症外，还包括义齿固位力下降需要调整、义齿基托组织面不贴合需要重衬、附着体结构磨损或折断需要更换、覆盖义齿折断需要修理或重做等常见的机械并发症。应从合理地选择适应证、良好的设计、确保种植体良好的植入位置和方向、保证良好的技工加工质量等多个环节入手，降低种植覆盖全口义齿修复的并发症发生率。

（潘韶霞）

五、种植覆盖可摘局部义齿修复

种植覆盖可摘局部义齿是牙列缺损到牙列缺失的一种过渡状态修复体。

（一）优缺点

1. 优点　种植覆盖可摘局部义齿是覆盖义齿的一种特殊类型。对于 Kennedy Ⅰ、Ⅱ 类牙列缺损患者，在远中缺失牙的关键位点（如磨牙位点）处植入种植体，可发挥种植体良好的支持功能，对于防止义齿下沉、减小近中基牙的过大扭力等有着明显的作用。在部分仅余留少量末端后牙的病例，剩余基牙不能形成面式支持和固位，在前部牙槽嵴关键位点（如尖牙和侧切牙位点）植入少量种植体，可辅助可摘局部义齿形成良好的面式支持与固位。

2. 缺点　与常规可摘局部义齿相比，治疗过程更长，需要进行手术且费用较高。与种植固定修复相比，种植覆盖可摘局部义齿仍需基托覆盖部分牙槽嵴，戴用有异物感，需要每天摘戴，且为混合支持式义齿，咀嚼效能低于种植固定义齿。

（二）适应证

1. 牙列缺损病例或剩余天然牙分布部位不佳时，如 Kennedy Ⅰ、Ⅱ、Ⅳ类患者，可选择种植覆盖可摘局部义齿修复。

2. 牙列缺损患者暂时因预算或解剖条件限制，不能采用种植固定局部义齿修复。

3. 牙列缺损病例，若剩余天然牙条件较差，预期存留时间较短，可在缺牙区关键位点植入种植体，辅助义齿的固位与稳定。

（三）设计原则

1. 种植覆盖可摘局部义齿的种植体应选择关键植入位点，如尖牙位点与第一磨牙位点，与现有天然基牙共同为可摘义齿提供固位和支持。

2. 种植体数目为 1～4 个，尽量与天然基牙构成面式分布。

3. 应选择弹性较大的附着体，以提供一定的宽容度，利于与天然牙形成共同就位道。

4. 当余留牙冠根比例不佳，或剩余天然牙过少时，可考虑对余留牙行去髓根管治疗，形成种植体和天然牙共同支持的覆盖义齿。

5. 对于口内余留天然牙，需要仔细评估预后及位置和轴向。对于下垂或过长而超出殆平面的天然牙，需要在调殆或行去髓根管治疗后进行冠修复或截冠，为最终修复体做好准备。

（四）术前准备

种植覆盖可摘局部义齿修复的术前准备应包括符合种植手术的要求，同时应进行下列修复预期效果的评估。

1. 旧义齿评估　明确患者的主诉和改善需求。

2. 口腔条件评估　可帮助评估恢复丰满度所需要的条件，以及判断余留天然牙的预后，帮助设计种植体植入位置及分布。

3. 预期修复体评估　诊断蜡型试排牙是预期修复体评估的重要环节，可帮助选择修复类型，评估恢复丰满度所需要的条件，以明确附着体类型。还可辅助种植导板的设计。

4. 患者评估　包括患者既往修复史等，有助于医生判断种植覆盖义齿的预后。

（五）操作程序与方法

1. 种植手术　种植覆盖可摘局部义齿修复的手术流程与常规牙列缺损的种植手术流程类似，但具有以下特点。

（1）术前通过试排牙及手术导板判断关键植入位点的位置。

（2）下颌前部种植体植入通常需要平整牙槽嵴顶，形成适合种植体植入的平台。

2. 修复程序与方法　种植覆盖可摘局部义齿的修复程序与种植覆盖全口义齿修复类似，同时具有以下特点。

（1）剩余天然牙的调整：严重下垂或过长者进行调𬌗或根管治疗后冠修复，恢复𬌗曲线，改善冠根比。对于骨内根长较短的天然牙，可于根管治疗后截冠行磁性附着体修复。

（2）种植覆盖可摘局部义齿多采用种植体上部独立的附着体支持，常见的选择包括磁性附着体、按扣式或球帽式附着体等。

（3）种植覆盖可摘局部义齿的印模：终印模多为基台水平印模，即在种植体上先戴入附着体基台，然后将印模帽连接于附着体基台上，再进行终印模制取。颌位关系的确定、试牙等与常规可摘义齿类似。

（4）义齿初戴：磁性附着体种植覆盖可摘局部义齿的初戴，多在椅旁粘接上部磁体。按扣式或球帽式种植覆盖可摘局部义齿的初戴，需要在椅旁更换阴型尼龙帽或橡皮圈。

（潘韶霞）

六、口腔种植修复的常见并发症及其处理

口腔种植修复的并发症主要可分为外科并发症、生物学并发症和机械并发症。为了更加安全、高质量地开展种植修复治疗，在从医患交流、检查、设计、治疗到维护随访的整个过程中，都应具有足够的风险防范意识，细致地分析和评估风险，掌握各种并发症的原因、预防措施及处理方法。

（一）外科并发症

1. 出血

（1）出血的原因：手术操作损伤血管会导致出血，也可能由于患者的全身原因如凝血功能异常、高血压等致使出血难以控制。种植窝的制备过程中，如果不小心打穿舌侧骨板，则可能损伤口底血管。口底血管损伤造成的血肿可能发生于手术之中，也可能在术后4~6小时才有明显的局部表现，延迟发生的口底血肿往往更危险。

（2）出血的处理

1）需提前向患者交代可能发生的出血、瘀斑，尤其是翻瓣范围较大时，从而消除患者顾虑。

2）常规血肿的处理：术后48小时局部适当加压、冷敷，必要时口服激素，避免过热饮食和剧烈运动；术后72小时开始局部热敷、理疗。

3）术中一般类型的出血：通过压迫（必要时辅以肾上腺素或凝血酶等止血药物）、填塞（骨粉、种植体等）、止血钳钳夹并局部结扎、电凝等方法止血。对于缝合不良导致的术后出血，如果没有感染，可以在术后24~48小时之内尽快完善缝合。

4）口底血管损伤后出血的处理：这是种植修复治疗所能引起的最危险的一类并发症，可能造成窒息死亡。

如果术中落空感明显，种植窝洞内出血量大，探查明确是下颌舌侧骨壁穿通，应快速采取以下处理措施：

A. 尝试常规的术区局部止血方法，如果通过保守的方式止血

有效，应在术后观察患者数小时，确认止血有效后再让患者离开医院。同时，应告知患者和家属相关注意事项，以及如果发现异样，尽早来医院诊治。

B. 如果局部止血无效，应及时启动急救应急预案，通知相关人员。术者通过口内 – 口外联合压迫的方式减少出血，口内垫纱布压迫口底，口外压迫颌下。如果怀疑是颏下动脉出血，可压迫角前切迹下内侧并压向骨面，此处为颌下动脉发出颏下动脉的起始位置；如果怀疑是下颌舌骨动脉损伤造成的出血，可压迫第三磨牙牙根远中下颌骨内侧。不能通过切开黏膜减轻压力，这样做可能加重出血，此时取出种植体也没有意义。

C. 如果预期血肿会影响呼吸，通过气管插管的方式确保气道通畅。如果肿胀过于严重无法插管，或者情况紧急、时间不允许，则通过气管切开的方式开放气道，防止患者窒息死亡。将患者及时转运至颌面外科或综合医院救治，必要时需要结扎局部动脉。

2. 神经损伤

（1）神经损伤的原因：神经传导阻滞麻醉、软组织切开翻瓣（包括骨膜减张）、软组织牵拉和压迫、种植体洞形预备、种植体植入、下颌外斜线取骨术、颏部取骨术等。

（2）神经损伤的处理：对于局部炎症反应造成的感觉异常，可给予患者类固醇或布洛芬治疗 3 周，也可辅以红外线理疗或中医针灸治疗。如果神经受损较为严重，需要请神经外科医师会诊。

如果术中怀疑备洞损伤了下牙槽神经，则应该通过拍 X 线片确认种植体的位置。如果确实累及了神经，则应将种植体部分旋出，或完全取出后再更换短一些的种植体。

如果患者第二天反馈有感觉神经受损症状，则应通过拍 X 线片确认症状是种植体所致还是组织水肿所致。如果神经管没有损伤，则是因为种植体距离神经管近，局部压力大，神经受到压迫而引起感觉异常，可通过将种植体少量旋出来缓解症状。如果二维 X 线片不能确认神经是否受损，则可通过 CBCT 明确种植体位置。

3. 种植体植入位置、方向不良

（1）种植体植入位置、方向不良的原因

1）术前设计和准备阶段：术前考虑不周全，包括没有设计必要的骨增量处理、没有考虑牙弓弧度（尤其是上前牙区）、没有考虑对殆牙位置的变异和邻牙倾斜的程度等情况。

2）种植体植入定点和洞形预备阶段：定点位置不准确或先锋钻钻入方向不良。在种植洞形预备过程中，不同骨壁阻力的差别可能导致车针中心偏移，或者骨嵴高度整体或局部的降低使洞形骨壁的牙槽骨高度产生变化，没有做针对性的检查和及时处理。当采用的种植体颈部有膨大时，植入前没做洞形颈部成形处理，导致种植体植入深度不足或方向偏斜。骨密度较高，植入前没有攻丝，导致种植体植入时卡顿。

3）种植体植入阶段：当患者骨密度不佳时，种植体植入过程中对方向缺乏良好的控制，植入方向或深度可能发生变化。植入时没有进一步根据导板或邻牙的龈缘位置、牙槽骨高度情况，对种植体顶端的殆龈向位置进行仔细的检查和调整。某些种植系统要求植入完成后种植体上的一定标志正对唇颊侧，术者在操作中没有关注这一操作要求。

（2）种植体植入位置、方向不良的处理

1）从修复体设计、加工的角度，采取染色、调整形态、调整倾斜度或排列等特殊处理措施进行补救，减小对外观和咬合的影响。

2）取印模时，如果邻牙有阻挡且邻牙倾斜过大，可以适当调磨邻牙邻面；如果邻牙无须调磨，也可通过适当调磨印模杆或印模帽来消除阻挡的部分。

3）选择角度基台，以弥补种植体植入位置、方向不佳对修复体加工的不良影响。

4）如果实在不适合在位置和方向偏差过大的种植体上做修复，则可以考虑放弃此种植体，使其"休眠"，或将种植体取出重做。

4. 损伤邻牙　损伤邻牙是种植体植入或切骨线位置、方向不良的一种特殊表现形式。

（1）邻牙损伤的原因

1）车针方向控制不良，直接损伤邻牙牙根，尤其是缺牙间隙过小、邻牙牙根向缺隙侧倾斜等情况下。

2）取骨时或种植体洞形预备中损伤邻近牙齿血供，或者预备过热导致局部骨坏死。

（2）邻牙损伤的处理

1）如果术中通过 X 线片确认已经损伤邻牙牙根，可以调整备洞方向至适合角度，再植入种植体；如果局部条件有限，种植体洞形难以调整，则可以放弃植入，待牙槽骨恢复后考虑再次手术。需要特别注意的是，由于 X 线片拍摄角度的问题，可能出现种植体损伤邻牙牙根的假象，应选择平行投照，以避免 X 线片假象的误导。

2）术后定期复查，结合临床症状、口内检查、X 线根尖片判断邻牙状况，必要时做根管治疗、根尖手术等治疗，严重时甚至需要将邻牙拔除。

5. 逆行性种植体周围炎　由于种植体植入部位存在感染灶、邻牙有根尖周炎、洞形预备过热导致骨坏死或种植体植入前表面被污染等原因，种植体植入后可能发生逆行性种植体周围炎。X 线根尖片有种植体根尖周低密度影表现，可伴有疼痛、肿胀、瘘管的临床症状。在临床中可以分为无症状静止型和有症状活动型两种类型。

逆行性种植体周围炎的治疗：对于无症状静止型的逆行性种植体周围炎，定期拍 X 线根尖片观察病变范围有无扩展，如果没有变化，则不用处理。对于种植体根尖周阴影逐渐扩大或有症状活动型的患者，则需要实施种植体根尖周手术。术中应彻底清创、冲洗，病变范围较大时，可辅以 GBR 术，术前、术后需要应用抗生素。

6. 初期稳定性不良　种植体植入后初期稳定性不良的原因主要有：患者牙槽骨质量差（上颌后牙区多见）、洞形深度不足、洞形预备过大等。

初期稳定性不良的处理：对于初期稳定性不佳的种植体，应采用埋入式愈合的方式。如果洞形相对较大，则选择直径较粗的种植体；如果根尖方仍有可利用的骨高度，可适当加深预备深度，或将种植体表面附着以生理盐水或血润湿的人工骨颗粒后，再植入。如果种植体稳定性过差，无法稳定于种植窝洞中，则应放弃植入，局部做骨增量处理，待牙槽骨恢复良好后再次植入。

7. 术后伤口裂开　伤口裂开通常发生在术后 10 天以内。导致伤口裂开的因素有感染、缝合不良、软组织瓣张力过大、软组织瓣设计不佳、义齿基托压迫伤口以及对殆牙咬合压迫伤口等。

术后伤口裂开的处理：如果伤口裂开较小且不超过术后 48 小时，可以再次小心缝合。如果伤口裂开较大且超过术后 48 小时，再次缝合效果往往不佳，应给予局部清洁和冲洗处理，同时嘱患者用氯己定漱口水含漱，也可酌情给予患者口服抗生素。如果 2 周后伤口仍未完全愈合，则改用氯己定凝胶对伤口做局部涂抹，直至伤口愈合，以防长时间使用氯己定漱口水含漱损伤口腔黏膜。

（二）生物学并发症

主要包括种植修复体邻接触丧失、种植体周黏膜退缩、种植体周黏膜炎、种植体周围炎、种植体松动和脱落等，会对种植修复后的功能和美观、种植体支持组织和相邻牙齿的健康等产生不良影响。

1. 种植修复体邻接触丧失　种植修复后由于相邻天然牙生理性或病理性移位，导致种植修复体与邻牙分离，是一类常见于后牙区种植冠桥修复后的生物学并发症。临床上患者多以食物嵌塞为主诉，长期的食物嵌塞可引起牙龈炎、牙周炎、种植体周围炎等问题。

根据邻接触丧失程度不同和邻牙状况，可选择不同的处理方法。如果间隙较小，可以选择修复体邻面加瓷或直接树脂修补；如果邻牙靠近间隙侧有充填物，亦可将邻牙充填物去除重新充填。如果间隙较大，加瓷或树脂修补无法确保足够的强度，则取印模后重新制作修复体。如果反复出现邻面间隙，则可考虑保留较大间隙，便于清洁。对于远中邻接触丧失，需要仔细检查是否存在推远中天然牙向远中移动的咬合接触，并尝试通过调殆处理。

2. 种植体周黏膜退缩　指连接修复体戴入后，种植体周黏膜向根方移动的现象。常见原因包括：①种植体周骨吸收；②基台或修复体颈部过突；③骨结合导致的局部骨改建异常。

轻度退缩可继续观察，如果退缩明显且影响美观，可进行以下处理：①调整修复体颈部凸度；②软组织移植；③如果退缩过多，可以通过制作带有牙龈色修复材料的修复体来改善美观。

3. 种植体周黏膜炎　主要临床表现为黏膜充血、肿胀，探诊出血较常见，但 X 线片检查没有异常的种植体周骨吸收，菌斑生物膜为其始动因素。

种植体周黏膜炎具有可逆性，主要治疗方法为洁治，辅以抗菌漱口水含漱，并嘱患者加强口腔卫生清洁。

4. 种植体周围炎　主要临床表现为种植体周黏膜充血、肿胀、探诊出血，同时合并深袋（＞6 mm），常有化脓表现。X 线片显示有明显的种植体周骨吸收（＞3 mm）。风险因素包括口腔卫生不良、牙周炎病史、吸烟、粘接剂残留、糖尿病、酗酒等。

种植体周围炎尚缺乏很好的治疗方法，单纯的非手术治疗效果很有限，应在非手术治疗后再行手术治疗。

5. 种植体松动和脱落　种植体松动和脱落的根源在于没有实现成功的骨结合或者骨结合失败。根据种植体松动、脱落的时间，可以分为修复前松动、脱落和修复后松动、脱落。修复前松动、脱落的主要原因包括洞形预备过度产热、初期稳定性不良、手术后感染、过早负重、骨质或骨量不佳等。修复后松动、脱落的主要原因包括种植体周围炎、过度负重、骨质或骨量过差等。

在发现种植体松动时，如果种植体周没有明显的炎症，可以尝试观察 4~6 个月，此后如果产生了可靠的骨结合，仍可以考虑继续修复；观察期过后如果仍未产生可靠骨结合，则应取出种植体，局部清创，进行即刻种植或择期种植。如果松动伴有明显炎症，应做局部彻底清创缝合，必要时可以结合 GBR 等技术，待创口愈合 3 个月以后，根据口腔局部条件、全身情况和患者意愿，决定是重新种植还是采用其他修复方法。

（三）机械并发症

机械并发症指由受力和机械强度等因素导致的并发症，主要包括种植体折断、螺丝松动或折断、饰面瓷或树脂崩裂、剥脱，修复体支架折裂，种植固定修复体松动或脱落等。

1. 种植体折断　种植体折断是种植修复治疗后可能发生的最严

重的机械并发症。临床往往表现为种植修复体松动、局部有炎症反应，X线片表现为种植体上的折裂纹和种植体折裂纹周围的骨吸收影像，部分患者在种植体折断前经常有螺丝松动或折断的病史。

（1）种植体折断的原因：①修复体加工精度不足或邻近阻力，没有被动就位。②种植体承受过大载荷：磨牙症、紧咬牙、习惯硬食、悬臂梁设计、咬合过高或细直径种植体用于磨牙区等情况，容易产生过度负载。③种植体设计和加工因素导致种植体强度不足。

（2）种植体折断的处理：种植体发生折断后，主要有以下两种处理方法。

1）将折断的种植体埋入休眠：种植体折断后，如果对目前的修复或重新修复没有明显影响，可以将松动折断部分取出，清创，将尚有骨包绕的余留部分埋入，使折断的种植体休眠。

2）将折断的种植体全部取出：种植体折断后，如果继续保留折断部分会影响修复效果或患者无法接受，则应将种植体取出，考虑择期补种后重新修复或常规修复。

2. 螺丝松动或折断

（1）螺丝松动或折断的原因：①种植体设计制作不良。②修复体加工精度不足或邻近阻力，没有被动就位。③螺丝旋紧扭矩不符合要求：扭矩过小，会导致预加载不足，抵抗微动的能力不足；扭矩过大，可能导致螺丝结构的直接损伤。④载荷过大：磨牙症、紧咬牙、习惯硬食、悬臂梁设计、咬合过高等。

（2）螺丝松动或折断的处理：如果明确短期内螺丝松动，可取下修复体，清洁消毒螺丝孔和螺丝，重新上紧至合适扭矩；如复查时发现螺丝松动或反复松动，不明确螺丝松动的时间，应取出并更换螺丝，切勿继续使用发生过松动的螺丝。如果发生螺丝折断且折断部分已松动，可用探针或超声器械逆时针旋转取出。如果折断部分没有松动且尝试以上方法无效，则应选择特殊工具取出。可选用适合的"螺丝取出套装"，在螺丝断端制备槽口，再使用配套工具旋出。在做此类操作时要切忌损伤种植体内部螺纹，推荐在放大镜或显微镜下操作。

3. 饰面瓷或树脂崩裂、剥脱，修复体支架折裂

（1）饰面瓷或树脂崩裂、剥脱，修复体支架折裂的原因

1）缓冲作用缺乏，对力的感知敏感度下降，种植修复体上下相对咬合时表现尤其明显。

2）修复体设计加工缺陷：如金瓷不匹配、后牙氧化锆修复体采用饰面结构、瓷层过薄或过厚、铸造缺陷、焊接缺陷、支架三维尺寸不符合规范等。

3）修复空间不足：患者牙冠垂直向高度较短、对𬌗牙过长、牙槽骨过于丰满等原因，可能会导致种植体植入后𬌗龈向修复空间不足。

4）负荷过重：磨牙症、紧咬牙、硬食习惯、悬臂梁设计、咬合过高等。

（2）饰面瓷或树脂崩裂、剥脱，修复体支架折裂的处理

1）对于后牙区面积较小的崩瓷，如果不影响功能和美观，应检查正中及非正中咬合接触关系，必要时做调𬌗处理，将粗糙面仔细抛光，一般不需要做加瓷修理。

2）对于前牙区面积较小的崩瓷，如果影响美观，可以采用瓷修理技术用树脂修补，或将修复体取下，由技师在口外做加瓷处理。

3）对于较大面积的崩瓷，需将修复体取下，在口外重新加瓷。

4）如果经过检查确认修复体支架设计有问题，例如支架过小导致瓷层过厚，则应重新设计并制作支架，再烤瓷制作新的修复体。

5）如果修复体戴用后反复多次发生崩瓷现象，或者由于修复空间不足，无法确保足够的瓷层厚度，则需要采用金属或氧化锆𬌗面。

6）如果修复体支架发生折裂，则需要明确原因，重新制作修复体。

7）明确患者有无口腔副功能、咬硬物习惯或对𬌗牙过长等问题，如有则应采取相应措施。

4. 种植固定修复体松动或脱落

（1）种植固定修复体松动或脱落的原因：①基台𬌗龈向高度不足，无法提供良好的固位力；②冠与基台的密合度不良；③粘接剂粘接强度不足，或者粘接前没有清洁冠和基台的粘接面而影响粘接强度；④患者𬌗力大，或者存在侧方干扰或正中早接触。

（2）种植固定修复体松动或脱落的处理

1）如果是初次脱落，没有种植体、基台、冠加工等方面的原因，应仔细清理干净粘接剂，遵照粘接的技术规范重新粘接。

2）如果有基台、冠加工方面的原因或反复发生脱落，则需要进行有针对性的处理。如果是基台的问题，可以通过表面增加固位形态、基台粘接部分喷砂粗化、选择粘接力强的粘接剂，甚至更换基台等方法处理。如果是冠的问题，可以通过更换粘接剂、调整咬合接触关系或重新制作修复体来解决。

3）辅助采取冠减径、减小牙尖斜度、减少接触面积等减轻𬌗力的措施，以减弱脱位力，尤其是对𬌗力较大的患者。

5. 种植体支持的覆盖义齿相关机械并发症　除了种植体折断、螺丝松动或折断、树脂崩脱等与种植固定修复相类似的机械并发症，种植覆盖义齿的常见机械并发症主要有义齿固位力下降需要调整、义齿基托组织面不贴合需要重衬或重新修复、附着体结构磨损或折断需要更换等。

（张磊）

第七节　咬合治疗技术操作规范

口颌系统将咀嚼器官及其有关组织（颅面、颈部有关的诸骨与联系其间的肌肉、韧带，牙齿、颞下颌关节，以及血管、淋巴、腺体及各种结缔组织等）看作是由中枢神经系统反射性地紧密联系的一个功能整体。由于口颌系统作用的存在，𬌗的影响是广泛的。异常𬌗除了直接作用于牙与牙的支持组织引起创伤外，口颌系统其他的病变，如颞下颌关节紊乱综合征、夜磨牙症等的病因机制中都存在𬌗因素的影响。因此，通过𬌗垫或调𬌗治疗，消除异常𬌗的影响，建立暂时或长期舒适的咬合接触关系，使神经肌肉功能恢复正常，常可缓解或解除这些部位的病症。但需注意的是，错误的𬌗处理（修复、正畸、调𬌗以及涉及𬌗面的充填等）也可造成医源性的咬合病。

一、𬌗垫治疗技术

𬌗垫是一种不改变牙在颌骨中的排列和位置，但部分或全部改变上下牙咬合接触的可摘装置。𬌗垫由树脂类材料制作，有一定的厚度，放置在上、下牙列𬌗面和切缘之间，因而得名，也被称为咬合板、𬌗板、𬌗夹板、𬌗矫治器（occlusal splint，bite plate，occlusal appliance）。𬌗垫可通过改变咬合接触状态，调节上下颌位置关系（水平和垂直关系），从而影响神经肌肉反射活动和改善颞下颌关节功能，治疗口颌系统功能紊乱。临床上，𬌗垫多用于治疗颞下颌关节紊乱病（TMD）、夜磨牙症、咬合相关的咀嚼肌疼痛、咬合创伤等，也用于大范围咬合改变前的诊断性治疗，在口腔修复、正畸、牙周治疗、外科手术的咬合固定等领域有着广泛的应用。𬌗垫是一种可逆性无损伤的诊断工具，也是治疗手段。

𬌗垫的种类较多，有多种分类方法，本节介绍几类较常用的𬌗垫（表 4-7-1）。

（一）稳定型𬌗垫

稳定型𬌗垫（stabilization splint）覆盖上颌牙列的𬌗面和切缘，𬌗面平坦，在正中接触 0.5 mm 范围内下颌可以自由移动；密歇根型𬌗垫由𬌗垫的尖牙舌面引导非正中运动。稳定型𬌗垫由腭托、固位卡环、覆盖切缘和𬌗面的平板构成（图 4-7-1）。

稳定型𬌗垫不易导致牙齿位置的改变，是最常用的一类𬌗垫。对稳定型𬌗垫的要求：①与上颌牙列密切贴合，稳定且固位好；②在正中关系位，下颌牙的颊尖和切缘均匀接触𬌗垫的𬌗面；③前伸运动中，下颌尖牙与𬌗垫滑动接触均匀，切牙也可与𬌗垫有较轻

表 4-7-1　船垫的类型与应用

船垫类型	覆盖范围	咬合接触	治疗应用
稳定型船垫	全牙列	正中均匀接触，接触点周围 0.5 mm 范围内下颌可自由移动；密歇根型船垫非正中运动由尖牙引导	咀嚼肌肌筋膜疼痛，大范围咬合改变前的诊断性治疗
再定位船垫	全牙列	前伸颌位上均匀接触	盘突关系紊乱，咬合重建调整颌位
前牙船垫	前牙	下前牙与平板点状接触	咀嚼肌肌筋膜疼痛、咀嚼肌过度紧张导致的头痛和前牙局部重度磨耗，压低前牙
枢轴型船垫	全牙列	单侧或双侧最后磨牙有咬合接触点	不可复性关节盘前移位伴关节绞锁
软船垫	全牙列	前后牙有咬合接触	夜磨牙症

的接触；④侧方运动中，仅工作侧下颌尖牙与船垫接触；⑤闭口运动中，后牙较前牙接触稍重；⑥在头部直立进食时，后牙接触更明显；⑦船面尽量平坦，无牙尖形态；⑧抛光以避免刺激附近的软组织。

1. 稳定型船垫的修复临床应用

（1）咀嚼肌肌筋膜疼痛：船垫治疗咬合异常导致的肌筋膜疼痛的主要机制有以下 5 个方面。①恢复船垂直距离；②再定位髁突；③减少肌肉活动；④缓解与 TMD 相关的夜磨牙症；⑤消除早接触和船干扰。

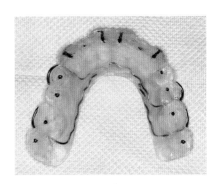

图 4-7-1　稳定型船垫咬合接触
红色点：正中咬合接触点。蓝色线：前伸或侧方非正中咬合接触。

（2）大范围咬合改变前的诊断性治疗：用于咬合重建前调整颌位关系。制作大部分类型的𬌗垫无须进行牙体预备，并且𬌗垫可由患者自行摘戴，因此𬌗垫治疗是一种风险较低的可逆性咬合治疗。𬌗垫治疗可用来观察神经肌肉系统、TMJ、牙周膜等对新颌位的反应，帮助确定咬合重建到一个舒适的𬌗、颌功能状态。

2. 稳定型𬌗垫使用要点　咀嚼肌肌筋膜疼痛患者需要尽可能常戴𬌗垫。疼痛者戴入𬌗垫 2 ~ 7 天后复查，一般随着肌肉放松、症状缓解，髁突可能调整位置。通过𬌗垫调𬌗保证满意的咬合接触状态，每次复查时都要进行关节肌肉检查。如果戴用后出现疼痛加重，应及时停戴。

咬合重建者𬌗垫使用时间的长短因患者具体情况而定。口颌系统功能正常者戴用𬌗垫的时间一般不少于 1 个月；口颌系统功能异常者戴用𬌗垫一般需要 3 个月以上，且需 3 次复诊无不适后方可进行下一步操作。戴用𬌗垫期间要定期复查、及时调整。最多戴用时间不超过 6 个月。

咬合重建需要增加垂直高度时，若增加的距离在息止𬌗间隙范围内，可一次增加到位；若增加的幅度大于息止𬌗间隙且患者口颌系统功能正常，也可一次增加到位，但需要复诊观察口颌系统反应，必要时调整𬌗垫；若口颌系统功能不正常，则要逐步增加垂直距离，复查间隔时间要短，以便及时发现问题、及时调整。患者在戴用𬌗垫初期可能有轻度的升颌肌不适，但一般能够较快地适应；如果出现颞下颌关节和（或）咀嚼肌长时间明显不适，应停用𬌗垫。

（二）再定位𬌗垫

再定位𬌗垫（repositioning splint）覆盖全牙列，利用其𬌗面明显的尖窝形态诱导下颌达到确定的治疗性颌位，此下颌位置常位于牙尖交错位的前方。再定位𬌗垫常用于治疗盘突关系紊乱，可以调整后移位的髁突位置。治疗关节盘可复性前移位时，再定位𬌗垫调整下颌至前伸位，且下颌牙齿与𬌗垫均匀接触，能实现在开闭口过程中消除关节症状。使用再定位𬌗垫时，建议 24 小时戴用 3 ~ 6 个月。治疗盘突关系紊乱者，也可仅夜间使用，白天不戴用，便于髁突的正常运动，促进盘后的纤维结缔组织形成，但要减少白天关节结构的负载。戴用时间长短主要取决于盘后组织恢复所需要的时间。再定位𬌗垫可有效缓解关节盘前移位，但远期复发率较高，且此类𬌗垫可能会导致咬合不稳定，所以此种𬌗垫应该谨慎使用。咬合重建调整颌位者，戴用调整后应在合适的颌位上重建咬合关系。

（三）前牙𬌗垫

前牙𬌗垫也被称为松弛型𬌗垫（relaxation splint），可应用于治疗咬合不稳定或咬合状态急性改变引起的肌肉症状，也可用于治疗口腔副功能。前牙𬌗垫一般制作在上颌，由腭托、固位卡环和覆盖在两侧尖牙之间的舌侧平板构成。下前牙与平板点状均匀接触，磨牙区脱离接触 1～2 mm，解除原有的牙尖斜面导向作用对口颌系统功能的影响，消除肌力闭合道的记忆。

前牙𬌗垫用于治疗咀嚼肌肌筋膜疼痛、咀嚼肌过度紧张导致的头痛、前牙局部重度磨耗。前牙𬌗垫可以放松过度紧张的咀嚼肌，消除肌力闭合道的记忆，从而帮助重新建立利于肌肉生理功能的位置。由于前牙𬌗垫使后牙无接触，长期戴用可能会导致后牙过长。因此，使用前牙𬌗垫时需要密切随访，推荐短期使用。

（四）枢轴型𬌗垫

枢轴型𬌗垫（pivot splint）通常覆盖全牙列，在单侧或双侧的最后磨牙有咬合接触点，即枢轴点，这个接触点应该尽可能地靠后，形成一个杠杆的支点。在口外使用头帽颏兜辅助加力，形成使下颌向前上方的力矩，髁突被牵向下、向前，关节间隙增加，关节内压力降低。枢轴型𬌗垫多用于治疗不可复性关节盘前移位伴关节绞锁的患者。

（五）软𬌗垫

软𬌗垫（soft occlusal splint）也称为弹性𬌗垫（resilient occlusal splint），是用个体牙颌模型以及 2～4 mm 厚、富有弹性和韧性的义齿材料片在真空压膜机上制作而成（图 4-7-2）。临床多用软𬌗垫治疗夜磨牙症，对咬合相关的 TMD 治疗或咬合重建前的诊断性治疗建议采用硬质𬌗垫。

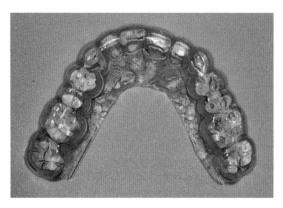

图 4-7-2　软𬌗垫

二、调𬌗治疗技术

调𬌗（occlusal adjustment）是一种不可逆的𬌗治疗方法，通过对牙的选磨以改变𬌗面形态，从而达到咬合接触和𬌗力分布均匀，咬合协调、无干扰。调𬌗不仅仅是去除天然牙或修复体上的咬合高点或干扰点，而且要使咬合与口颌系统其他部分（颞下颌关节、咀嚼肌等）协调工作，顺畅地执行口腔功能。此外，调𬌗还可以修改牙列𬌗曲线，少量修改牙冠外形，以满足功能和美学的需要。

调𬌗仅是治疗咬合紊乱方法中的一种。由于调𬌗使牙冠发生不可逆的形态改变，所以要慎重选择适应证。选择𬌗治疗的原则：①早接触出现在牙尖斜面内 1/3 者，适用调𬌗选来消除（图 4-7-3）；②早接触出现在牙尖斜面中 1/3 者，表明相对牙的咬合接触吻合度较差，需通过采用固定修复体少量调整咬合接触的方法来消除；③早接触出现在牙尖斜面外 1/3 者，表明相对牙的咬合接触吻合度很差，需通过正畸技术移动牙的位置来消除。

调𬌗治疗实施原则：调𬌗前预测疗效，预后不确定者不开始调𬌗。盲目调𬌗不但达不到治疗目的，有的可导致严重不良后果。调

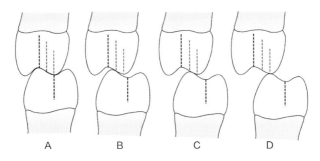

图 4-7-3 支持尖牙尖斜面三等分及早接触的位置

A. 尖窝相对的接触；B. 早接触出现在牙尖斜面的内 1/3；C. 早接触出现在牙尖斜面的中 1/3；D. 早接触出现在牙尖斜面的外 1/3。

殆是不可逆的殆治疗，要求做到精准。

（一）确定殆干扰

在调殆之前，首先要准确无误地确定咬合中的高点和干扰点。殆干扰（occlusal interference）是指上下牙列间殆接触中出现的高点（supracontact）或早接触点（premature contact），或者非功能侧的殆接触，干扰或阻碍了下颌做平滑、协调的各向运动。这些干扰常是引起功能紊乱的潜在因素。殆干扰可分为 4 种类型（基于安氏 I 类殆分析）。

1. 牙尖交错位与后退接触位（正中关系殆）之间的咬合滑动中出现的殆干扰

（1）在上下牙支持尖的支持斜面（上舌尖的颊斜面和下颊尖的舌斜面）之间出现的殆干扰。

（2）在下颌支持尖的引导斜面（下颊尖的颊斜面）和上颌引导尖的引导斜面（上颊尖的舌斜面）之间出现的殆干扰。

2. 牙尖交错位与肌接触位（牙位与肌位）不一致 由下颌姿势位向上轻咬时，上下牙只有个别接触点且咬合不稳定（有早接触点），未达到最大牙尖交错位；用力紧咬出现下颌偏移才能达到最大牙尖交错位。

3. 下颌侧方运动中出现的殆干扰

（1）工作侧殆干扰：正常侧方殆的工作侧可以是尖牙保护殆或组牙功能殆。如果工作侧只有个别后牙接触，为工作侧殆干扰，常发生在下颌支持尖的引导斜面和上颌引导尖的引导斜面之间。

（2）非工作侧殆干扰：在侧方殆时非工作侧无殆分离，上下后牙支持尖的支持斜面之间出现的接触早于工作侧接触。

4. 下颌前伸运动中出现的殆干扰

（1）前方干扰：在前伸运动中，个别拥挤错位的前牙发生早接触，干扰了适宜的前导，使运动出现偏斜。

（2）后方干扰：通常表现为个别后牙过长，或后牙 Spee 曲线曲度过大，在前伸运动中上牙引导尖的远中斜面和下牙支持尖的近中斜面之间发生早接触，干扰了前牙的正常接触。如果上前牙过度前倾，前伸时也会出现后牙接触干扰，下切牙失去与上切牙舌面的接触。

确定和调磨殆干扰点时要注意殆的类型，因为错殆患者的咬合接触面与正常殆不同，殆干扰出现的牙尖和斜面位置也可能不同。

（二）调殆治疗步骤

1. 选择调殆病例　选择调殆病例的注意事项：①明确咬合干扰是致病因素，能解释患者的症状，预测通过恰当调殆可消除症状。②患者清楚自己的咬合问题，同意通过调殆来解决。③确定全部后牙咬合重建的患者，可直接进行恰当的调殆。④如果有颞下颌关节和（或）咀嚼肌的问题，要先行诊断性殆垫治疗，观察对咬合调整的反应。只有殆垫治疗有效，颞下颌关节和咀嚼肌症状缓解后，才可考虑调殆。⑤如果患者对调殆治疗效果的预期不现实，则不进行调殆治疗。

2. 调殆的步骤　调殆前首先要医患交流：①医生充分研究患者的殆关系（口颌面检查和模型上殆架研究）；②了解患者病情（具体问题），使患者理解调殆的目的以及调殆治疗步骤（平均 3 次治疗，需复查），做好心理准备；③确认能够医患配合完成全部治疗过程；④调殆前的交流也是一个教育过程。只有医生和患者都能保证完成调殆的整个治疗过程，才能开始调殆治疗。

（1）去除牙尖交错殆（ICO）早接触

1）ICO 前牙早接触：多发生在下牙切端与上牙舌面间。如有个别牙切端与对颌牙舌面发生早接触，先要检查此两者是否与邻牙协调，应调磨不协调或突出的部分。

2）ICO 后牙早接触：可能发生早接触的部位较多，以磨牙为例，可发生在相对牙齿的斜面间、牙尖顶与斜面间，以及牙尖顶与窝间及边缘嵴间。

A. 对斜面间早接触的调磨：应先检查早接触的斜面与邻牙相应斜面间的协调性。应对较为突出的斜面进行调磨，或调磨两者。

B. 对尖窝间早接触的调磨：如为下牙颊尖与对颌牙窝之间有早接触，检查该颊尖是否与邻牙协调并做工作侧滑动，如在滑动中不影响邻牙相应斜面接触，则应加深或扩大其所对牙的𬌗面窝，否则应调磨该牙尖（图 4-7-4 和图 4-7-5）。

C. 对牙尖嵴间早接触的调磨：同上文对尖窝间早接触的调磨。

（2）去除正中关系干扰：正中关系干扰可以分为闭合线前滑动的干扰（矢状面观）和闭合线偏斜的干扰（额状面观）。调𬌗的目的是调磨引起偏移的斜面，使闭口过程不受咬合干扰，一直达到最大

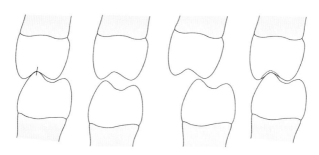

图 4-7-4　ICO 早接触且侧方𬌗无干扰，加深或扩大𬌗面窝

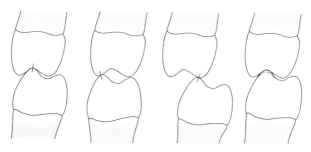

图 4-7-5　ICO 早接触且侧方𬌗有干扰，则调磨下牙尖

牙尖交错位。

1）闭合线前滑动殆干扰：使下颌从铰链闭合线向前偏移。纠正前滑动的基本调磨原则通常是 MUDL，即调磨上颌牙齿（U）的近中斜面（M）或下颌牙齿（L）的远中斜面（D）。

2）闭合线偏斜殆干扰：闭合线偏斜殆干扰指使下颌从正中关系范围内第一个接触点向左或右偏移到最大牙尖交错位的殆干扰。

基本的调磨原则如下：

A. 如果干扰斜面使下颌从闭合线向颊侧偏移（指有接触侧向颊侧偏），磨除原则是：磨除接触面的上牙颊斜面或下牙舌斜面，或两个斜面同时调磨。选择调磨哪个斜面取决于怎样调磨能使牙尖顶最靠近殆面窝中心，也就是最有利于将力量导向上下牙齿长轴的方向。

B. 如果干扰斜面使下颌从闭合线向舌侧偏移（指有接触侧向舌侧偏），磨除原则是：磨除接触面的上牙舌斜面或下牙颊斜面，或两个斜面同时调磨。

调殆要点：不调磨牙尖交错殆的接触点，调磨干扰斜面；在殆面窝改形之前，先将支持尖适当磨细，再检查殆干扰是否存在；不要降低支持尖的高度（图 4-7-6）。

（3）非正中运动殆干扰的检查与调磨：非正中运动殆干扰可分为前伸殆干扰、工作侧殆干扰和非工作侧殆干扰 3 种。首先去除非

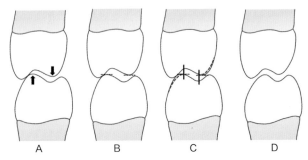

图 4-7-6　正中关系殆干扰时支持尖斜面的调磨方法

A. 粗大支持尖有接触干扰斜面（箭头示牙尖顶）。B. 确定牙尖顶（水平虚线），调磨时要避开。C. 按照下颌闭合至正中关系时接触的印迹，只调磨支持尖的斜面（虚线）。
D. 磨细的支持尖，消除了殆干扰。

工作侧殆干扰，而后去除工作侧殆干扰，最后去除前伸殆干扰。在调磨非正中运动殆干扰前，要形成稳定的牙尖交错殆接触。

按顺序标记和磨除所有非正中运动殆干扰（非工作侧殆干扰、工作侧殆干扰和前伸殆干扰）。因前导是后牙殆分离的关键，在所有的正中关系接触建立之前不调磨前导。

下颌向侧方、前侧方、前方咬合过程中，以红色殆纸标记。正常覆殆、覆盖者，非正中咬合记录范围接近尖对尖或切对切。然后通过手法控制使髁突就位于正中关系并让患者叩齿，同时用蓝色（或黑色）殆纸记录。正常颌所有牙齿在正中关系均有接触（蓝色或黑色点状），而非正中滑动过程中，前伸咬合只有前牙接触（红色线状）；侧方咬合，尖牙保护殆者工作侧尖牙有接触（红色），组牙功能殆者工作侧有多对后牙接触（红色），非工作侧均无咬合接触。检查时注意保持牙面干燥，使用新殆纸记录。

调殆时，调磨非工作侧后牙上的红色印迹，不调磨蓝色或黑色印迹（图4-7-7）。对于大部分患者，都需要将该过程重复几次，

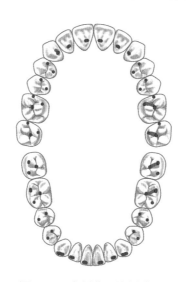

图 4-7-7　左侧非工作侧殆干扰

蓝色点为正中殆（牙尖交错殆）接触点。左侧非工作侧殆干扰时，斜面干扰最常见于最后的牙齿（左侧红色印迹）。后牙殆干扰使前牙不能引导右侧方滑动。

直到消除非正中运动殆干扰，后牙不干扰前导。良好的组牙功能殆者，工作侧由后牙颊尖引导，因此不调磨均匀侧方咬合的红色印迹。

正中与非正中殆干扰调磨结束后，应达到：正中咬合时牙尖顶与牙窝或边缘嵴接触；非正中咬合时非工作侧牙尖斜面不接触，工作侧前牙引导后牙不接触，如果是组牙功能殆，侧方殆则为工作侧后牙成组接触（可包括尖牙），非工作侧牙尖斜面不接触；前伸时后牙不接触（图 4-7-8 A 和 B）。

（三）调殆完成

调殆后要检查治疗效果。如果空口紧咬牙或上下牙磨动仍有后牙疼痛，则调殆尚未完成，留有微小咬合高点或殆干扰。需要检查并去除遗漏的殆干扰点，直到微小的干扰完全消除。

最后要将调殆面抛光，避免粗糙的牙面影响下颌顺畅滑动。在不改变咬合的条件下，对切缘和牙尖可进行必要的修整，以满足美学与功能的需要。

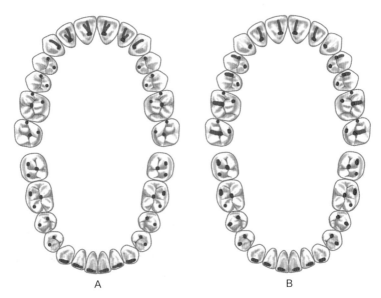

图 4-7-8　牙尖交错殆与非正中殆咬合记录

蓝色：牙尖交错殆接触点。红色轨迹线：前伸殆及左、右侧方殆（前部组牙功能时可包括尖牙、侧切牙和两个中切牙）咬合印迹（A），侧方为组牙功能殆的咬合印迹（B）。

（四）调𬌗的材料和工具

1. 调𬌗的简单设备 包括轮形和火焰状金刚砂石车针、球形磨光车针、抛光车针，用于完成精确的磨除和改形工作（图 4-7-9）。

2. 色带 不同颜色薄膜，是标记𬌗干扰最好的材料，如 AccuFilm。标记几次之后必须更换色带（图 4-7-10）。

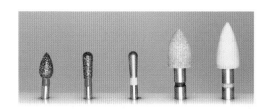

图 4-7-9 调𬌗车针与抛光车针

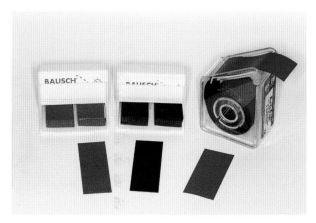

图 4-7-10 𬌗纸与色带
由左至右分别为 100 μm 红、蓝色𬌗纸，8 μm 色带。

3. 𬌗纸 临床多使用，但墨色容易被擦掉和模糊。检查𬌗干扰点采用薄𬌗纸（10~20 μm）或者双𬌗纸（100 μm 蓝色𬌗纸与 8 μm 红色𬌗纸）（图 4-7-10）。

4. 𬌗纸（色带）夹。

5. 蜡片 将深色薄蜡片放到牙齿𬌗面，对𬌗牙轻轻咬到蜡上，直到咬穿为止。轻咬时个别的穿透点代表早接触点，以铅笔标记。使用蜡片也有利于寻找尖锐线角上的𬌗干扰。

6. T-Scan 数字咬合分析系统（见图 2-5-8） T-Scan 系统的突出特点是可以动态记录、显示𬌗接触发生的时间顺序，可以较为确切地查出早接触点，计算出达到最大𬌗力所需要的时间和侧方运动𬌗分离的时间。具体的早接触点和𬌗干扰点还需要结合𬌗纸印迹确定。

（谢秋菲）

第八节　咬合重建规范

一、咬合重建的概念

咬合重建（oral rehabilitation）又称𬌗重建、全口重建。在口腔医学中重建咬合的方法有许多种，一般可以通过正畸治疗、正颌手术以及修复治疗重建咬合，即使是采用修复方法重建咬合，其方式和临床过程也由于咬合支持组织（黏膜 – 牙槽骨、牙周膜 – 牙槽骨、种植体 – 牙槽骨）的不同而有所区别。修复中的传统咬合重建一般指主要由天然牙根支持的咬合重建，是以𬌗学的理论为依据，在评估患者现有口颌系统功能及个性化咬合特征的基础上，以全面改善牙列的咀嚼功能及美观特征为目的，通过严谨规范的口腔修复临床操作，重新构建上下颌牙列和咬合关系的修复治疗。

二、咬合重建的目的

修复咬合重建的目的是在维持和促进现有颞下颌关节和咀嚼肌功能的前提下，通过牙列修复，恢复咀嚼功能，改善牙列美观，一定程度改善唇、齿、龈之间的协调关系。

三、咬合重建的适应证与禁忌证

（一）适应证

1. 牙齿磨耗，𬌗面形态受到严重破坏，严重影响咀嚼与咬合功能。

2. 外伤、颞下颌关节疾病等导致的错𬌗畸形，影响功能和美观，不宜使用正畸、正颌等方法恢复良好的咬合关系。

3. 乳光牙本质、严重釉质发育不良等遗传性疾病导致的牙列咬合面广泛破坏、色泽异常。

4. 口内多牙缺失，上下颌牙列不能形成足够的功能性咬合接触，患者对功能、美观改善要求较高，拟采用固定方式修复牙列。

（二）禁忌证

1. 存在牙周、牙体（如牙齿酸蚀）等不能有效控制的问题。

2. 颞下颌关节及咀嚼肌等缺乏足够的稳定性。

3. 有特殊心理状况及相应躯体症状，对咬合重建有不切实际的期望。

四、咬合重建的基本步骤

咬合重建的治疗过程包括以下几个重要阶段（个别步骤先后顺序可适当调整）：

1. 治疗前的准备评估。

2. 采用𬌗垫等可逆性咬合治疗手段进行诊断性治疗。

3. 获取个性化咬合特征及设计全口咬合，制作临时修复体。

4. 牙周、牙体准备及缺失牙的种植体植入。

5. 初步牙体预备和戴入临时修复体。

6. 评估临时修复体及确立咬合、美学目标。

7. 制取工作印模，记录和转移个性化咬合及美学特征用于修复体制作。

8. 正式修复体口内试戴及进行必要的调整修改。

9. 永久性粘固，进行口腔健康宣教，采用夜间保护垫（必要时）及定期复诊。

五、临床要点

1. 初步制订治疗计划。详细了解患者治疗需求、既往治疗过程，向患者说明咬合重建的治疗内容、花费时间和费用，以及治疗中可能出现的问题，征得患者的完全理解和同意。

2. 修复治疗前进行影像检查。主要检查双侧颞下颌关节的状况，牙列中各个牙齿的牙周支持状况、牙体缺损情况，牙齿缺失部位的牙槽骨及与相邻组织（如上颌窦、下颌神经管）的关系等。

3. 研究模型，评估患者原有颌位关系及口颌系统功能。分析患者现有颌位、咬合垂直距离，以及前伸、侧方咬合特征是否可以在新的咬合状态下使用。有条件时进行下颌运动轨迹记录及分析。进行面部不同侧面及微笑状态下拍照及口内牙列摄影或三维数据获取，以便评估患者的牙列美学特征及进行治疗设计。

4. 进行全口牙周治疗，对牙体疾病进行初步治疗，拔除无功能意义及无保留价值的患牙。

5. 对少数不利于建立咬合的错位牙，如有必要建议进行正畸移位，极少数患者可以进行正颌手术。

6. 牙体预备和取印模。咬合重建的牙体预备除应满足一般固定修复要求外，更重要的是在目标咬合位置引导下，进行有针对性的牙体预备，可以在牙体预备前进行修复空间分析。需强调的是咬合重建涉及的范围广泛，对精度要求非常高，必须进行慎重、精细操作和使用性能良好的印模、模型材料。

7. 咬合及美学特征的分析、记录和转移以及确立。在评估患者原有正中及非正中咬合特征的基础上，咬合重建过程中应该逐渐确立患者个性化的咬合特征。一个良好的咬合特征需建立在患者功能使用良好的基础上，咬合信息必须在咬合重建的各个环节（治疗前原有状态、咬合调整性𬌗垫、临时修复、最终修复）依次传递，在此之上再实现咬合信息在𬌗架上的精确转移。

咬合重建往往需要改变患者现有的前牙唇、齿、龈的相互关系，这种美观信息的确认也需要对患者已有的美观特征进行分析、有针对性地做出改进以及医患双方确认。

当咬合功能形态与前牙的美观特征产生冲突时，应对咬合重建的牙齿形态进行一定的调整，不能仅仅顾及某一方面，特别要避免忽视功能而片面追求美学的倾向。在咬合重建中，只有具有良好功能保证的美观才是持久和健康的美观。

8. 制作功能性修复体（技工室阶段）。咬合形态的个性化有赖于临床向技工制作阶段提供足够、全面、精确的咬合信息。咬合信息只有在患者口内经过足够时间的验证，才能转移给技师参照。技师在全可调或半可调𬌗架上设置相应的参数，从而在离体的工具上实现咬合形态的个性化特征。

制作蜡型：按照𬌗型设计，在模型上完成修复体蜡型，使𬌗面形态（尖、嵴、沟、窝、隙）与下颌运动及前牙美观方面（唇齿关系–𬌗平面、丰满度、覆𬌗、覆盖）协调。在咬合重建的修复体蜡型制作中，有许多种制作方法，如"NAT""Slavicek"等制作全口功能蜡型工艺，虽然各家的理念和方法略有不同，但都有共性的"蜡锥"工艺流程，即在牙体预备后的𬌗台基础上恢复尖窝解剖形态时，首先确定牙尖和中央窝底所在位置及其应有高度，用蜡堆积成锥状。以𬌗架的模拟运动检验各牙尖在不同颌位及运动过程中的对位情况。根据预定的𬌗型进行修整，以达到接触或不接触的状态。蜡锥的表面积小，易于修整，一旦位置和高度确定，即完成了𬌗形态的雏形。随后，再在尖顶和窝底之间继续堆积蜡形成窝沟、斜面等解剖形态，注意在此过程中不断用𬌗架的运动检查在牙尖斜面上形成的𬌗接触是否符合预期的要求。至于冠桥的轴面形态，则主要考虑美观、自洁、保健和恢复接触点等方面的要求。由于咬合重建的具体形式是咬合形态的重新构建，因此其十分依赖于高水平技师的精心制作。

随着数字化技术的发展，咬合重建的数字化设计在临床中应用逐渐增多。数字化手段可以整合颌面部外形、颌骨及牙列数据，结合动态下颌运动，进行咬合重建的数字化设计，实现患者颌面部相关结构的全虚拟化展示。但是由于数字化手段对多源数据的整合存在一定误差，数字化设计流程中的纠错方法较少，个性化的咬合形态并无数学公式构建方法，即使有数字化形态，受加工设备、加工能力和加工策略的限制，咬合形态的构建和定型还需经验丰富的技师在实体模型和𬤝架上验证和调改。因此，从数字化形态获取、修复体设计和制作到临床直接戴用修复体的所谓脱离实体模型的全数字化流程并不成熟，还有赖于相关技术的进一步发展。

9. 正式粘固。咬合重建修复体的粘固是完成咬合重建的关键环节。在粘固过程中除了遵循一般的粘接要求，在保证良好粘接效果的前提下，特别应避免粘接过程对整体咬合精度的影响，避免粘接后在口内进行大范围调𬌗。

六、注意事项

修复咬合重建是口腔医学中最复杂的治疗技术，重建后的咬合关系有别于天然牙𬌗，是一种人工咬合。因其治疗时间长、痛苦多、费用高，医患双方都高度关注其稳定的远期效果。一个良好的咬合重建需要建立在对颞下颌关节等口颌系统功能有良好把握的基础上，只有具备扎实的口腔修复基本功，才能做好咬合重建。临床上仅仅知道咬合重建的步骤并不足以做好咬合重建，建立合理的咬合处理理念，合理使用功能性修复手段，以及对修复精度和效果能够整体把握，才是做好咬合重建的基础。

（张豪）

第九节　美学修复技术操作规范

一个美学修复病例的完成包括美学分析、美学表达和美学实现3个流程。美学分析是医师进行美学思维的过程，通过了解患者的主观美学诉求，以及面部、唇齿、牙齿和牙龈软组织的客观美学检查，结合患者的主、客观美学问题，得出适合患者的个性化美学设计。美学表达就是要把医师大脑中形成的美学设计思想，采用各种方法准确、真实、直观地表达给患者，进行医患沟通，进行口内诊断性美学修复。在口内根据患者的主客观反应进行调改，形成最终的美学修复设计。最后进行医技沟通，指导技师完成修复体制作。美学分析和美学表达过程已经确定了患者满意的最终美学修复设计，也就是已经确定了最终修复体的形态、大小、排列、牙龈曲线等各种美学参数，美学实现就是复制前面已经确定的美学设计的过程，包括牙体预备、印模制取、修复体制作、修复体试戴粘接等。

例如面对一个牙列重度磨耗的美学修复患者，我们首先根据患者主诉和美学检查形成美学设计，然后通过数码图像表达美学设计思想，制作诊断蜡型，口内制作诊断饰面，更加真实地表达美学设计。根据患者的要求和口内试戴情况调改诊断饰面，最终确定美学修复设计，即最终修复体的各种美学参数。接下来就是美学实现过程，在诊断饰面上进行精确的牙体预备，制取印模和工作模型，技师按照最终诊断饰面的形态、大小和排列制作最终美学修复体，最后完成修复体粘接。

一、美学分析

美学分析是美学修复医师进行美学思维的过程，通过了解患者的美学主诉，进行患者面部、唇齿、牙齿和牙龈软组织的美学检查分析，结合其主客观美学问题，得出患者的美学诊断与美学设计。这一阶段是医师美学设计思想的形成过程。通过美学分析，医师结合患者的主客观美学问题，已经在自己的大脑中形成对患者的美学设计思想。

美学分析包括面部美学分析、唇齿美学分析、牙齿美学分析和牙周软组织美学分析。在前牙的美学分析中有 4 个最重要的美学影响因素，称为前牙美学四要素，包括上中切牙切缘的位置、上中切牙临床冠的宽长比、上中切牙龈缘的位置、上前牙的宽度比例。这四要素是影响前牙美学的主要因素，根据这四要素就可以简单、快速、准确地分析患者前牙存在的美学缺陷并进行美学修复设计。

以下是临床常用的美学参数和指标。

（一）面部美学参数

为了确定颌面部的比例关系，一般从相对较远的距离对面貌进行整体评价。

1. 正面观　患者头部处于自然放松位置，眉间线、口角连线、鼻翼线与瞳孔连线平行，中线与瞳孔连线垂直，形成 T 字形，这些线条构成面部整体的协调关系。

上述水平参考线可将面部分为三等份。面部上 1/3：从发际到眉间点。面部中 1/3：从眉间点到鼻翼连线。面部下 1/3：从鼻翼连线到颏底。其中面下 1/3 在口腔美学中起到至关重要的作用。

2. 侧面观　评估侧面型时，通常把眉间点、鼻底和软组织颏前点连在一起，形成开口向后、170° 左右的角。以该角度明显减小为凸面型，以该角度明显增大为凹面型。

E 线：即鼻尖点和颏前点的连线。嘴唇与 E 线的相对位置关系常被用来作为决定面型的重要参考。理想状态下，上唇位于 E 线后 4 mm，下唇位于 E 线后 2 mm，但也因种族而异。

鼻唇角：由鼻底切线和上唇外缘切线的交角形成。男性鼻唇角为 90°～95°，女性鼻唇角为 100°～105°。

此外，头影测量分析有助于建立前牙倾斜角度以及软组织的侧貌形态，并辅助确定前后向的面部骨骼状况。

（二）牙齿美学参数

1. 上中切牙切缘位置　当下颌处于息止颌位时，上下颌没有咬合接触，上下唇轻轻分开，可以见到上颌切牙的切 1/3。根据唇的高度及患者年龄、性别不同，上前牙切缘在静息状态下的唇下暴露量为 2～4 mm。

2. 上中切牙临床冠宽长比　国外报道的中切牙的宽长比约为 0.80，范围为 0.75～0.85，因种族、性别而异。左右对称是必要的。可以通过略短和（或）略窄的侧切牙来强调中切牙的主导地位。

3. 龈缘曲线　完全微笑时上前牙牙龈暴露量一般不超过 3 mm。尖牙的龈缘一般与中切牙龈缘在同一水平位置，而侧切牙龈缘位于中切牙和尖牙龈缘连线的切方 0.5～1 mm。

4. 相邻牙齿的宽度比　关于上前牙相邻牙齿的宽度比，常用参数主要有黄金分割比例和 Preston 比例，但是这两种比例参数在中国成人中并未得到观测。应该建立符合中国人美学标准的宽度比。

上前牙美学参数见图 4-9-1。

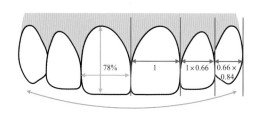

图 4-9-1　上前牙美学参数（Preston 比例）

二、美学表达

在牙齿美学修复设计中，医师首先要详细、准确地了解患者对牙齿美观的主观要求，然后通过面部美学分析、唇齿美学分析、牙齿美学分析和牙周软组织美学分析等明确患者口腔内客观存在的牙齿美学缺陷，最后结合主客观的检查，根据患者自身个性特点，综合得出适合患者的牙齿美学修复设计方案。然而，完成的牙齿美学修复设计不能只是医师自己理解，还必须直观、形象、准确地表达出来，才能使患者理解对其所做出的美学修复设计，再结合患者的个体要求，经过口腔内的模拟试戴，修改后形成最终的牙齿美学修复设计。

美学表达就是要把医师大脑中的美学设计思想采用各种方法准确、真实、直观地表达给患者，进行医患沟通，进行口内诊断性美学修复，根据患者主、客观反馈进行调改，最终进行医技沟通，指导技师完成修复体制作。通过美学分析和美学表达已经确定了美学修复设计，也就是已经确定了最终美学修复体的形态、排列、比例、牙龈曲线等各种美学参数。

临床上常用的牙齿美学修复设计的表达方法有数码图像设计（如 DSD）、诊断饰面（mock-up）、诊断蜡型（wax-up）、模型外科、临时修复体等。

（一）数码图像设计

拍摄美学修复前患者口腔及牙齿的数码照片，采用 Photoshop、Powerpoint、Keynote 等电脑图像处理软件，在修复前的数码照片上将牙齿美学设计修复后的牙齿形态、大小、美学特征等再现出来（图 4-9-2），用于进行医患交流和将来的医技交流。数码图像不仅可以表达美学修复牙齿的形态、表面特征等美学要素，还可以表达牙齿的切龈向和近远中向正畸移动的效果、牙冠延长术后的龈缘位置和形态等。数码图像还可以准确记录患者的病例治疗资料。

（二）诊断蜡型

制取患者口内牙列的研究模型，采用专用的牙色蜡将美学设计修复后的牙齿形态、大小、排列，以及龈缘的位置和形态等在研究模型上再现出来（图 4-9-3），用于医患交流和医技交流。诊断蜡型还可以用于制作临时修复体和口内诊断饰面的成型阴模。将诊断蜡型复制成硬石膏模型，在此硬石膏模型上使用硅橡胶、热塑透明压膜等材料制作成型阴模。

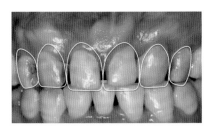

图 4-9-2　数码图像设计

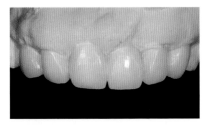

图 4-9-3　诊断蜡型

（三）诊断饰面

将美学修复设计再现于患者口内，使患者能够更加直观地预先看到治疗完成后的牙齿美学修复效果。简单的牙齿美学修复病例可以直接用树脂在口内制作直接法诊断饰面。复杂的牙齿美学修复病例可以首先制作诊断蜡型，翻制成硬石膏模型，采用硅橡胶、热塑透明压膜等材料制作成型阴模，然后采用双丙烯酸树脂临时冠材料或者流动树脂在口内复制出诊断饰面（图4-9-4）。为了使诊断饰面能够在牙齿上良好固位，可以在牙齿唇面中央用磷酸点酸蚀或点状涂布牙本质粘接剂。

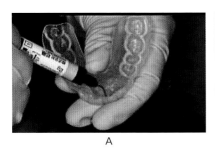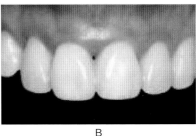

图 4-9-4 口内诊断饰面
A. 将树脂注入诊断饰面阴模；B. 诊断饰面制作完成。

（四）临时修复体

临床上通常首先由研究模型上的诊断蜡型制作成型阴模，在牙体预备完成后采用双丙烯酸树脂临时冠材料在口内复制出临时修复体（图4-9-5），抛光完成后使用临时粘接水门汀粘接。也可在牙体预备后制取藻酸盐印模，使用代型硅橡胶快速制取牙齿预备体模型，使用成型阴模在口外间接完成临时修复体的制作。

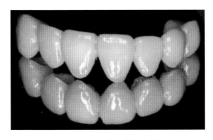

图 4-9-5 临时修复体

三、美学实现

美学实现就是复制前面已经确定的美学设计的过程。美学实现

313

的操作过程包括牙体预备、印模制取、工作模型灌制、颌位关系记录和转移、修复体技工制作、修复体试戴、最终修复体粘接等。

美学修复的 3 个流程中，美学分析和美学表达综合起来就是美学修复中的美学设计过程。在牙齿美学修复中，第一步也是最重要的一步就是牙齿美学修复设计，特别是在采用贴面、嵌体、全冠等固定修复体进行的牙齿美学修复中。因其美学修复中要进行牙体预备，是有创的治疗，修复治疗过程一旦开始就无法逆转。如果在修复体粘接完成后患者对美学修复结果不满意，则只能拆除现有修复体重新修复。美学实现就是精确复制和转移前面已经确定的美学设计的过程。

（谭建国　刘晓强）

第十节　微创美学和显微修复技术操作规范

一、微创美学修复

本节所述的微创美学修复是指固定修复中，按照最终修复效果充分评估基牙的位置、缺损状态和牙釉质的厚度，对基牙不预备或者预备量少于 0.3 mm 的美学修复范畴。由于这类修复方式通常只适用于临床上一些特殊的情形，在材料选择、制作方法和试戴过程中的注意事项也有其不同于常规的特性，故在此单独阐述。同常规修复中需要一定的固位形和修复体厚度才能满足生物、机械、美学的要求相比，这类修复的固位主要依赖粘接固位技术，所以粘接固位的实施是影响粘接强度的主要因素，要更强调预备范围在牙釉质内，粘接剂选择要更加关注颜色、强度以及粘接技术的操作特性。此外，修复体的制作工艺也有一些特殊之处，例如在耐火代型上制作长石类的修复体、失蜡法铸造超薄（0.3 mm 以下）的修复体等技术都高度依赖烤瓷师的技术水平和熟练程度。由于这一类修复方式的复杂性和敏感性，医生术前需要与患者充分沟通，要让患者理解这种方法能够保留更多的牙体组织，减少未来再修复的循环次数，也需要患者理解这种修复方式对技工室和临床操作技术的高度依赖性。医生不仅要熟悉适应证的选择，还要和技师进行充分的治疗前沟通。

在遵循口腔修复生物、机械、美学治疗原则的基础上，在能达到美学修复目标的前提下，尽量保存健康牙体组织的美学修复主要包括厚度少于 0.3 mm 的薄型瓷贴面、部分瓷贴面等间接全瓷修复技术，特点主要体现在以下 4 个方面：

1. 修复设计中，将修复体的厚度降低至 0.3 mm 以下，边缘可以设计为完全刃状边缘；在基牙颜色不需要调整的情形下，修复体的边缘也可放置在牙齿唇面等可视区域。

2. 牙体预备中，在术前美学修复设计指导下对基牙进行预备，尽量减少预备量，特定条件下可不进行牙体预备或仅对必要的部位进行预备。

3. 粘接后，采用完善的系列抛光手段使修复体与牙体组织之间的边缘过渡尽量平滑，肉眼难以分辨。

4. 在适应证及修复材料的选择上，要更多地考虑剩余牙体组织牙釉质的厚度、形态、颜色、表面纹理，考虑局部的咬合及咀嚼运动特点对修复体的影响以及口腔卫生维护等因素。

（一）优点

1. 能保存更多的健康牙体组织，避免过多牙体预备；通常不用局部麻醉，避免了术后基牙敏感。

2. 牙体预备主要在牙釉质层内，粘接效果好。

3. 通常基牙颜色无须改变，更可以充分体现全瓷材料的美学特性，达到满意的美学修复效果。

4. 微创牙体预备后，往往不需要制作临时修复体。

5. 延长了患者未来再修复的循环周期，也为未来再修复提供了更多的牙釉质空间。

（二）材料选择

微创美学修复材料的选择受到修复空间的限制，需要根据最终美学修复效果选择满足美学和强度要求的全瓷材料。常用的微创美学修复材料有两类。一类是长石类全瓷材料，其透明度好，能最大程度呈现牙齿的美学特性，但强度低，通常厚度不能超过 2 mm，所以缺损范围过大、局部瓷层厚度超过 2 mm 的基牙不宜选择长石类材料。长石类全瓷材料技工加工工艺复杂，需要在耐火材料代型上烧结，对医师和技师的要求更高。另一类是二硅酸锂全瓷材料，常采用失蜡法铸造的工艺，只有当修复体整体厚度在 0.3 mm 以上，并且修复体形态相对规则的时候才选用可切削的二硅酸锂全瓷材料。二硅酸锂全瓷材料的加工性能及遮色能力优于长石类全瓷材料，但透明性不如长石类全瓷材料。使用该全瓷材料通过失蜡法铸造修复体，最薄的部位厚度可以达到 0.3 mm，如果修复体整体比较薄，也可以在铸造完成后再打磨到需要的厚度。无论哪类全瓷材料制作的修复体，后期诸如外染色和上釉环节等还要注意烧结的次数不宜过多，温度不宜过高，以免修复体变形。二硅酸锂全瓷材料制作的修复体临床试戴完成、形态调改合适后，如果修复体不需要外染色，可以使用专用的铸瓷抛光套装抛光。

（三）适应证选择及注意事项

1. 适应证

（1）釉质发育不良、轻度龋齿、外伤等导致的唇面、切端或牙尖的釉质缺损（切端外伤缺损的微创美学修复见图 4-10-1）。

（2）改善前牙外观形态，如畸形牙、过小牙、牙齿长轴近远中向调整。

（3）轻度舌侧错位牙。

（4）牙间隙：关闭天然间隙或某些牙周病等原因造成的间隙（牙间隙的微创美学修复见图 4-10-2）。

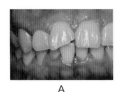 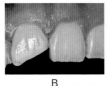 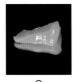 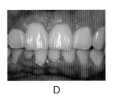

| A | B | C | D |

图 4-10-1　切端外伤缺损的微创美学修复

A. 切端外伤缺损；B. 切端预备后；C. 切端烤瓷部分贴面；D. 切端部分贴面粘接后。

（5）过短牙或磨耗牙加长切端且牙釉质量足够（磨耗牙的微创美学修复见图4-10-3）。

2. 适应证选择的注意事项

（1）严重变色或着色的患牙，有改变颜色诉求者，很难完全匹

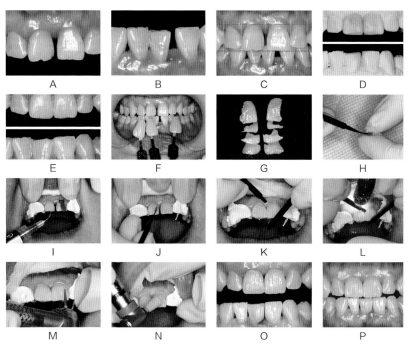

图 4-10-2　牙间隙的微创美学修复

A. 中切牙间天然间隙；B. 下颌中切牙间隙；C. 美学分析；D. 蜡型制作；E. 诊断饰面；F. 比色；G. 烤瓷贴面；H. 使用蘸有粘接剂的海绵棒传递贴面；I. 酸蚀牙面；J. 涂布粘接剂；K. 粘接中用海绵棒帮助贴面固定；L. 光固化；M. 清理粘接界面；N. 抛光；O. 修复体粘接完成后效果；P. 修复体复查时情形。

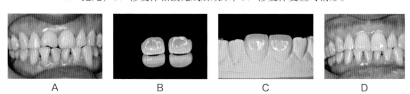

图 4-10-3　磨耗牙的微创美学修复

A. 磨耗造成的切端变短预备后；B. 切端加长贴面；C. 模型上的切端烤瓷贴面；D. 粘接后。

配所有特征色，可以考虑全覆盖设计的常规瓷贴面修复。

（2）缺损范围较大时，如果选择长石类全瓷材料修复，厚度超过 2 mm 的修复体部位折裂风险增加，应选择强度更高的铸瓷材料，或者在铸瓷修复体上加饰瓷修复。

（3）评估患者局部咬合及咀嚼运动模式，修复体边缘距离正中咬合边缘至少 1 mm。切缘缺损的微创美学修复设计要满足下颌功能运动的要求，否则修复体容易折裂或者脱落。前牙切端加长病例如为磨耗引起，应着重分析咬合状态以决定是否能加长，要注意加长的长度将对前牙的切导有较大影响。

（4）剩余牙体组织没有足够的牙釉质，不能提供足够的牙釉质粘接界面的，不宜选择此类修复。

（5）经过诊断设计后无法进行微创美学修复的，不要过度追求微创而忽视修复的美学效果和功能目标，否则不仅不能满足患者的需求，还可能直接导致修复体折裂而致治疗失败。

（四）操作程序与方法

1. 完善术前检查，需要按照美学修复原则和方案进行完善的美学修复设计，进行诊断饰面美学修复预评估，必要时制作牙体预备用硅橡胶导板。

2. 数码相片辅助比色或数字化工具比色。

3. 在牙体预备导板指导下进行牙体预备量的估计，需要充分考虑瓷贴面的覆盖范围，尽量保证大部分修复体边缘位于牙釉质上，并按照预备量较少的方向形成合理的就位道。

4. 需要进行牙体预备时，应按照设计采用导板指导牙体预备。微创修复牙体预备的边缘尽量选择终止在牙釉质上。通常采用鱼雷状和锥形的金刚砂车针预备（图 4-10-4）。如果是部分贴面，修复体边缘需要位于唇面明显部位时，尽量将边缘设计为波浪状或者扇贝状（图 4-10-5），这与牙釉质表面的生长纹理一致，唇面边缘终止线设计为长的无角肩台，可以更好地实现修复体与天然牙的移行。如果预备范围涉及舌面，需按照常规贴面预备原则，并让开正中咬合接触区至少 1 mm。

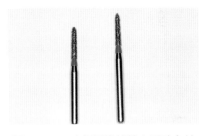

图 4-10-4　头部呈锥状的金刚砂车针

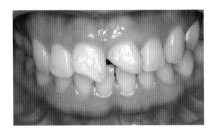

图 4-10-5　边缘呈波浪状

5. 视需要排龈，制取硅橡胶印模，灌制可卸耐火代型的工作模型（图 4-10-6），或制取数字化印模及数字化工作模型。不预备或者预备量比较少的时候，修复体边缘没有明显的终止线，需要医生在模型上确认边缘的位置并以合适的方式转达给技师。

6. 椅旁或技工室加工制作修复体。长石类全瓷修复体需要在可卸耐火代型上加工制作（图 4-10-7）。长石类全瓷材料的脆性比较大，通常要额外制作备用修复体。铸瓷材料的加工性能优于长石类全瓷材料，通常在厚度超过 0.5 mm 的部位回切蜡型铸造出全瓷基底，然后再增加饰瓷以提高修复体的美学特性；失蜡法制作铸瓷部分贴面或者厚度少于 0.3 mm 的超薄贴面时，模型上的间隙剂要尽量薄，以提高粘接强度。修复体完成后，如果就位方向特殊，建议技师标注出每一颗修复体的就位方向及多颗修复体之间的就位顺序。

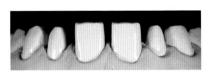

图 4-10-6　耐火代型

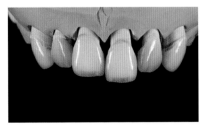

图 4-10-7　耐火可卸代型

7. 修复体试戴。先将基牙预备体用抛光膏进行清洁，试戴修复体时，严格按照加工单说明的就位方向和就位顺序试戴。可以使用薄咬合纸检查干扰点，然后调整基牙上影响就位的区域使修复体顺利就位，尽量不去调整修复体，以免折裂。用清水或试色糊剂进行试色，使用试色糊剂时切勿加压过大。试戴合适的修复体粘接前需要用超声清洗。

8. 修复体粘接面进行粘接前预处理。粘接前严格按照氢氟酸酸蚀处理要求进行处理，按照粘接剂的说明进行耦联、涂布粘接剂的操作。不推荐在加工中心或者加工厂进行酸蚀和耦联处理，因临床试戴过程会污染修复体组织面，如果再次酸蚀处理，还会造成修复体强度下降。

9. 基牙预备体粘接面进行磷酸酸蚀处理。使用全酸蚀粘接系统处理基牙预备体表面，邻牙一般需要使用聚四氟乙烯薄膜或赛璐珞薄膜进行隔离（图4-10-8），必要时使用橡皮障。

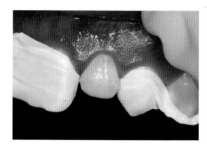

图 4-10-8　粘接中使用生料带（聚四氟乙烯）保护邻牙

10. 使用光固化树脂水门汀进行微创瓷贴面粘接。尽量选择透明度高、强度高、流动性好的单组分光固化树脂类粘接剂。与具有光学、化学两种固化反应的双组分粘接剂比较，光固化树脂粘接剂稳定性更好，粘接剂颜色不易发生变化，能够长期维持修复体粘接后的颜色；因光照才会引发粘接剂固化，光固化树脂粘接剂可使临床操作时间更加充裕。粘接过程中，如果贴面非常薄，可以在基牙表面和修复体组织面各涂布一薄层树脂粘接剂，就位时除了关注就位道的方向外，就位过程中施加的力量不宜过大，应缓慢持续加压，并通过关注边缘部位不再溢出粘接剂辅助判断修复体完全就位。光固化灯固化数秒，清除多余粘接剂，再固化完全。

11. 调𬌗并使用精细抛光车针和配套的抛光工具对修复体边缘

进行抛光，邻面可使用抛光砂条抛光；使用专门的抛光工具抛光修复体及其与基牙的界面。全瓷抛光工具分为铸瓷类和烤瓷类，选择适合的工具，最后可以使用含钻石粉的抛光膏抛光全瓷边缘，选用浮石粉和皮质抛光轮抛光粘接树脂和天然牙过渡的粘接边缘。抛光过程中一定保证充足的水分降温，以免损伤牙髓。抛光不仅可以改善边缘部位的美学效果，还能防止色素沉着，防止菌斑堆积。注意咬合调整应在修复体粘接剂固化完全后进行。

12. 术后 1 周随访，进一步检查咬合是否合适，是否有残余粘接剂，并叮嘱注意事项。

（五）修复中的注意事项

1. 微创美学修复需要遵循常规瓷贴面修复设计原则，属于常规瓷贴面修复的扩展补充，而非替代。

2. 微创瓷修复体的体积小，不易握持，技师和医生的操作难度大，推荐使用专用粘棒握持并仔细操作。

3. 患牙颜色特殊或具有较多个性色彩特征时，比色信息应包括尽量多的颜色和特征信息以利于技师完成颜色匹配，推荐使用多张数码照片进行比色信息的记录和传递。

4. 由于微创瓷修复体体积小、刃状边缘、就位手感弱，粘接就位时需要仔细核对粘接位置是否准确。推荐用小毛刷去除多余粘接剂，并使用光固化粘接剂，以保证足够的临床操作时间。

5. 修复体唇面边缘线位于明显可视区域的，需告知患者在食用颜色明显的食物后及时进行牙面清洁，以避免边缘着色，并强调定期复查的重要性。如还有着色，可以尝试抛光解决。

6. 需告知患者进行牙齿超声波洁治前要提醒洁治医师，避免使用超声工作尖触碰修复体。

（六）修复后问题及处理

1. 微创瓷贴面折裂或脱粘接 微创瓷贴面瓷层折裂或脱粘接可能发生在粘接时或粘接后一段时间。需要检查碎裂贴面是否影响美学修复效果，如果不影响美学修复效果，可采用粘接剂渗透和抛光的方法消除裂痕白线或碎裂边缘。如果严重影响美学修复效果，则应当磨除旧修复体重新进行修复。如果发生脱粘接，视修复体是否完整及是否能够准确就位，决定重新粘接或重新制作。

2. 微创瓷贴面边缘着色　食用有色食品后不及时进行牙面清洁，或者吸烟、使用特殊漱口液、服用中药汤剂等情况，容易造成微创瓷贴面边缘着色。可采用抛光刷配合抛光膏进行抛光去除。

（葛春玲　王磊）

二、显微修复技术

广义上的口腔显微修复技术包括使用口腔放大镜和口腔医用显微镜进行诊疗。其中口腔放大镜在临床上应用最为广泛，口腔医用显微镜近年来应用逐渐增加。口腔放大镜和口腔医用显微镜的优缺点见表4-10-1。口腔医用显微镜可用于口腔检查、牙体预备、排龈、评估印模与模型、修复体制作、修复体试戴、粘接、软硬组织手术等，其应用要点见表4-10-2。

表 4-10-1　口腔放大镜和口腔医用显微镜的优缺点

设备类型	优点	缺点
放大镜	· 放大视野，提高视觉敏锐性 · 成本较低，佩戴方便 · 可帮助医师维持正确的姿势	· 放大倍数有限 · 本身无照明功能，需额外配备光源
显微镜	· 有良好的同轴照明系统，无阴影，照明度和视野稳定性好，可内置滤光镜 · 可提供2~30倍的放大倍数，提高视野清晰度，补偿裸眼视力不足 · 合理的工效学设计，改善治疗体位 · 可同步进行口腔内摄影、摄像，记录和保存临床资料	· 设备复杂，占用额外空间，价格昂贵 · 需要专业人员操作和定期维护 · 具有特定的学习曲线，需要通过学习训练方可掌握手眼协调的操作技能 · 长期使用可能增加眼部疲劳

表 4-10-2　口腔医用显微镜的临床应用

应用场景	应用要点
口腔检查	· 对牙齿细微裂纹、龋病、酸蚀症等细微、隐匿、肉眼无法判断的部位，使用显微镜有利于明确诊断
牙体预备	· 初始阶段可在较低放大倍数下进行，便于整体把握牙体预备量、聚合度等 · 精修磨光阶段可在较高放大倍数下进行，检查有无残留的充填物、可疑的龋坏组织、微小的裂纹和倒凹等，精细磨光预备体，修整肩台宽度、形态、光洁度等
排龈	· 在清晰的视野下判别肩台与龈沟的相对位置，精细、微创和准确排龈，减少牙龈损伤及牙龈退缩风险
评估印模与模型	· 评估印模与模型的质量，尤其是基牙区有无气泡，预备体肩台处是否光滑连续、有无缺损等
修复体制作	· 技师可在放大设备辅助下修整代型，检查蜡型边缘适合性，铸件的适合度及完整性，修复体有无气泡、杂质或裂纹及边缘适合性等
修复体试戴	· 在较高放大倍数下检查修复体就位障碍点、边缘密合度、有无缺损或变形、有无悬突或欠缺 · 检查邻接触的范围和松紧并进行调整 · 检查咬合接触点的范围和强度并进行调整 · 检查调磨后修复体表面的纹理和光洁度，并进行精细抛光
粘接	· 区分牙体组织粘接界面的釉质和牙本质 · 确认修复体是否完全就位 · 去除肉眼无法识别的残留粘接剂 · 进行精细磨光
软硬组织手术	· 获得充足的光源和清晰的视野，提高微创手术精度，减少创伤，促进愈合

口腔医用显微镜的应用步骤、方法与注意事项如下：

1. 调节医患体位　通常一方保持不动，另一方根据需要变换位置。

2. 确定工作距离　视个人身高和臂长调节工作距离，一般为

30~45 cm，需获得最佳的体位以满足工效学要求。

3. 调节瞳距和屈光度　根据术者的瞳距和屈光度调节显微镜，确保双眼的视相完全重叠、同步清晰。

4. 调节光源、放大倍数和对焦　通常低倍数（2~8倍）用于定位术野，中倍数（10~16倍）用于基本诊疗，高倍数（20~30倍）用于精细操作和精密修复。放大倍数越高，景深越小。操作时需确保光源合适，对焦清晰准确。

5. 进行口腔诊疗　注意视野变换时空间感的调整。

（刘晓强）

第十一节　颌面缺损修复技术

一、颌骨缺损的传统修复方法

（一）颌骨缺损的主要修复类型

颌骨缺损是指上颌骨和（或）下颌骨软硬组织的缺损，通常伴有所在部位牙齿的缺失。颌骨缺损按部位可以分为上颌骨缺损和下颌骨缺损，也有单纯的硬腭或软腭缺损，称为腭缺损。上颌骨缺损范围较大时可能造成患者口鼻腔的穿通，下颌骨缺损范围较大时可能造成患者下颌骨的离断。由于上下颌骨位于面部中央，支撑面部轮廓并行使重要的生理功能，因此，当上下颌骨发生缺损，特别是当组织缺损较大时，会给患者健康带来极其严重的影响，可能直接影响患者的咀嚼、语言、吞咽和吸吮等口腔的主要功能，还会影响患者的呼吸功能，也会影响患者的面部容貌，给患者的心理和精神造成创伤。

（二）赝复治疗原则

颌骨缺损修复是指在口腔修复学基本原理和方法的基础上，结合颌骨缺损的特点，用人工材料修复颌骨软硬组织缺损的方法。颌骨缺损修复体的专用名称为赝复体。与缺损部位相对应，分别称为上颌赝复体、下颌赝复体和腭赝复体。颌骨缺损在具体修复方法上既可以采用传统赝复体修复，也可以采用数字化技术的方法进行修复。

由于颌骨缺损患者的组织缺损范围较大，因此多采用可摘形式的赝复体进行修复。固位主要是采用卡环固位、大气压力和吸附力固位，还可以采用种植体固位，天然牙及种植体上使用的各种附着体都可以应用于赝复体的固位。另外，上颌骨缺损伴口鼻腔穿通的患者还可以利用组织倒凹固位。

在设计和制作赝复体时要考虑以下几个因素：

1. 尽早为患者进行修复，并尽量保护患者的余留组织。

2. 修复以恢复患者的生理功能为主。

3. 赝复体要尽可能地获得良好的固位，并保持赝复体的稳定。

4. 赝复体要具有良好的咬合关系。

5. 赝复体要能恢复缺损的组织形态，还要轻便、美观。

6. 赝复体要坚固、耐用。采用可摘修复方式的赝复体要做到摘戴方便。

（三）适应证

1. 患者有上颌骨和（或）下颌骨缺损。

2. 颌骨切除术后 3 个月。如果患者因肿瘤进行了放射治疗，应在放射治疗后 3 个月开始修复。

3. 患者开口度要达到可以进行临床操作的要求。

4. 患者没有肿瘤或囊肿复发。

5. 患者口内没有不可保留的残根、残冠、松动牙。

6. 患者全身情况可以耐受赝复治疗。

（四）颌骨缺损赝复效果影响因素

1. 缺损的范围　颌骨缺损的范围直接影响最终的赝复效果。对于上颌缺损，包括有无软腭缺损，软腭后缘是否连续，有无口鼻腔的穿通；对于下颌缺损，下颌骨是否保持连续性等情况不仅影响缺损赝复效果，甚至影响采用的赝复治疗种类。

2. 余留牙的数目及分布　患者口内有无余留牙以及余留牙的数目和分布，是否形成游离端缺损，也是影响赝复效果的因素。

3. 颌位关系　患者上下颌骨的颌位关系也影响最后的赝复效果。

4. 开口度　患者的开口度是影响赝复效果的重要因素。如果患者开口度过小，即使是简单的缺损类型，也会带来赝复操作的困难，影响赝复效果。

5. 剩余组织状态　患者剩余组织的状态，如神经支配是否受损，黏膜组织有无弹性，唾液腺是否受到放射治疗的损伤等也影响最后的赝复效果。

6. 是否为联合缺损　上下颌骨同时缺损或颌骨缺损伴有舌及面部的缺损，赝复治疗较困难，效果较差。

（五）术前准备

1. 拔除口内无法保留或影响赝复的患牙。

2. 进行必要的牙体、牙周治疗。

3. 开口度过小影响赝复的患者应进行开口训练，使开口度达到可以进行口内操作的程度，至少达到两横指。

4. 患者口内存在影响赝复的瘢痕、骨突、赘生物等情况时，应先到口腔颌面外科进行成形手术。

5. 下颌骨因缺损失去连续性的患者，应先到口腔颌面外科就诊，利用组织瓣或钛板恢复下颌骨连续性后再进行修复。

（六）种植体选择注意事项

颌骨缺损患者在选择种植修复方法时需要注意以下几点：

1. 因组织缺损体积较大，应常规设计种植覆盖赝复体，并根据选用的附着体种类来选择使用的种植系统。

2. 应在口腔情况稳定后设计和开始种植修复。这段时间通常为术后 3~6 个月。

3. 设计种植体位置时，应尽量使种植体与患者口内保留的天然牙基牙形成面式固位，尽量在缺损部位近远中设计种植体，还应考虑种植局部的骨及黏膜情况。

4. 上颌骨缺损伴有口鼻腔穿通的患者，种植手术时易发生冷却水误吸，因此应在手术前为患者制作腭护板以封闭穿通的口鼻腔。

5. 对于伴有开口度减小的患者，应根据患者的具体情况，选择种植系统和种植位置。

（七）附着体选择注意事项

颌骨缺损患者在选择、使用附着体时需要注意以下几点：

1. 根据患者赝复体的支持类型选择附着体种类。如赝复体为基牙支持式，可以选择任意种类附着体；如为混合支持式，则应选择非精密连接形式的附着体。

2. 要考虑患者摘戴方便。颌骨缺损患者经常存在开口度小、软组织弹性差等情况，这会造成赝复体摘戴困难，因此应选择那些易于摘戴的附着体。

3. 要考虑患者以后的检查和可能再次手术的情况。因此，附着体不宜选择需要连接 2 个以上牙齿的种类。有些附着体可能影响磁共振（MRI）影像清晰度，进而影响肿瘤患者术后的检查，这种附着体不宜在刚刚手术的患者口内天然牙上使用。

（八）上颌骨缺损赝复的特有方法——中空阻塞器

上颌骨缺损的患者，常常因腭组织的缺损在口腔和鼻腔之间形成通道，造成口鼻腔穿通，此时通常将赝复体的基托部分伸入该缺损腔中进行修复。伸入缺损腔的部分叫做阻塞器。在修复时，通常将赝复体阻塞器部分制作成空腔的形式，以减轻赝复体重量，这一技术称为赝复体中空技术；应用中空技术制作的阻塞器称为中空阻塞器。阻塞器根据伸入缺损腔中的高度不同可分为高位阻塞器、中位阻塞器和低位阻塞器。也有将中空部分的上部去除的阻塞器，称为开顶式阻塞器。它们的应用及与缺损腔的关系见图 4-11-1 和表 4-11-1。

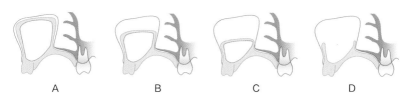

图 4-11-1 中空阻塞器与缺损腔的关系
A. 高位阻塞器；B. 中位阻塞器；C. 低位阻塞器；D. 开顶式阻塞器。

表 4-11-1　阻塞器的特点及应用

阻塞器种类	特点	应用
高位阻塞器	顶部几乎达到缺损腔最高处，会影响患者的呼吸和舒适度	配合外科治疗时使用
中位阻塞器	顶部进入缺损腔约 1/2 的高度，部分影响患者的呼吸	对支撑面部组织、减少面部塌陷有一定作用
低位阻塞器	顶部进入缺损腔约 1 cm 的高度，不影响患者的呼吸和舒适度	常规应用的阻塞器类型
开顶式阻塞器	顶部进入缺损腔约 1 cm 的高度并去除阻塞器顶部	用于鼻腔分泌物较少的病例

（九）赝复体的种类

1. 即刻赝复体　我们把在患者手术前设计和制作的、用于配合外科手术的赝复体叫做即刻赝复体。这类赝复体是在患者手术前取印模、灌模型，并对模型进行修整，然后在模型上制作完成的，在手术后即刻给患者戴入。常见的有上颌腭护板和颊翼下颌导。

2. 正式赝复体　在患者口腔情况稳定后，为患者制作的可以长期使用的赝复体，叫做正式赝复体。

正式赝复体根据修复的缺损部位不同分为上颌赝复体、下颌赝复体和腭赝复体。它们是修复临床常见的赝复体类型，临床操作要领基本相同。

（十）操作程序与方法

1. 设计　赝复体的设计包括确定赝复体基牙的位置、基托范围的大小，以及选择什么种类的附着体等。对于上颌骨缺损且有口鼻腔穿通的病例，还需设计阻塞器的种类。对于下颌骨缺损且丧失下颌骨连续性的病例，应先到口腔颌面外科进行骨瓣移植手术，恢复连续性后再进行修复。由于颌骨缺损赝复体体积通常较大，因此应尽可能多地使用固位体，固位体的数量可以超过 4 个，并注意固位体的分布。应尽量选择面式固位，如果可能，最好在缺损部位的近远中均设计固位体。在缺少天然牙的情况下，可以选用种植体作为固位体，要合理设计种植体的植入位置，以及种植体上应用的附着体种类。

在进行卡环设计时，要兼顾固位、稳定和美观。铸造卡环固位力可靠，稳定性好；弯制卡环进入倒凹较大，舒适性和美观性较好。可以根据患者情况联合使用，可在后牙区设计铸造卡环，在前牙区设计弯制卡环。

赝复体基托的设计：由于基托兼具辅助固位和分散咬合力的功能，应在情况允许的情况下尽量扩大基托的范围。如果赝复体为基牙支持式，可以选择铸造基托；如果赝复体为黏膜支持式或混合支持式，应选择胶连树脂基托以增加固位，同时便于赝复体的调磨和修改。为增强树脂基托强度，可以在树脂基托内加入金属加固网。

2. 牙体预备 按照设计进行牙体预备。对于上颌骨缺损伴口鼻腔穿通的患者，牙体预备时应避免高速涡轮机头的冷却水误吸；对于牙齿咬合关系不良的患者，也要在这个过程中对天然牙进行适当的调改。

3. 制取印模 对于颌骨缺损的患者，通常需要先制作个别托盘，以最大限度地获得能反映患者口腔情况的印模。同时，制作个别托盘的模型也可用作患者的研究模型。个别托盘的边缘应均匀加上条状印模膏并使其光滑，以减少托盘边缘对患者黏膜的刺激。对于上颌骨缺损伴有口鼻腔穿通的患者，还需要特别注意防止发生印模材的误吸、误吞。印模完成后灌制模型。由于颌骨缺损患者的印模体积较大且不标准，应采用围模法灌制模型。模型检查无误后制作恒基托。在模型转入技师处制作之前，医生应在模型上画出基托的范围。

4. 试戴恒基托 在这一步骤中，除检查基托就位情况外，还要检查基托的边缘是否合适并进行适当的调改。应将基托调改到患者没有压痛感，功能状态下基托稳定不变位。

5. 制取咬合记录 基托试戴合适后，在恒基托上用蜡及咬合记录用硅橡胶制取出患者的颌位关系记录。

6. 再次取印模 颌位关系记录制取完毕后，将恒基托戴入患者口内，再次制取患者患颌印模。由于恒基托已经试戴合适，因此这次的印模制取仅仅取出牙列即可。将印模从患者口内取出时，恒基托可能仍保留在患者口内，取出恒基托，并将恒基托在印模内复位后灌制模型。模型灌制完成后，检查其与对口模型的咬合关系，确认咬合记录准确无误后，转入技师处进行排牙。

7. 试牙　将排好人工牙的赝复体恒基托戴入患者口内试牙，检查赝复体咬合关系及人工牙位置。效果满意后，再将恒基托转回技师处完成赝复体。

8. 试戴赝复体　将完成的赝复体戴入患者口内，检查赝复体是否能顺利就位，有无足够的固位力，基托范围是否合适，赝复体咬合情况如何，患者的咀嚼和语音功能是否得到了恢复或改善。各项检查无误后，让患者戴用赝复体，并嘱注意事项。

9. 复查　患者戴用赝复体后应定期进行复查。复查时医生针对发现的问题进行相应的调改。

10. 如患者进行了附着体修复或种植修复，可进行相应的处理，处理方法与在牙列缺损中使用附着体和种植体相同，此处不再赘述。

图 4-11-2 展示了上颌骨缺损赝复体修复的流程。

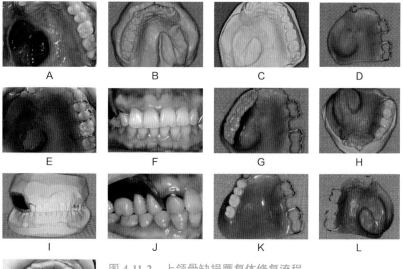

图 4-11-2　上颌骨缺损赝复体修复流程

A. 患者初诊时口腔情况；B. 使用个别托盘制取的印模；C. 已画好基托范围的模型；D. 完成的赝复体恒基托；E. 恒基托在患者口内试戴；F. 口内完成咬合记录；G. 完成了咬合记录的恒基托；H. 带咬合记录再次制取印模；I. 模型上确认咬合记录无误；J. 口内试排好的人工牙；K. 完成的赝复体（磨光面观）；L. 完成的赝复体（组织面观）；M. 完成的赝复体戴入口内。

（十一）可能出现的问题及相应处理

1. **戴入困难** 赝复体戴入困难一般是由于卡环过紧、基托过大或进入倒凹过深，可针对原因调改卡环、缓冲基托。

2. **压痛** 基托过大或对组织压迫过紧可造成黏膜压痛，可使用压痛定位材料并结合口内情况找出基托上造成压痛的部位进行缓冲。

3. **咬合不良** 赝复体存在咬合不良时应调改人工牙，有时也需对患者天然牙进行调改。如咬合接触不足或𬌗关系错误，则需要更换人工牙。

4. **固位不良** 赝复体固位不良时，应调改赝复体的卡环或缓冲过长的基托边缘；如固位力明显不足，也可考虑通过种植等手段增加固位体。

5. **基托不贴合** 赝复体基托不贴合会出现赝复体翘动、阻塞器封闭不严等临床表现，可对相应部位进行重衬。

6. **赝复体损坏** 针对具体情况进行修理或重新修复。

7. **基牙脱落** 可在赝复体上加牙修理或重新修复。

二、面部缺损的常规修复方法

在目前的口腔修复临床中，面部缺损较为少见。同时，随着数字化技术的普及，面部缺损多采用数字化方法进行修复。因此，本手册省略对常规修复方法的介绍。

（佟岱）

三、颌面缺损数字化修复

（一）面部缺损的数字化修复

面部赝复体多采用硅橡胶材料制作。由于硅橡胶材料尚不能通过增材制造进行直接三维打印，因此，面部赝复体还不能通过全流程数字化方法直接制作。现阶段，可采用数字化技术设计和制作出蜡或树脂材料的面部赝复体，再通过包埋装胶的方法制作硅橡胶赝复体，也可直接设计和打印出赝复体阴模，再用硅橡胶装胶后形成硅橡胶赝复体，然后完成上色。

面部缺损的数字化修复包括 3 个步骤：面部三维图像获取、计算机辅助设计、计算机辅助制造。

1. 面部三维图像获取　面部三维图像可通过激光扫描、立体摄影扫描、结构光技术扫描和螺旋 CT 扫描等技术获取（图 4-11-3 A）。上述技术的优缺点总结见表 4-11-2。

表 4-11-2　面部三维图像获取技术对比

获取技术	优点	缺点
激光扫描	扫描精度高（最高可达 1 μm）	为避免对视网膜造成损伤，需患者闭眼扫描；扫描时间相对较长；依据光学原理扫描，不适用于倒凹区多、倒凹大的缺损区的扫描
立体摄影扫描	可获得较为精确的皮肤表面颜色和纹理信息，扫描时间短	扫描系统精度相对稍差；依据光学原理扫描，不适用于倒凹区多、倒凹大的缺损区的扫描
结构光技术扫描	扫描精度和扫描时间介于激光扫描和立体摄影扫描之间	依据光学原理扫描，不适用于倒凹区多、倒凹大的缺损区的扫描；对头发和眼睛等特殊结构成像也较为困难
螺旋 CT 扫描	可三维扫描和重建完整的软组织形态、内部骨结构形态	扫描层厚和像素影响其三维重建精度；扫描时间较长，有一定剂量的辐射

面部三维图像获取技术各有优缺点，因此，联合应用两种或多种技术有利于相互弥补不足，获取到复杂面部缺损的三维图像。

2. 计算机辅助设计　面部赝复体的计算机辅助设计（computer-aided design，CAD）主要是在逆向工程软件（如 Geomagic、Imageware 等）或基于上述软件二次开发的专用软件上进行。依据所修复器官的对称性，面部赝复体设计可分为对称性器官（如眼、耳）和非对称性器官（如鼻）的数字化设计（图 4-11-3 B）。对称性器官的数字化设计主要应用镜像法进行，把健侧组织或器官的三维图像镜像翻转至患侧并进行适当调整即可完成设计。非对称性器官的数字化设计可应用数据库法，从数据库中选择形态合适的器官，用于面部缺损的修复；若数据库中没有合适的选择对象，或没有数据库可利用，则可通过扫描具有相似器官外形的健康人面部获得相应数据，再通过适当修整完成面部赝复体的设计。现阶段，设计完成后的赝复体三维数据尚不能直接用于赝复体的三维打印或切削制作。此时，可用赝复体设计数据再设计出赝复体装胶用的阴模（或称为型盒），并根据开盒时不能破坏赝复体的需要，把阴模分成多个部分（图 4-11-3 C）。

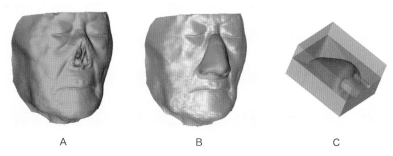

A   B   C

图 4-11-3 面部赝复体的数字化设计过程

A. 应用螺旋 CT 扫描数据重建的面部三维图像；B. 面部赝复体的设计；
C. 赝复体阴模或型盒的分体设计。

3. 计算机辅助制造 计算机辅助制造（computer-aided manufacturing，CAM）技术包括数控切削技术（减法制造）和三维打印技术（增材制造或加法制造），其中三维打印技术更为常用。可将设计好的赝复体三维数据导入三维打印设备，用树脂、蜡等材料打印出面部赝复体，此阶段可在临床进行试戴和修改，然后再通过包埋、装胶，把试戴和修改后的赝复体蜡型或树脂模型转为硅橡胶赝复体；也可直接用树脂材料三维打印出赝复体阴模（型盒），之后将硅橡胶注入阴模（型盒），形成硅橡胶赝复体（参见视频 4-11-1）。

视频 4-11-1　颜面部赝复体的数字化设计及制作

（二）颌骨缺损的数字化修复

颌骨缺损的外科重建中，应用数字化技术辅助植骨比较常见，但在颌骨缺损的赝复治疗中，数字化技术的应用尚处于初步应用阶段。本手册主要介绍以下两种数字化技术。

1. 阻塞器的数字化设计和制作　对于仅需要阻塞器修复的上颌腭部缺损，以及阻塞器和上颌义齿分开制作的分段式上颌赝复体，数字化方法可以完成阻塞器的设计和制作。设计和制作程序包括：①用螺旋 CT 扫描获取上颌骨缺损区数据（CT 扫描时使上下颌牙齿、舌背和上腭黏膜处于分离状态）。②三维重建上颌骨缺损腔的三维图像；对缺损腔图像进行适当修整，保留适当的倒凹。③应用逆向工程软件（如 Geomagic Studio）设计阻塞器或设计出阻塞器的阴模（型盒）。④三维打印阻塞器树脂模型或蜡型，包埋、装胶制作出阻塞器；或三维打印阻塞器阴模（型盒），应用阴模（型盒）直接装胶制作出阻塞器。

2. 上颌骨缺损三维数字模型的获取　上颌骨缺损常常伴有口鼻腔穿通，此类缺损常采用余留牙固位的阻塞器加可摘局部义齿的一体式赝复体进行修复。针对这类缺损，可通过多源数据配准和融合技术来获取包含牙列信息的上颌骨缺损三维精确数字模型。获取方法和流程包括：①用螺旋 CT 获取上颌骨缺损区和上颌牙列数据（CT 扫描时使上下颌牙齿、舌背和上腭黏膜处于分开状态）。②在 Mimics 软件中，以不同阈值分别分割和重建出缺损腔软组织及上颌牙列的三维图像。③用口内扫描仪进行口内扫描，范围涉及上颌牙列、牙龈、软硬腭黏膜，并尽可能多地扫描缺损腔周围。④在逆向工程软件中（如 Geomagic Studio）中，以上颌牙列为共同区域，配准、融合由 CT 扫描和口内扫描分别获得的三维数据（牙列、上腭黏膜和缺损腔口腔侧的数据以口内扫描获取为准，满足可摘式义齿所有组件设计、制作所需精度要求；缺损腔内的数据以 CT 扫描获取为准，满足缺损腔内阻塞器制作的精度要求）。

通过多源数据配准和融合技术获得上颌骨缺损三维数字模型（图 4-11-4）后，可用三维打印法打印出树脂模型，以此模型为工作模型，用传统方法制作上颌赝复体。也可在此数字模型上，直接进行上颌赝复体的设计和制作，但此方法尚在研究和探索中。

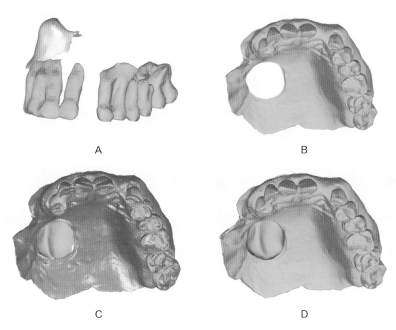

图 4-11-4　上颌骨缺损三维数字模型的建立

A. 应用 CT 扫描数据重建的牙列和缺损腔三维图像；B. 口内扫描获取的三维图像；C. 口内扫描图像（灰色）和 CT 扫描图像（蓝绿色）配准；D. 上颌骨缺损三维数字模型。

（叶红强　周永胜）

第十二节　牙周疾病的修复技术规范

一、可摘式牙周夹板修复

可摘式牙周夹板是患者可以自行摘戴的夹板，制作材料和形式类似于可摘局部义齿。一般采用金属铸造的可摘式牙周夹板（图4-12-1 至图4-12-5）。除了包含可摘局部义齿的各种组成结构外，还设计有足够的固定松动牙的装置。根据使用时间长短，可摘式牙周夹板可以分为暂时夹板（使用时间短于6个月）和长期夹板（使用时间6个月以上至数年不等）。

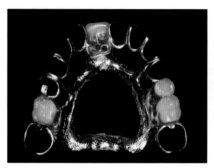

图 4-12-1　可摘式牙周夹板𬌗面观
（周永胜供图）

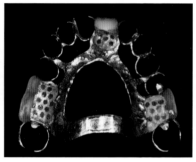

图 4-12-2　可摘式牙周夹板组织面观
（周永胜供图）

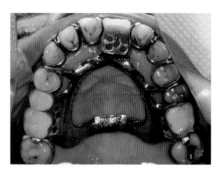

图 4-12-3　戴入可摘式牙周夹板𬌗面观
（周永胜供图）

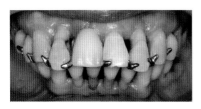

图 4-12-4 戴入可摘式牙周夹板正面观（周永胜供图）

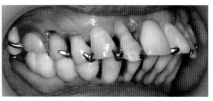

图 4-12-5 戴入可摘式牙周夹板侧面观（周永胜供图）

（一）优点

1. 患者可以自行摘戴。

2. 在有或者无缺失牙的情况下都可以采用。

3. 制作时需要磨除的牙体组织少。

4. 修复后易于保持口腔卫生，并便于进行牙周治疗。

5. 如果出现新的缺失牙，还有修理后继续使用的可能。

6. 价格相对低廉。

（二）缺点

1. 对松动牙的固定效果、重新分配𬌗力的效果、固位效果以及咀嚼效能，可摘式牙周夹板不如固定式牙周夹板。

2. 可摘式牙周夹板显露金属组成部件的可能性比可摘局部义齿更多，对美观有影响。

3. 与可摘局部义齿一样有异物感，体积大、部件多，可能影响发音，甚至引起恶心，需要有一个适应过程。

（三）适应证

1. 牙周炎症被基本控制或已基本消失，需要短期或者长期固定松动牙齿。

2. 可摘式牙周夹板的支持方式应该是牙支持式，牙列缺损患者的余留牙不符合牙支持式义齿的基牙要求时，不适用可摘式牙周夹板修复。

3. 由于某些原因或者对于治疗风险的控制，需要采用相对保守的夹板固定方式。

4. 夹板戴用后不应妨碍余留牙的自洁和患者维护口腔卫生状况。

5. 其他符合可摘局部义齿修复条件者。

（四）治疗设计原则

1. 开始可摘式牙周夹板修复之前，必须进行咬合检查和调整，通过调𬌗消除余留牙的早接触和𬌗干扰，建立功能性𬌗关系，把𬌗力分散到更多的牙齿上。有时还需要通过正畸治疗对松动移位牙进行复位。

2. 可摘式牙周夹板应该设计有足够的松动牙固定装置，例如固定卡环、双翼钩、颊钩等。必要时还应设计覆盖牙列𬌗面的𬌗垫，在恢复咬合关系的同时，还可以固定松动牙，分散𬌗力，消除𬌗创伤。

3. 固定卡环不同于固位卡环，任何部分不应进入倒凹区，卡环臂位于外形高点观测线之上，卡环的颊、舌两臂相互作用，起到固定松动牙的作用。

4. 其他关于固位、支持和稳定的设计原则与可摘局部义齿修复设计相同。

（五）操作程序与方法

可摘式牙周夹板修复的操作程序和方法见表 4-12-1。

表 4-12-1　可摘式牙周夹板修复的操作程序和方法

步骤	方法	要求
咬合检查	1. 通过视诊、扣诊，以及用咬合纸、蜡片，找出早接触点及𬌗干扰点 2. 必要时制取模型和𬌗记录，上𬌗架进行检查分析	确定调整咬合的方案、调磨的部位和范围
调𬌗	1. 标记调整的范围、具体位置和需要调改的量 2. 磨短伸长牙，磨改不均匀磨耗的边缘嵴、楔状牙尖、过陡牙尖和斜面，调整宽平𬌗面形态 3. 消除正中𬌗的早接触点、前伸𬌗和侧向𬌗的干扰点	建立功能性𬌗

步骤	方法	要求
修复设计	1. 设计不同形式的松动牙固定装置 2. 增加提供支持的基牙数目，分散𬌗力 3. 固位和稳定方面的设计类似于牙支持式可摘局部义齿	固定松动牙，同时为修复体提供固位、支持而使其稳定，并分散𬌗力，恢复咀嚼功能
牙体预备（与可摘局部义齿的区别以及注意事项）	1. 固定卡环的卡环臂在观测线的𬌗方 2. 长臂卡环的近牙体部段置于患牙观测线的𬌗方起固定作用，卡环臂尖端部分置于健康牙观测线的龈方倒凹，起到固位作用 3. 连续卡环的卡环丝位于观测线的𬌗方 4. 颊钩的钩端位于颊侧外展隙近龈部位，体部越过𬌗面进入舌（腭）侧 5. 双翼钩位于相邻两前牙之间切 1/3 外展隙	根据固定卡环和固位卡环的设计进行倒凹区修整
制取印模	1. 制取前对余留牙之间无用的倒凹或者间隙利用黏蜡等进行填塞 2. 选择合适的托盘，不对余留牙产生不当的推力 3. 选择弹性良好的印模材，并且正确调拌和使用	避免对松动牙的推移或使其变形，制取准确的解剖式印模
𬌗记录 / 颌位记录	1. 确认已经消除了正中𬌗的早接触点、前伸𬌗和侧向𬌗的干扰点 2. 制取时注意原有的早接触点和干扰点产生的习惯性颌位偏差	制取功能性𬌗的𬌗记录 / 颌位记录
试支架和试排牙	1. 戴入时不对松动牙产生不当推力 2. 检查固定部件和固位卡环是否准确就位 3. 和患者再次沟通金属部件的显露	确定各固定部件产生作用，取得良好的固位、稳定和支持
初戴	与试支架和试排牙类似，还需关注人工牙和鞍基在就位过程中不对松动牙产生不当推力	牙周夹板不仅有良好的固位、稳定和支持，还对患牙有良好的固定作用，并恢复功能性𬌗上下牙之间广泛、均匀的接触

（六）修复后的问题及处理

1. 殆关系的变化

（1）在戴用可摘式牙周夹板以后，要定期复查殆关系。

（2）及时发现新产生的余留牙早接触点和殆干扰，及时去除。

（3）及时调整夹板，保持殆的稳定性及殆力的均匀分布，将殆力维持在牙周组织可以耐受的限度内，促进牙周组织的恢复和健康。

（4）对于同时修复缺失牙的可摘式牙周夹板，要注意保护余留牙与基牙，使殆力与牙周、黏膜的耐受力相协调。

2. 出现类似于可摘局部义齿修复时的常见问题　处理方法参照可摘局部义齿修复后问题的处理。

3. 积极的牙周维护和支持治疗

（1）定期复查患牙以及其他余留牙的牙周状况，酌情进行牙周维护、治疗。

（2）根据牙槽骨进一步吸收和牙齿松动度加重的情况，以及基牙的牙周支持组织情况，通过夹板修理或者重新修复以增加基牙。

二、固定式牙周夹板修复

固定式牙周夹板是指经过粘固，患者不能自行取下，需要较长期和长期戴用的夹板。根据使用时间长短，固定式牙周夹板也可以分为暂时夹板（使用时间短于 6 个月）和长期夹板（使用时间 6 个月以上至数年不等）。根据固定和固位形式的不同，固定式牙周夹板又有多种类型（见表 4-12-2）。

（一）优点

1. 固定式牙周夹板对松动牙的固定效果以及分配殆力的效果好。

2. 与固定桥相对于可摘义齿的优点类似，固定式牙周夹板有更好的固位、支持、稳定效果和咀嚼效能，在美观、舒适、方便等方面更优越。

（二）缺点

1. 长期固定式牙周夹板有严格的适应证，适用范围相对狭窄。

表 4-12-2　固定式牙周夹板的分类、特点和适应证

根据使用时间分类	根据固定和固形式分类	特点	适应证
	结扎固定夹板	1. 利用牙线、尼龙线、外科丝线、软细不锈钢丝等作为结扎材料，通过连续结扎将松动牙固定在邻近的健康基牙上 2. 一般用双环线打外科结固定在一侧尖牙上，再 "8" 字形连续结扎其他牙，再固定于对侧尖牙上 3. 结扎后可将树脂涂抹在结扎丝上，形成联合夹板效果，以避免结扎丝松脱并加强其固定效果	1. 一般使用 1～2 周 2. 仅适用于前牙区，无缺失牙的情况
暂时夹板	粘接固定夹板	在相邻牙的邻面接触区使用高强度的树脂水门汀，将松动牙粘接固定在一起	1. 使用时间短于 6 个月 2. 仅适用于前牙区，无缺失牙的情况 3. 操作简便，不影响牙齿的形态、舒适度好 4. 固定效果一般
	光固化树脂夹板	对牙齿表面进行粘接处理，然后将复合树脂粘接在牙面上，将多个松动牙连接在一起	1. 使用时间短于 6 个月 2. 仅适用于下前牙区，无缺失牙的情况 3. 操作简便，不影响咬合和美观 4. 固定强度一般。为了增加强度，可在树脂内埋入预成的玻璃纤维带

续表

根据使用时间分类	根据固定和固位形式分类	特点	适应证
长期夹板	粘接翼板式夹板（图4-12-6至图4-12-10）	1. 类似于粘接桥，常用非贵金属制作的翼板及烤瓷桥体修复，或用玻璃纤维加强复合树脂制作翼板和桥体 2. 采用树脂水门汀粘接固定于牙齿的舌侧，固位形式是单纯粘接固位，也可以在翼板的组织面增加钉突等机械固位	1. 一般用于前牙区，无缺失牙或者有1~2个缺失牙 2. 随着粘接技术的提高，已经成为一种可以中长期使用的夹板
	以全冠为固位体的固定式夹板	1. 设计原理和制作方法与全冠、固定桥相同 2. 数个松动牙上的全冠采用整体或焊接法连接在一起，形成夹冠；如有缺牙，则设计成桥体 3. 全冠固位体的龈边缘一般位于龈上，保留正常的邻间隙以利于自洁，适当减小牙尖斜度、增加溢出沟、加大外展隙，减小侧向力 4. 夹板应跨过牙弓的中线，形成弧形夹板 5. 固定效果良好，可以使牙齿抵御来自各个方向的外力 6. 操作技术较复杂，需磨除较多的牙体组织，有可能损伤牙髓，且价格较昂贵	1. 适用于前牙区和后牙区，无缺失牙或者有缺失牙，且缺失牙数目和分布适用固定桥修复的情况 2. 确定健康基牙的牙位和数目时要考虑松动牙的分布、牙周状况，以及缺失牙的数目和分布，参照固定桥的基牙选择原则
	固定-可摘联合式夹板	1. 常用套筒冠式夹板，或者采用精密附着体将固定式夹板部分与可摘式夹板部分或者分段的固定式牙周夹板连接 2. 固定效果类似于固定式夹板 3. 易于清洁，便于牙周卫生的保持 4. 美观效果较好 5. 牙体磨除量较大，制作复杂 6. 价格较昂贵	1. 适用于前牙区和后牙区 2. 当需要固定的松动牙数目过多或者分布分散，或者缺失牙数目过多或者分布情况不能单纯用固定式夹板修复时，使用此类夹板

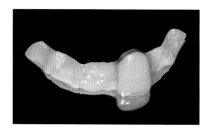

图 4-12-6 粘接翼板式夹板

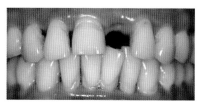

图 4-12-7 粘接翼板式夹板修复前
正面观

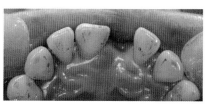

图 4-12-8 粘接翼板式夹板修复前
腭侧面观

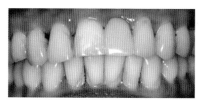

图 4-12-9 粘接翼板式夹板修复后
正面观

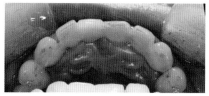

图 4-12-10 粘接翼板式夹板修复后
腭侧面观

2. 采用以全冠为固位体的固定式牙周夹板时，一般需要切割较多的牙体组织，设计不当或者牙体预备操作不慎还可能造成预备体的牙髓暴露，在修复后期有出现牙髓病变的可能。

3. 与可摘式牙周夹板比较，无论是单纯粘接固位还是同时依靠粘接和机械固位，固定式牙周夹板的操作技术都较复杂。

4. 长期固定式牙周夹板修复后，固定范围内的牙需要治疗或者夹板需要修理时，通常只能采用破坏夹板的方式取下。

5. 固定式牙周夹板的清洁不如可摘式牙周夹板方便。

6. 与可摘式牙周夹板比较，固定式牙周夹板的价格较昂贵。

（三）适应证

各种类型的固定式牙周夹板的适应证详见表 4-12-2。此外，修复设计时还有以下注意事项：

1. 个别牙或者一组牙松动，或其间存在个别缺失牙，但余留牙在牙列上的位置正常，有健康牙可以选作基牙者，才能进行固定式牙周夹板修复。

2. 邻近缺牙区的余留牙松动，但靠近松动牙处有健康牙，联冠固定松动牙后可以作为可摘局部义齿的基牙。

3. 对于适合半切术、分根术和截根术的病例，术后用固定式牙周夹板固定松动牙和修复牙体缺损。

4. 需固定的松动牙范围大、颊舌向固定效果差时，可分段制作固定式牙周夹板，并利用套筒冠、精密附着体等，设计成弧形或两侧相互抗衡的固定式牙周夹板。

（四）治疗设计原则

1. 经过可摘式牙周夹板治疗，疗效良好者，以及牙周炎症基本消失或者控制，牙齿松动需要长期固定者，可以开始长期固定式牙周夹板修复。

2. 无论是暂时的还是长期的固定式牙周夹板，基本设计原则都是将多数单根牙连接成一个新型的"多根巨牙"，形成牢固的整体和新的咀嚼单位。尽量将夹板沿着牙弓外形设计成弧形，可以达到良好的固定效果，也可以增加牙周支持组织的耐受力，减少创伤。

3. 长期固定式牙周夹板的设计原理和制作方法与固定桥（粘接桥和双端固定桥）相同。选择固定方法以及固位体的类型时，严格遵循微创的原则，并且要有利于口腔卫生和牙周健康的维护。

（五）操作程序与方法

1. 咬合检查和调𬌗　修复开始前要对余留牙进行咬合检查和调𬌗，方法同可摘式牙周夹板修复。

2. 确定固定式牙周夹板的范围

（1）根据患牙的牙槽骨吸收情况、牙周膜面积减少情况以及患牙的分布，确定被一起固定的健康牙。

（2）基牙的选择原则参照双端固定桥，以发挥健康牙的牙周组织潜力和代偿功能，从而补偿功能不全的患牙。

（3）如果合并修复缺失牙，要增加健康牙作为基牙。

（4）为了达到良好的固定效果，夹板最好越过牙弓的中线，形成弧形夹板。

3. 牙体预备

（1）对于暂时固定式牙周夹板，为口内法直接制作，一般不需要牙体预备。

（2）粘接翼板式夹板的牙体预备方法参照相同材料制作的粘接桥。

（3）以全冠为固位体的固定式夹板以及固定－可摘联合式夹板的固定式夹板部分，其牙体预备方法与全冠、固定桥修复相同，一般设计龈上边缘。固定－可摘联合式夹板的可摘式夹板部分，其牙体预备方法参照可摘式牙周夹板。

4. 制取印模（只有长期固定式牙周夹板需要）

（1）固定式牙周夹板修复需要制取清晰准确的解剖式印模，印模的要求和制取方法参照全冠或者固定桥修复。

（2）制取印模的过程中避免对松动牙的推移或使其变形。

（3）选择弹性良好的印模材。

5. 𬌗记录／颌位记录（只有长期固定式牙周夹板需要）根据缺失牙的数目、余留牙的咬合关系决定𬌗记录／颌位记录的方法，参照固定桥或者可摘局部义齿修复。

6. 夹板的试戴（只有长期固定式牙周夹板需要）

（1）粘接翼板式夹板的试戴方法参照粘接桥。

（2）以全冠为固位体的固定式夹板以及固定－可摘联合式夹板的固定夹板部分的试戴方法，参照双端固定桥。固定－可摘联合式夹板的可摘夹板部分的试戴方法，参照可摘局部义齿。

7. 夹板的粘接固定

（1）粘接固定夹板和光固化树脂夹板为口内直接制作并固定，操作中注意运用橡皮障等隔湿措施，保留各个牙原有的颈外展隙以利于自洁。粘接剂和粘接树脂不越过切舌线角，以免影响咬合；并且与轴面移行，不形成悬突，以免刺激牙周组织和影响口腔卫生。

（2）长期固定式牙周夹板的粘接固定方法参照粘接桥和双端固定桥。

8. 再次行咬合检查和调𬌗　去除夹板范围内的早接触点和咬合干扰点，建立上下牙咬合接触广泛、均匀的功能性𬌗，酌情磨光、抛光。

（六）修复后的问题及处理

1. 在戴用固定式牙周夹板以后，常出现的问题包括基牙的过敏性疼痛、咬合痛、自发性疼痛，龈缘炎、牙槽嵴黏膜炎，基牙松动，夹板松动、脱落，夹板破损等，类似于固定桥修复后可能出现的问题。处理方法可以参照固定桥修复后问题的处理。

2. 固定式牙周夹板修复后，要有严格的牙周维护和支持治疗。定期复查固定范围内患牙牙槽骨进一步吸收和患牙松动度加重的情况，以及健康牙的牙周支持组织情况。一般要定期进行 X 线或者 CT 检查。

3. 对于固定式牙周夹板范围外的余留牙，也要定期复查𬌗关系，发现问题后及时调整，去除𬌗干扰。

（李健）

第十三节　先天性缺牙患者的修复治疗原则

由于对先天缺牙病因机制的认识有限，以及遗传性发育缺陷的不可逆性，目前对已出生患者，还没有临床可采用的针对病因的根治方法，仅仅为对症治疗。

个别牙缺失很少造成严重的后果，但先天多个牙缺失或全口无牙往往严重影响患者的口腔功能，如咀嚼、发音、外观，甚至影响到患者的社会心理和自我评价。因此，口腔的临床治疗不仅仅是修复患者的缺失牙，从而恢复口腔功能，同时也是一种对患者的社会心理支持。此类患者由于牙槽嵴条件差，常见余留牙小牙和（或）锥形牙畸形，𬌗曲线异常，以及因缺牙导致的软组织功能代偿等，都严重影响修复体的固位和稳定，给修复工作带来很大的困难。本节主要介绍对多数牙先天缺失患者的治疗原则。

一、早期修复

早期修复治疗的根本目标是恢复口腔功能，维持咬合高度，促进面部发育。缺失乳牙多的患儿，从母乳过渡到常规饮食非常困难，需要大人将食物切碎后喂养，因此需要义齿修复的愿望非常强烈。多颗乳牙缺失的患儿往往是外胚叶发育不全综合征的患者，除牙齿缺失外，还有毛发稀疏、皮肤干燥、无汗或少汗等特征。

对于这类患者，应该积极给予早期修复，不仅是为了尽早恢复正常的咀嚼功能、发音功能，恢复美观和外形，还为了防止𬌗曲线改变、牙槽嵴因废用而出现严重萎缩，以及颌骨和面部外形的改变，为将来成人后做种植义齿等修复创造条件。另外，早期修复对于恢复面部正常外观、维持正常的社会交往和患儿心理的健康发展都有重要意义。在这一阶段主要采用可摘义齿的修复方法。一般3岁以后，待患儿能够配合，就可以开始修复。随着生长发育，每1~2年需更换义齿。

二、根据患者不同就诊年龄的治疗措施

先天缺牙的患者到口腔科就诊的主要目的是改善进食以及美观。因此，制定以口腔修复为主导的治疗措施是基本原则，也就是根据患者的情况以及各种修复体的利弊，决定何时修复和采用什么方法修复（表4-13-1）。

1. 患者在幼儿期就诊，一般是乳牙缺失比较多，口腔医生要以可摘义齿帮助建𬌗为主要目的的。一方面是为了恢复咀嚼功能，改善美观，另一方面也是为了防止缺牙对颅面部生长发育产生进一步的影响。

2. 患者在混合牙列期就诊，多数是因为乳牙缺失不多而恒牙缺

失，在替牙期发现缺牙，口内滞留部分乳牙，牙齿参差不齐。这时候要根据缺失情况，因势利导。

（1）缺牙不多者，要根据恒牙缺失的部位、乳牙的松动度等因素考虑。可以用树脂修补以恢复牙齿外形，采用临时冠桥、局部义齿等方法恢复功能和美观，维持正常的殆曲线。然后进一步从长计议，比如在儿童口腔科、正畸科的帮助下，为最终的咬合重建创造条件。

（2）缺牙多者，需要及时以可摘义齿修复，阻断不良的咬合习惯，逐步调整建立稳定的咬合（图4-13-1）。儿童口腔科可以采取干预措施，根据生长发育规律序列拔牙，以减少缺牙对牙列完整及咬合的影响。

（3）在混合牙列晚期或恒牙列早期，多数患者需要正畸科帮助。以最终的修复形式为导向，正畸医生集中或关闭间隙，升高后牙，压低过萌牙齿，调整殆曲线，为最终的咬合重建创造条件。

3. 成人期就诊的患者，要以咬合重建为主要目的进行设计。根据患者的情况和要求，以及能付出的时间和经济状况等，采用可摘义齿、固定义齿、种植义齿修复。

表4-13-1　患者不同就诊时期采用的相应修复治疗措施

就诊时间	修复治疗措施
幼儿期	全口义齿、覆盖义齿、可摘局部义齿
混合牙列期	
缺牙不多者	正畸，树脂修复牙齿外形，临时冠桥、可摘局部义齿修复
缺牙多者	根据情况选择正畸、覆盖义齿、可摘局部义齿
成人期	正畸，咬合重建（可摘义齿、固定义齿、种植义齿）

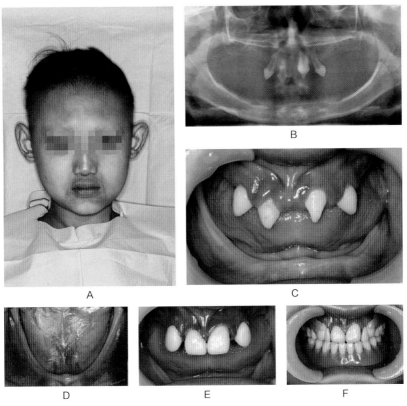

图 4-13-1 一位 15 岁先天缺牙（外胚叶发育不全）患者的修复治疗

A. 患者正面相，可见毛发稀疏、皮肤干燥等特征；B. 患者曲面体层片，可见缺牙区无牙胚；C. 患者口内正面相，可见仅有 4 颗切牙，呈锥形；D. 患者口内下颌相，可见下颌牙槽嵴低平；E. 患者口内正面相，可见聚合瓷牙冠恢复牙齿外形；F. 患者口内正面相，可见上颌局部义齿、下颌全口义齿修复后。

三、多学科协作治疗

先天缺牙患者的口腔保健需要由多学科交叉团队来协作设计和处理，各专业人员会从患者的最大利益出发为其提供积极的治疗。团队中的所有学科对于保证治疗的成功而言都是必需的，但是在治疗过程中，不同学科技术的贡献是不同的。

在早期，可能是儿童口腔科医生接诊，患者家属询问牙齿萌出少的问题，或者因余留乳牙有龋病或牙周炎而就诊。还有可能直接找修复科医生，希望做义齿恢复美观和功能。到混合牙列或恒牙列早期，患者也可能去儿童口腔科询问替牙期的问题，或者因恒牙的龋病和牙周炎找牙体牙髓科和牙周科医生，或者是患者和家长感觉牙齿大小不一、排列不齐，找正畸科医生或修复科医生。到成人期，患者会寻求永久性修复，要做修复前正畸甚至正颌手术，要对余留牙齿的健康进行牙体和牙周的治疗与维护，要外科拔除不需要的乳牙，实施包含种植在内的咬合重建修复。永久修复后，还要进行口腔医疗维护。各学科既能发挥自己的专长，又能使患者在各科室间"无缝衔接"，这是最理想的情况，也能得到最好的结果。

四、持续终身的口腔健康序列治疗

由于牙齿缺失是先天因素造成的，患儿及家属发现后就可能寻求口腔医生的帮助。如果有较多的乳牙缺失，会在学龄前开始就诊；如果仅有恒牙缺失，会在青少年时期就诊。初期的健康维护包括余留牙齿的疾病治疗，以及义齿修复。替牙期后的健康维护包括余留牙齿的疾病治疗、正畸治疗、修复治疗等。成人后的健康维护仍然包括余留牙齿的疾病治疗，还包括种植义齿等方式的修复以及不间断的健康维护。患者如果能遵循序列治疗的方式，则能将牙齿缺失带来的影响降低到最小，能尽量保留余留牙的健康寿命和余留牙牙槽嵴的高度，能满足咀嚼、美观、发音的基本要求，使颅面形态得到良好发育。否则，仅在成人后才来寻求帮助，则正畸和修复治疗都会更加复杂，无法满意实施。患者可能由于颌骨发育异常，需要正颌手术；可能由于牙槽嵴严重吸收，无法进行种植手术；甚至由于长期习惯口腔没有牙齿，连可摘义齿都无法适应，终身都不能达到基本的咀嚼和美观要求。即便成人期已经进行了咬合重建治疗，也需要不间断地开展口腔健康维护，定期随访，及时解决出现的问题。

因此，先天缺牙患者的修复治疗是持续终身的，也是根据不同就诊时期，循序渐进的序列治疗。

（冯海兰　韩冬）

第十四节　数字化修复技术操作规范

一、数字化固定修复

数字化固定修复技术主要分为椅旁和非椅旁两大类，其临床应用流程一般包括牙体预备、三维扫描、数字化设计、数字化制造、修复体戴入等。如果在三维扫描时采用的是口内扫描的方法，可配合椅旁 CAD/CAM 设备实现椅旁全数字化修复。本节主要介绍椅旁数字化固定修复技术。

（一）优点

与立足于操作者"经验、技巧"的口腔固定修复传统手工工艺相比较，以计算机辅助设计和制造（CAD/CAM）技术为典型代表的口腔数字化固定修复技术，其特点是用高精度三维扫描仪替代口腔技师的目测，用智能化、自动化的 CAD 软件替代技师的经验，用高精度数控加工设备替代技师的双手。大量研究表明，该技术对修复体的设计、加工精度普遍高于传统纯手工操作技术，且难度有所降低。而且所用材料先在工厂标准化预制，后在加工厂数控切削或 3D 打印而成，避免了传统手工压铸成形时可能出现的缺陷和质量不稳定，其修复效果的可重复性和稳定性明显增强。此外，目前应用广泛的氧化锆材质的口腔修复体由该技术设计制作而成，如果采用椅旁数字化修复技术，可在单次就诊时间内完成修复体的戴入。

（二）缺点

临床医生与技师均需要花费时间学习三维扫描、计算机辅助设计和计算机辅助制造方面的新知识，初期应用时工作效率会略有下降。与传统纯手工技术相比，加工成本相对较高，对牙体预备的要求相对更高，且相关软硬件设备购置成本较高。此外，椅旁数字化修复技术需要消耗医生更多的椅旁时间。

（三）适应证

1. 牙体缺损。
2. 畸形牙或过小牙。

3. 牙间隙。

4. 轻、中度的牙色异常。

5. 轻度牙列不齐。

6. 牙列缺损。

不同类型修复体的常见适应证见表 4-14-1。

表 4-14-1　不同类型修复体的常见适应证

适应证	贴面	嵌体	高嵌体	全冠	固定桥
牙体缺损	√	√	√	√	
畸形牙或过小牙	√			√	
牙间隙	√			√	
轻、中度的牙色异常	√			√	
轻度牙列不齐	√			√	
牙列缺损					√

下列临床情况应谨慎对待：

1. 应用全瓷贴面修复重度异色牙。

2. 存在紧咬牙、磨牙症等口腔副功能时应用数字化全瓷修复。

3. 椅旁数字化固定修复用于固定桥修复。

（四）治疗设计原则

1. 基本治疗设计原则与传统固定修复相同。

2. 应用口内三维扫描获取直接数字印模时，需要预留更加充足的邻面牙体预备量、清晰明确地暴露肩台外缘，方能获取完整、准确的数字印模（视频 4-14-1）。

视频 4-14-1　先临三代扫描前磨牙全锆冠预备体及临床试戴检查

3. 全氧化锆修复体的牙体预备量与要求同金属修复体，氧化锆烤瓷修复体的牙体预备量与要求同非贵金属烤瓷修复体。

4. 氧化锆与饰瓷之间的结合方式以物理嵌合为主，为避免饰瓷层折裂，基底冠桥应尽量采用回切法设计，并尽可能保证饰面瓷的厚度均匀一致，避免出现瓷层厚度突然变化。

5. 尽管氧化锆的硬度较高，但韧性不如金属。因此，以氧化锆作为固定桥材料时，要求其连接体的𬌗龈径与横截面面积大于非贵金属材料修复体，否则易发生远期折裂。

（五）操作程序与方法

操作程序与方法见图 4-14-1。

1. 口腔准备　其要求与常规固定修复相同。

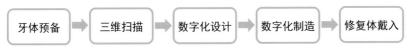

图 4-14-1　口腔数字化固定修复的一般流程

2. 牙体预备　操作程序和方法与常规固定修复相同（图 4-14-2 和图 4-14-3）。注意事项如下：

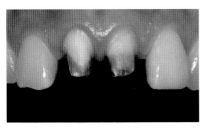

图 4-14-2　牙体预备后

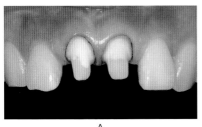

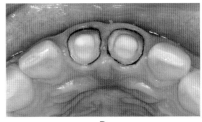

A　　　　　　　　　　B

图 4-14-3　纤维桩树脂核𬌗面观

A. 正面观；B. 𬌗面观。

（1）应用口内三维扫描获取直接数字印模时，需要更加充足的邻面牙体预备量。

（2）采用数控切削工艺制造修复体时，预备体最小外形尺寸处不小于数控机床切削车针的最小直径，以确保切削时车针能够进入并形成与预备体形态精准适合的修复体。

3. 制取数字化印模　完成牙体预备后，通过排龈等方法清晰暴露预备体边缘，三维扫描制取数字化印模。

（1）选择口内扫描系统直接扫描口内预备体、邻牙、对殆牙三维形态信息，以及咬合状态下的上下牙唇颊面信息，以用于上下颌牙齿的咬合配准（图 4-14-4）。

（2）或者按常规方法制取上下印模及咬合记录，三维扫描印模及咬合记录，随后数字印模可通过反转法向转换为数字模型。

（3）或者按常规方法制取上下印模并灌注模型，再三维扫描模型完成上下颌模型及咬合关系扫描。

4. 数字化设计　使用计算机辅助设计软件完成固定修复体的形态设计（图 4-14-5 至图 4-14-11）。

5. 数字化制造　采用数控切削或 3D 打印工艺完成修复体加工（图 4-14-12 至图 4-14-13）。

6. 临床试戴与粘接　临床试戴、调整、染色、上釉、抛光、粘接（图 4-14-14）。

上述流程中，如果在三维扫描时采用的是口内扫描的方法［步骤 3 中的第（1）种方法］，可配合椅旁 CAD/CAM 设备实现椅旁全

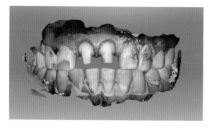

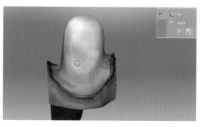

图 4-14-4　口内三维扫描获取直接数
　　　　　　字化印模

图 4-14-5　定义肩台外缘线

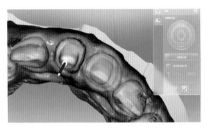

图 4-14-6 确定就位道

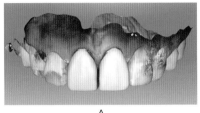

A

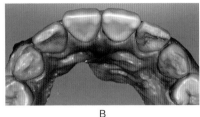

B

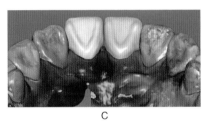

C

图 4-14-7 全冠外形初步设计
A. 唇面观；B. 切端；C. 舌面观。

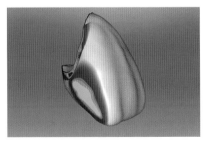

图 4-14-8 邻面接触区设计

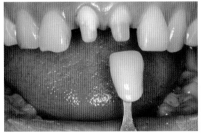

图 4-14-9 邻牙比色

数字化修复，可在单次就诊时间内完成修复体的戴入（视频4-14-2）。

7. 注意事项

（1）关于数字化全瓷修复材料：数字化全瓷修复时，需根据所选择的全瓷材料确定不同类型修复体的最小厚度（表4-14-2），临床

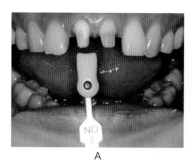
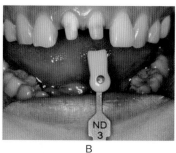

图 4-14-10　基牙比色

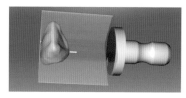

图 4-14-11　CAM 设计

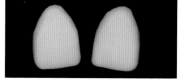

图 4-14-12　数控切削完成的修复体

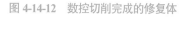

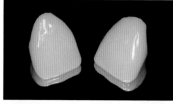

图 4-14-13　结晶完成的修复体

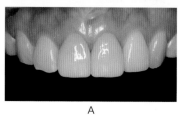

A

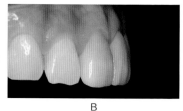

B

图 4-14-14　修复体试戴、调磨与永久粘接

A. 唇面观；B. 唇面 45° 角。

视频 4-14-2　爱迪特椅旁 CAD/CAM

表 4-14-2　不同材料的不同类型修复体建议的最小厚度

材料类型	贴面	嵌体 / 高嵌体	全冠	固定桥
长石质瓷和白榴石增强长石质瓷	肩台 0.5 mm, 唇面 0.5～0.8 mm, 切端 1.5 mm, 𬌗面 2 mm（𬌗贴面）	𬌗面深度 1.5～2 mm（牙尖处 2 mm）, 𬌗面最小宽度 1.5 mm	𬌗面 / 切端 2 mm, 肩台 1 mm, 轴面 1～1.5 mm	—
二硅酸锂增强玻璃陶瓷	肩台 0.3～0.5 mm, 唇面 0.5～0.8 mm, 切端 1～1.5 mm, 𬌗面 1～1.5 mm（𬌗贴面）	𬌗面深度 1～1.5 mm, 𬌗面最小宽度 1～1.5 mm	𬌗面 / 切端 1.5 mm, 肩台 0.8～1 mm, 轴面 1～1.5 mm	𬌗面 / 切端 1.5 mm, 肩台 0.8～1 mm, 轴面 1～1.5 mm
氧化锆陶瓷	肩台 0.3 mm, 唇面 0.5 mm, 切端 1 mm, 𬌗面 1 mm（𬌗贴面）	𬌗面深度 1 mm, 𬌗面最小宽度 1 mm	𬌗面 1～1.5 mm, 肩台 0.5 mm, 轴面 0.8～1.2 mm	𬌗面 1～1.5 mm, 肩台 0.5～1 mm, 轴面 0.8～1.2 mm

注：所有修复类型所用材料均默认为单层材料；舌贴面的厚度要求同𬌗贴面；涉及轴面预备时，预备量（修复体厚度）需依据去除倒凹，保证聚合度及肩台宽度及𬌗面宽度的要求来适当调整。

可依据修复体最小厚度要求进行牙体预备；当轴面倒凹较大时，轴面预备量会相应变大。

（2）关于轴面聚合度：需应用数控切削设备制造修复体时，预备体轴面聚合度不小于 6°~8°（4~5 轴联动切削设备）或 10°~15°（3 轴联动切削设备）。

（3）关于数字化设计时的参数设置：参数设置与 CAD/CAM 修复体的就位、固位、邻接、咬合、边缘适合性和强度密切相关，所以合理的参数设计有利于提高修复体的精度和质量。具体参数包括邻接触松紧度、咬合接触松紧度、咬合面和轴壁最小厚度、粘接剂厚度、间隙厚度等。在应用过程中，除按厂家说明设置参数外，建议按照每套设备制作的修复体实际情况进行微调。

（4）关于试戴：包括氧化锆在内的数字化全瓷修复材料的韧性较差，因此在初就位时，应采用边调磨边缓慢就位的方式，避免施加过大压力，否则易导致边缘和轴面折裂。

二、其他类型数字化修复的应用介绍

（一）可摘局部义齿的数字化修复流程

1. 初始数字模型　直接口内三维扫描（参见视频 4-14-3），或制取实体印模、灌注初模型后扫描模型，获得初始数字模型。

2. 虚拟模型观测　在 CAD 软件中对数字化模型进行虚拟观测，确定就位道，确定修复方案。可进一步进行虚拟牙体预备并设计和制作牙体预备导板，以及基于初模型数字化设计和制作个别托盘。

3. 牙体预备　完成可摘局部义齿的牙体预备（如已制作牙体预备导板，可在导板引导下进行预备），并制取终印模（可借助数字化设计和制作的个别托盘）。

4. 终模型扫描　可采用口内直接扫描或按常规方法制取上下印模并灌注模型，再通过模型扫描仪完成上下颌模型及咬合关系扫描。

视频 4-14-3　下颌牙列缺损扫描

5. 数字化设计　使用计算机辅助设计软件完成可摘局部义齿支架的设计（参见视频 4-14-4），也可同时进行人工牙和基托设计。

视频 4-14-4　前知智能推荐与智能匹配设计

6. 数字化制造　临床常规采用数控切削或 3D 打印技术（参见视频 4-14-5）完成可摘局部义齿支架的加工，随后由技工室进行手工排牙和基托制作，完成可摘局部义齿加工。

视频 4-14-5　活动义齿支架智能排版打印

7. 临床戴入　临床调整、戴牙（应用 3D 打印的牙体预备导板，可在导板引导下进行预备后戴入预先制作完成的义齿，参见视频 4-14-6）。

视频 4-14-6　智能可摘局部义齿修复

（二）全口义齿的数字化修复流程

1. 初模型扫描　制取初印模，直接扫描印模并反转法向，或灌注石膏模型后扫描模型。

2. 个别托盘的设计和制作　基于初模型数字化设计和制作个别托盘。

3. 终模型扫描　由于无牙颌黏膜存在较大面积平坦区域，以及需要特殊的肌功能整塑，当前不适合使用口内直接扫描，通常利用上一步骤制作的个别托盘按常规方法制取上下印模，通过模型扫描仪扫描印模，或者灌注模型后再通过模型扫描仪完成上下颌模型扫描。

4. 颌位关系扫描 基于终模型数据数字化设计暂基托并三维打印，然后制作蜡堤，使用临床常规方法记录颌位关系，并通过模型扫描仪扫描颌位关系记录。

5. 数字化设计 基于印模和颌位关系三维扫描数据，使用计算机辅助设计软件完成全口义齿的设计。

6. 数字化制造 采用数控切削或 3D 打印技术完成最终全口义齿修复体的制作；或者先完成全口义齿"蜡型"（材质可以是蜡，也可以是聚乳酸、树脂等）的数字化制造，然后再装胶或注塑。

7. 临床戴入 临床调整、戴牙。

以上是将数字化技术融合到常规全口义齿修复方法后所实现的临床应用流程，患者临床就诊次数与传统方法一致。2018 年孙玉春等研发出"功能易适数字化全口义齿"，用数字化技术简化临床与技工室的操作流程，减少患者就诊次数，提高修复效率。其具体流程如下：

1. 初印模及初始颌位关系扫描 使用成品托盘制取上下颌初印模，并使用改良的上颌成品托盘与印模膏记录上下颌初始颌位关系，然后由模型扫描仪直接扫描获取初印模与初始颌位关系数据。

2. 全口诊断义齿数字化设计与制造 基于初印模与初始颌位关系数据，使用计算机辅助设计软件完成全口诊断义齿（兼具闭口式印模托盘、𬌗托、试戴义齿功能）的设计。采用 3D 打印技术完成全口诊断义齿（材质可以是蜡，也可以是聚乳酸、树脂等）的制造。

3. 终印模和最终咬合关系数据获取 使用诊断义齿制取上下颌终印模，并进一步调整、确定和记录上下颌戴用诊断义齿后准确的咬合关系，必要时还可以结合患者意见对诊断义齿的外形（如丰满度、口角线位置等）进行调整和重新标记，然后由模型扫描仪再次扫描调整后的诊断义齿及其咬合关系，获取相应数据。

4. 全口义齿数字化设计与制作 基于终印模和诊断义齿最终形态及咬合关系数据，使用数字化设计软件完成最终全口义齿的设计。采用 3D 打印技术完成全口义齿"蜡型"（材质可以是蜡，也可以是聚乳酸、树脂等）的制造，并通过装胶或注塑完成终义齿制作。

5. 临床戴入：临床调整、戴牙。

（全口义齿修复技术的具体内容见本书第四章第四节。）

（三）种植义齿的数字化修复流程

种植义齿修复的基本流程见第四章第六节。应用数字化技术进行种植义齿修复时，特殊流程如下：

1. 制取数字化印模　三维扫描制取种植义齿数字化印模。

（1）选择口内扫描系统直接扫描种植体［扫描杆（scan body）］、邻牙、对𬌗牙三维形态信息，以及咬合状态下的上下牙唇颊面信息，以用于上下颌牙齿的咬合配准（参见视频 4-14-7）。

视频 4-14-7　无牙颌种植固定修复口内三维扫描

（2）或者按常规方法制取上下印模及咬合记录，三维扫描印模及咬合记录，随后数字印模可通过反转法向转换为数字模型。

（3）或者按常规方法制取上下印模并灌注模型，再三维扫描模型完成上下颌模型及咬合关系扫描。

2. 数字化设计　使用计算机辅助设计软件完成数字化种植修复体的形态设计。

3. 数字化制造　采用数控切削或 3D 打印工艺完成数字化种植修复体加工。

（四）小结

各类口腔修复体的数字化制造或辅助制造需综合考虑诊疗效果、效率与价格，以最佳的诊疗效果为导向，将数字化技术与经典手工技术结合使用，取长补短。应用前要清晰明确地理解数字化技术的优缺点，恰当应用数字化技术为口腔修复临床诊疗服务，不要为了数字化而数字化。

（孙玉春　周永胜　叶红强　陈虎）

参考文献

［1］谢秋菲. 牙体解剖与口腔生理学. 3 版. 北京：北京大学医学出版社，2021.

［2］何三纲. 口腔解剖生理学. 8 版. 北京：人民卫生出版社，2020.

［3］谢秋菲. 临床殆学. 2 版. 北京：科学出版社，2015.

［4］王美青. 殆学. 4 版. 北京：人民卫生出版社，2020.

［5］黄成才，霍平，杨朝晖，等. 改良复制义齿技术用于全口义齿修复及疗效评价. 现代口腔医学杂志，2011，25（5）：324-326.

［6］周永胜. 口腔修复学. 3 版. 北京：北京大学医学出版社，2020.

［7］赵铱民. 口腔修复学. 8 版. 北京：人民卫生出版社，2020.

［8］冯海兰，徐军. 口腔修复学. 2 版. 北京：北京大学医学出版社，2013.

［9］王兴. 四次全国口腔健康流行病学调查报告. 北京：人民卫生出版社，2018.

［10］Shillingburg HT, Sather DA, Wilson EL, et al. Fundamentals of Fixed Prosthodontics. 4th edition. London: Quintessence Books, 2012.

［11］Rosenstiel SF, Land MF, Fujimoto J, et al. Contemporary Fixed Prosthodontics. 5th Edition. St. Louis: Elsevier, 2016.

［12］滨田泰三，姜婷. 复制义齿. 北京：人民军医出版社，2008.

［13］巢永烈. 口腔修复学. 北京：人民卫生出版社，2011.

［14］Manoli S G, Thomas P G. Duplicate denture technique. J Prosthet Dent, 1969, 21: 104-107.

［15］Terry J. Denture duplication technique with alternative materials. J Prosthet Dent, 1997, 77: 97-98.

［16］Terry J. Patient management and decision making in complete denture fabrication using a duplicate denture procedure: a clinical report. J Prosthet Dent, 1999, 82: 499-503.

［17］Heath JR, Davenport JC. A modification of the copy denture technique. Br Dent J, 1982, 153: 300-302.

［18］Davenport JC, Heath JR. The copy denture technique. Br Dent J, 1983, 155: 162-163.

［19］Kawahata N. Trial of duplication procedure for complete dentures by CAD/CAM. J Rehabil, 1997, 24: 540-548.

［20］Polyzois.G L, Stavrakis G A, Demetriou P P. Dimensional accuracy of duplicate dentures prepared by different methods. J Prosthet Dent, 1986, 55: 513-517.

［21］冯海兰. 全口义齿修复学. 北京：人民卫生出版社，2019.

［22］Albers DD. Ankylosis of teeth in the developing dentition. Quintessence Int, 1986, 17: 303-308.

［23］Brearley LJ, Mckibben DH Jr. Ankylosis of primary molar teeth. 1. Prevalence and characteristics. ASDK J Dent Child, 1973, 40: 54-63.

［24］Hogberg G, Lagerheim B, Sennerstam R. The 9-year crisis reflected at a rehabilitation center, at a health care center and at a child and adolescent psychiatric center. Lakartidningen, 1986, 83: 2038-2042.

［25］Hobkirk JA, Gill DS, Jones SP, et al. Hypodontia: a Team Approach to Management. Chichester: Wiley-Blackwell, 2011: 126.

［26］Wright JT. Craniofacial and Dental Developmental Defects Diagnosis and Management. Cham: Springer, 2015.

［27］Zhang XX, Peng D, Feng HL. Prosthodontic treatment for severe oligodontia with long-term follow-up. Chin J Dent Res, 2015, 18(3): 163-169.

［28］Ge Y, Yeh IT, Wong SW, et al. Occlusal rehabilitation in a patient with oligodontia and microdontia using implants and full-ceramic restorations: a clinical report. Chin J Dent Res, 2019, 22(4): 281-285.

索 引